Déontologie des professions de santé

Droit & déontologie

Collection dirigée par Joël Moret-Bailly

La collection « Droit & déontologie » expose de manière claire, problématisée, opérationnelle et pédagogique les questions déontologiques dans leur dimension juridique. Elle s'adresse à la fois aux étudiants et aux professionnels ainsi qu'à tous ceux qui souhaitent accéder au droit applicable ainsi qu'à la réflexion associée aux questions déontologiques, afin tant de nourrir leurs réflexions que d'asseoir leurs décisions pratiques.

Déontologie des professions de santé

Caroline Lantero

Maître de conférences HDR en droit public
Université Clermont-Auvergne, UR 4232
Avocate spécialiste en droit de la santé

Droit & Déontologie

puf

ISBN 978-2-13-084222-4

Dépôt légal – 1re édition : 2024, octobre

170 *bis*, boulevard du Montparnasse, 75014 Paris

SOMMAIRE

PREMIÈRE PARTIE

HISTOIRE ET DÉFIS

DEUXIÈME PARTIE

INSTITUTIONS ET SOURCES

TROISIÈME PARTIE

PRINCIPES ESSENTIELS ET DEVOIRS GÉNÉRAUX

QUATRIÈME PARTIE

DEVOIRS ENVERS LES PATIENTS

CINQUIÈME PARTIE

RAPPORTS ENTRE PROFESSIONNELS DE SANTÉ ET RÈGLES D'EXERCICE

SIXIÈME PARTIE

SANCTIONS

LISTE DES PRINCIPALES ABRÉVIATIONS

(Les noms de revues sont indiqués en italique.)

AJDA	*Actualité juridique – Droit administratif*
ADLC	Autorité de la concurrence
ANSES	Agence nationale chargée de la sécurité sanitaire de l'alimentation, de l'environnement et du travail
ANSM	Agence nationale de sécurité du médicament et des produits de santé
ARS	Agence régionale de santé
CAA	Cour administrative d'appel
Cass. civ. / crim.	Cour de cassation, chambre civile / chambre criminelle
CE	Conseil d'État
CDN	Chambre disciplinaire nationale
CDPI	Chambre disciplinaire de première instance
CHU	Centre hospitalier universitaire
CJUE	Cour de justice de l'Union européenne
CD / CN / CR	Conseil départemental / national / régional (d'un Ordre)
Cons. const.	Conseil constitutionnel
CSP	Code de la santé publique
D.	*Recueil Dalloz*
DGCCRF	Direction générale de la concurrence, de la consommation et de la répression des fraudes
DPC	Développement professionnel continu
Doc. fr.	La Documentation française

Gaz. Pal.	*La Gazette du Palais*
JCP G	*Semaine juridique – Édition générale*
JO	*Journal officiel de la République française*
Inserm	Institut national de la santé et de la recherche médicale
LATA	Limitation et arrêt des thérapeutiques actives (décisions LATA)
Méd. & Droit	*Médecine et Droit*
Miviludes	Mission interministérielle de vigilance et de lutte contre les dérives sectaires
OCD	Ordre des chirurgiens-dentistes
OI	Ordre des infirmiers
OM	Ordre des médecins
OMK	Ordre des masseurs-kinésithérapeutes
OMS	Organisation mondiale de la santé
OP	Ordre des pharmaciens
OPP	Ordre des pédicures-podologues
OSF	Ordre des sages-femmes
Ord.	Ordonnance
QPC	Question prioritaire de constitutionnalité
RDP	*Revue du droit public et de la science politique en France et à l'étranger*
RDSS	*Revue de droit sanitaire et social*
Rec.	*Recueil Lebon* (recueil des décisions du Conseil d'État)
RFDA	*Revue française de droit administratif*
RGDM	*Revue générale de droit médical*
RGPD	Règlement général sur la protection des données
SAS	Section des assurances sociales
TA	Tribunal administratif

INTRODUCTION

Dans un ouvrage consacré à la déontologie des professions de santé, la médecine occupe inévitablement une place prépondérante. L'histoire, l'évolution et les nouveaux défis de la déontologie des médecins ont en effet une incidence majeure sur la déontologie des autres professions de santé, et même sur toutes les autres professions soumises à une déontologie, car elle est mère de toutes les déontologies. Le terme « déontologie », inventé en 1834 par le philosophe et juriste anglais Jeremy Bentham [1] et désignant un « discours » (*logos*) sur les « devoirs » (*deontos*), apparaît d'ailleurs en France pour la première fois en 1845 au sujet de la profession médicale dans un ouvrage du médecin Max Simon, *Déontologie médicale ou Des droits et devoirs des médecins dans l'état actuel de la civilisation* [2] dont les tout premiers mots étaient adressés à la presse médicale en ces termes : « En osant traiter un sujet aussi délicat, j'ai moins consulté mes forces que je n'ai obéi à un sentiment profond de la dignité de l'art. » Il s'inscrit ici dans la continuité d'une posture, aussi vieille que le métier, et encore très prégnante aujourd'hui, selon laquelle les médecins sont non seulement dépositaires de leur art (la science),

---

1. J. Bentham, *Déontologie ou Science de la morale*, 1834 (ouvrage posthume, par John Bowring), La Bibliothèque hédoniste, « Encre marine », rééd. 2006, 443 p.
2. M. Simon, *Déontologie médicale ou Des droits et devoirs des médecins dans l'état actuel de la civilisation*, Paris, Baillière, 1845, 556 p.

mais également de la morale qui l'accompagne (les règles professionnelles que l'on désigne aujourd'hui par le terme « déontologie »).

Et pourtant, non seulement le droit s'est saisi de la médecine en rendant le médecin justiciable de la responsabilité de droit commun, mais la santé, qui releva longtemps de la sphère privée, est devenue chose publique. Enfin, et surtout, le droit est venu encadrer l'exercice de la profession. L'histoire et l'évolution des règles de l'art de la médecine, les crispations des médecins envers une justice qui n'émanerait pas exclusivement de leurs pairs, et de nouveaux défis posés à cette morale professionnelle irriguent toutes les déontologies des professions de santé.

Alors que les rapports de voisinage entre déontologie, droit et morale ne sont pas entièrement réglés [1], il sera retenu que la doctrine tenant la déontologie pour de la pure morale, étrangère à toute règle juridique, est en train de disparaître, et que la juridicité de la déontologie s'impose.

Maintenir la déontologie dans le giron de la seule morale en tenant le for intérieur et la conscience comme seuls guides de l'action professionnelle sans normativité et sans que la sanction ne soit nécessaire est illusoire [2]. Dire que la déontologie n'existe que dans le droit n'est pas davantage satisfaisant. Enfin, la situer exactement entre les deux, en plaçant l'obligation déontologique entre l'obligation morale et l'obligation juridique [3], est trop statique.

Finalement, en estimant que « les codes de déontologie trouvent leurs sources dans la morale, et leurs sanctions dans le droit », les professeurs Denis Alland et Stéphane Rials [4] ont

1. Sur la porosité des concepts, encore aujourd'hui, voir F. Vialla, « La déontologie des professions de santé », *RDSS* 2018, p. 37.

2. Y. Gaudemet, « De l'intérêt général à la déontologie. Petites observations sur un grand sujet », in *L'Intérêt général*, Mélanges Didier Truchet, Dalloz, 2015, p. 225.

3. D. Gutmann, « L'obligation déontologique entre l'obligation morale et l'obligation juridique », *Archives de philosophie du droit*, n° 44, 2000, p. 115.

4. D. Alland et S. Rials (dir.), *Dictionnaire de la culture juridique*, v° « Déontologie », Puf, 1re éd., 2003.

probablement rendu la vision la plus fine de la place de la déontologie, non pas « entre » morale et droit, mais « cheminant » de la morale vers le droit ; plus précisément, ou de manière plus contemporaine, de l'éthique vers le droit.

L'obligation éthique, souvent considérée comme synonyme d'obligation morale [1], est un vocable qui s'est imposé plus récemment et s'objective plus facilement que la morale, qui est plus personnelle, parfois plus intime.

La déontologie serait donc le résultat d'une éthique (qui peut être renouvelée), saisie et sanctionnée par le droit.

1 / La déontologie en santé

Les professeurs Didier Truchet et Joël Moret-Bailly ont largement exploré les difficultés posées par le travail de définition de la notion de « déontologie [2] », et délimité le champ d'application de la déontologie aux professions de santé [3]. Leurs conclusions seront empruntées, synthétisées et, le cas échéant, précisées pour les besoins du présent ouvrage.

Il a déjà été établi que la déontologie peut prendre un sens très large, bien au-delà de l'existence d'un « code de déontologie », dès lors que des recommandations de bonnes pratiques, des chartes éthiques, des devoirs professionnels irriguent un grand nombre de champs professionnels. Pour les professionnels de santé en particulier, une déontologie « hors les codes » existe, et concourt à l'établissement d'un ensemble de règles relatives à l'exercice de la profession. La déontologie au sens large consiste en une sorte de « code d'exercice » qui n'est pas limité à l'existence d'un « code de déontologie ». On trouve en effet de la déontologie en santé

1. D. Thouvenin, « Éthique et droit en matière médicale », *D.*, 1985, chron. V, p. 21.
2. J. Moret-Bailly, D. Truchet, *Introduction à la déontologie*, Puf, « Droit & Déontologie », 2022, 251 p.
3. J. Moret-Bailly, D. Truchet, *Droit des déontologies*, Puf, « Thémis », 2016, 466 p.

au-delà des codes de déontologie. Par exemple, un professionnel de santé désigné comme expert doit se conformer à ses propres règles professionnelles et à la *charte de l'expertise sanitaire* [1]. Certaines professions, ne bénéficiant pas encore d'Ordre professionnel ni de code de déontologie réglementaire, ni même du statut de profession de santé [2], se dotent spontanément de règles professionnelles par le biais de syndicats ou d'associations et disposent, *in fine*, d'une déontologie. C'est le cas des *ostéopathes* [3].

On trouve également dans le Code de la santé publique, hors les codes de déontologie, des dispositions relatives à la déontologie qui ne concernent pas des professions de santé *stricto sensu* mais plutôt des fonctions au sein du système de santé [4]. Ainsi, les membres de l'administration générale de la santé déclarent des liens d'intérêts et relèvent d'un déontologue référent [5] ; un comité de déontologie et de prévention des conflits d'intérêts est institué depuis 2010 auprès de l'Agence nationale chargée de la sécurité sanitaire de l'alimentation, de l'environnement et du travail (ANSES) [6] ; et un comité d'éthique et de déontologie est institué au sein de l'Agence nationale de santé publique [7]. Au-delà d'une « déontologisation » générale de la vie publique, les scandales sanitaires traversés par la société française ne sont pas étrangers au développement d'une déontologie particulière au sein du système de santé.

---

1. Charte annexée au décret n° 2013-413 du 21 mai 2013 portant approbation de la charte de l'expertise sanitaire prévue à l'article L. 1452-2 CSP.
2. J. Moret-Bailly, « L'ostéopathie : profession de santé ou activité de soins ? », *RDSS* 2009, p. 290.
3. Voir J. Moret-Bailly, « Que signifie la déontologie aujourd'hui ? », *RDSS* 2018, p. 7. Ils ont fait l'objet d'une norme Afnor : *Déontologie de l'ostéopathie*, norme NF-S99-806, août 2021.
4. Voir O. Renaudie, « Les déontologues dans les institutions de santé », *RDSS* 2018, p. 91.
5. Art. L. 1451-1 à L. 1454-10 CSP.
6. Art. R. 1313-28 à R. 1313-31 CSP.
7. Art. R. 1413-22 à R. 1413-24 CSP.

Le présent ouvrage concerne les seules professions de santé et, au regard de la multitude de professions de santé réglementées, les seules professions de santé qui disposent d'un code de déontologie.

En matière de santé, la première fonction de la déontologie est indubitablement de protéger la profession des assauts extérieurs et des concurrences internes. La seconde fonction est de proposer un cadre pour une bonne pratique professionnelle et d'y soumettre les professionnels, le cas échéant sous peine de sanction. L'une et l'autre de ces fonctions sont régulièrement mises à mal, provoquant des crises de confiance, internes comme externes.

Pour la suite, on entendra par « déontologie » l'ensemble des règles applicables aux professions de santé réglementées disposant d'un code de déontologie à valeur réglementaire [1], d'un Ordre et d'une discipline ordinale. Toutes les professions de santé ne seront pas concernées par cette définition.

2 / La déontologie des professions de santé

Les professions de santé sont nombreuses. Certaines sont réglementées, d'autres non. Certaines disposent d'un Ordre professionnel, d'autres non. Certaines ne sont pas des professions de santé mais sont réglementées et disposent d'une déontologie, même sans code et sans ordre [2]. Certaines n'ont aucune déontologie, aucun encadrement, et ne sont même pas des professions de santé. Il convient d'en faire l'inventaire avant de resserrer l'objet du présent ouvrage : la déontologie des professions de santé réglementées, ordinales, et dotées d'un code.

1. Des recommandations de bonne pratique sont parfois dénommées « code de déontologie » mais n'ont pas valeur réglementaire. C'est le cas du « code de déontologie des dirigeants des établissements de santé, d'établissements médicaux sociaux et d'Ehpad », produit par le Comité pour le développement durable en santé.
2. C'est le cas des ostéopathes.

1. Les professions de santé

Le Code de la santé publique distingue les professions médicales, les auxiliaires médicaux, les pharmaciens et physiciens. Au sein de ces professions, certaines sont dotées d'un Ordre professionnel, d'une déontologie, et d'un dispositif de contrôle de celle-ci ; d'autres non.

A / Les professions médicales

Il s'agit des médecins [1], chirurgiens-dentistes [2] et sages-femmes [3]. Ils appartiennent tous à une profession réglementée dont le titre est protégé, ont tous un code de déontologie, un Ordre au tableau duquel ils sont inscrits, et dont ils répondent disciplinairement.

B / Les professions paramédicales

Elles sont beaucoup plus nombreuses. Parmi elles, on trouve notamment les infirmiers [4], les masseurs-kinésithérapeutes [5] et les pédicures-podologues [6], qui sont également des professions réglementées, titulaires d'un code de déontologie et répondant d'une responsabilité ordinale.

Pour les autres, des règles professionnelles existent, naturellement, de même que des conditions de diplôme, mais elles ne sont pas dotées d'un Ordre ni d'une déontologie *stricto sensu*. Il s'agit des aides-soignants [7], auxiliaires de puériculture [8], ambulanciers [9], assistants dentaires [10], ergothérapeutes [11],

---

1. Art. L. 4130-1 à L. 4135-2 CSP.
2. Art. L. 4141-1 à L. 4142-7 CSP.
3. Art. L. 4111-1 à L. 4163-10 CSP.
4. Art. L. 4311-1 à L. 4314-6 CSP.
5. Art. L. 4321-1 à L. 4321-22 CSP.
6. Art. L. 4322-1 à L. 4322-16 CSP.
7. Art. L. 4391-1 à L. 4391-6 CSP.
8. Art. L. 4392-1 à L. 4392-6 CSP.
9. Art. L. 4393-1 à L. 4393-7 CSP.
10. Art. L. 4393-8 à L. 4393-17 CSP.
11. Art. L. 4331-1 à L. 4331-7 CSP.

psychomotriciens [1], orthophonistes [2], orthoptistes [3], manipulateurs d'électroradiologie médicale [4], techniciens de laboratoire médical [5], audioprothésistes [6], opticiens-lunetiers [7], prothésistes et orthésistes [8], diététiciens [9].

Un Haut Conseil des professions paramédicales [10] a notamment pour mission, en coordination avec la Haute Autorité de santé, de diffuser les recommandations de bonne pratique et la promotion de l'évaluation des pratiques des professions paramédicales. Il est dépourvu de pouvoir disciplinaire.

C / Les pharmaciens et physiciens

Deux professions de santé n'appartiennent pas aux professions médicales ou paramédicales. Il s'agit des pharmaciens [11], qui ont la grande particularité d'exercer une profession de santé et commerciale, et qui relèvent également d'une profession réglementée, d'un Ordre et d'une déontologie propre. Ils sont assistés de préparateurs en pharmacie, qui appartiennent aussi à une profession réglementée. Les physiciens médicaux [12] sont des spécialistes d'équipements médicaux fonctionnant à base d'irradiation ; leur profession a été intégrée dans le Code de la santé publique en 2017 [13].

---

1. Art. L. 4332-1 à L. 4332-7 CSP.
2. Art. L. 4341-1 à L. 4341-9 CSP.
3. Art. L. 4342-1 à L. 4342-7 CSP.
4. Art. L. 4351-1 à L. 4351-13 CSP.
5. Art. L. 4352-1 à L. 4352-8 CSP.
6. Art. L. 4361-1 à L. 4361-11 CSP.
7. Art. L. 4362-1 à L. 4362-12 CSP.
8. Art. L. 4364-1 à L. 4364-7 CSP.
9. Art. L. 4311-1 à L. 4394-4 CSP.
10. Art. D. 4381-1 à D. 4381-5 CSP.
11. Art. L. 4221-1 à L. 4223-3 CSP.
12. Art. L. 4251-1 à L. 4252-3 CSP.
13. Ord. nº 2017-48 du 19 janvier 2017 relative à la profession de physicien médical, transposant la directive 2013/59/Euratom du 5 décembre 2013 fixant les normes de base en radioprotection.

D / Les professions de santé réglementées, ordinales et dotée d'un code

La définition des professions réglementées a été synthétisée par le droit communautaire avec la directive CE 2005/36/CE du Parlement européen et du Conseil du 7 septembre 2005 [1]. L'article 3-1-a de la directive retient la définition suivante :

> Activité ou ensemble d'activités professionnelles dont l'accès, l'exercice ou une des modalités d'exercice est subordonné directement ou indirectement, en vertu de dispositions législatives, réglementaires ou administratives, à la possession de qualifications professionnelles déterminées ; l'utilisation d'un titre professionnel limitée par des dispositions législatives, réglementaires ou administratives aux détenteurs d'une qualification professionnelle donnée constitue notamment une modalité d'exercice.

Dans le contexte du libéralisme économique propre à l'Union européenne également bien ancré dans le droit français à travers la liberté du commerce et de l'industrie [2], la réglementation des professions tend essentiellement à les protéger (notamment par des exigences de qualification et de titre), le cas échéant à les encadrer (notamment lorsqu'elles répondent à un enjeu plus grand, tel que la santé publique par exemple, et qu'il faut adapter les règles de libre concurrence), voire à les « moraliser » (notamment au renfort d'Ordres professionnels).

Selon la base de données de la Commission européenne, il existe en France 275 professions réglementées, dont les 22 professions de santé précitées. Seules sept d'entre elles sont dotées d'un Ordre professionnel : les médecins, pharmaciens,

---

1. Transposée en droit interne français par l'ord. n° 2008-507 du 30 mai 2008.
2. Aux termes de l'article 7 de la loi des 2-17 mars 1791 portant suspension de tous les droits d'aides, de toutes les maîtrises et jurandes et établissement des droits de patente (décret d'Allarde) : « *Il sera libre à toute personne de faire tel négoce ou d'exercer telle profession, art ou métier qu'elle trouve bon...* » Le Conseil d'État en a fait un un principe général du droit : CE, 22 juin 1951, *Daudignac*, Rec. *Lebon*, p. 362 ; *D.* 1951, jur. p. 589, concl. Gazier.

sages-femmes, chirurgiens-dentistes, infirmiers, masseurs-kinésithérapeutes et pédicures-podologues. Ce sont les professions de santé concernées par le présent ouvrage, même si les grandes règles transversales d'exercice peuvent essaimer au sein des autres professions, donnant d'ailleurs à la déontologie toute sa substance, puisqu'elle serait détachée de mécanismes de contrôle et de sanction.

2. La question des pratiques non conventionnelles

Elles recouvrent les pratiques présentées comme thérapeutiques et que l'on retrouve parfois sous les termes « médecine alternative », « médecine naturelle » ou « médecine douce », mais dont les modalités, les effets, l'efficacité et la non-dangerosité ne sont pas établis par des études scientifiques ou cliniques.

Dès lors qu'il ne s'agit pas de les bannir par principe, quoique la gronde de certains Ordres commence à poindre [1] et que certains de leurs bienfaits ont même pu être salués [2], ces « pratiques de soins non conventionnelles », comme les désigne le ministère de la Santé [3], ou ces « thérapies complémentaires » comme préfère les désigner l'Académie de médecine [4] pour les priver du terme « médecine », sont notamment surveillées et évaluées par la Direction générale de la santé [5].

---

1. « Faut-il intégrer les pratiques de soins non conventionnelles au système de santé? », *Le Figaro*, 18 décembre 2023. L'Ordre des masseurs-kinésithérapeutes, des sages-femmes et des infirmiers se prononce clairement contre.
2. OMS, « Stratégie de l'OMS pour la médecine traditionnelle 2014-2023 », 2013, 72 p.
3. Ministère de la Santé, « Les pratiques de soins non conventionnelles Médecines complémentaires, alternatives, naturelles », https://solidarites-sante.gouv.fr/soins-et-maladies/qualite-des-soins-et-pratiques/securite/article/les-pratiques-de-soins-non-conventionnelles.
4. Académie nationale de médecine, « Thérapies complémentaires, acupuncture, hypnose, ostéopathie, tai-chi : leur place parmi les ressources de soins », rapport du Comité de travail de la Commission XV, *Bulletin de l'Académie nationale de médecine*, 2013, 197, n° 3, 717-757.
5. Dans le cadre d'un programme pluriannuel d'évaluation des pratiques de soins non conventionnelles, depuis 2010, en confiant à l'Inserm ou à des sociétés savantes la réalisation d'évaluations et de revues de littérature scientifique

Certains professionnels de santé ont d'ailleurs recours à ces pratiques, en ajoutant à leur formation conventionnelle des diplômes universitaires (DU) ou interuniversitaires (DIU). Ces DU et DIU ne sont pas des diplômes d'État mais des diplômes proposés par des universités et ne permettent pas, à eux seuls, l'exercice d'une profession de santé [1]. Pratiquées à titre complémentaire par des professionnels de santé, ces pratiques ne sont pas nécessairement contestées [2] mais demeurent surveillées par certains Ordres professionnels pour le risque de dérive thérapeutique qu'elles représentent, voire par la Mission interministérielle de vigilance et de lutte contre les dérives sectaires (Miviludes) pour le risque de dérive sectaire qu'elles représentent [3].

Pratiquées isolément, de manière alternative, elles deviennent exclusives et peuvent être problématiques. Par définition non réglementées, ces professions exercées de manière « sèche » sont accessibles à qui s'en prévaut, sans contrôle autre que l'éventuelle sanction pénale pour exercice illégal d'une profession réglementée, ou pour pratique commerciale trompeuse. Un engouement pour ces pratiques

---

internationale, le soin de repérer les pratiques prometteuses et celles potentiellement dangereuses. Elle demande ensuite un avis complémentaire la Haute Autorité de santé (HAS) ou au Haut Conseil de la santé publique (HCSP). À ce jour, l'Inserm a produit des rapports thématiques fouillés sur l'efficacité et la sécurité de : la sophrologie (2020), la cryothérapie (2019), l'étiopathie (2018), la kinésiologie (2017), l'hypnose (2015), la pratique du jeûne (2014), l'acupuncture (2014), l'auriculothérapie (2013), l'ostéopathie (2012), la chiropratique (2011), la « biologie totale des êtres vivants » (2011) et la mésothérapie (2010).

1. Seules l'ostéopathie et la chiropraxie (ou chiropratique) ont un statut particulier puisque la profession est reconnue depuis 2002. Voir J. Moret-Bailly, « L'ostéopathie : profession de santé ou activité de soins ? », *RDSS*, 2009, p. 291, et S. Delcenserie, « Les médecines non conventionnelles en France : de l'ombre au clair-obscur », *RDSS*, 2008, n° 1, p. 73.

2. Académie nationale de médecine, « Thérapies complémentaires, acupuncture, hypnose, ostéopathie, tai-chi, leur place parmi les ressources de soins », préc.

3. Le rapport annuel d'activités 2021 de la Miviludes consacre de larges développements aux pseudo-guérisseurs : Miviludes, *Rapport d'activité 2021*, octobre 2022, 216 p.

a été observé à la faveur des scandales et crises sanitaires [1], si bien que la DGCCRF a lancé une campagne de contrôle dans ce secteur entre octobre 2020 et septembre 2021 autour des différentes pratiques non conventionnelles. Le contrôle réalisé sur les établissements et professionnels pratiquant la naturopathie, réflexologie, biorésonance, aromathérapie, auriculothérapie, mésothérapie, reiki, etc. ont révélé un taux d'anomalie de 66 %, allant du défaut d'information précontractuel aux allégations trompeuses et dangereuses pour la santé [2]. Ces pratiques ont également mis en évidence les défaillances d'un système de santé tout entier, lorsque les rendez-vous médicaux ne peuvent plus être pris autrement que sur des plateformes de type Doctolib [3], et que s'y présentent comme professionnels de santé (avec usage des visuels et du vocabulaire des soignants) des praticiens non conventionnels, non diplômés, non contrôlés, dont certains proposent de l'urinothérapie et de la « coprothérapie » (on a peur de comprendre), et d'autres se présentent même comme des médecins qu'ils ne sont pas [4].

La compétence disciplinaire des Ordres professionnels s'arrêtant aux professionnels inscrits à l'ordre, toute action ordinale est par définition impossible vis-à-vis de ces « professionnels », qui ne sont pas des professionnels de santé soumis à un Ordre ni n'appartiennent à des professions réglementées. Les Ordres professionnels peuvent toutefois engager une action pénale pour exercice illégal de la profession [5]. L'Ordre

---

1. A. Dubuis, « Les droits du patient et les pratiques de soins non conventionnelles : une protection insuffisante en droit français », *Journal international de bioéthique et d'éthique des sciences*, 2021/4, p. 155-180.
2. DGCCRF, « Attention aux risques des pratiques de soins "non conventionnelles" », 14 mars 2022.
3. « *Doctolib* accusée de promouvoir des praticiens de médecine alternative, la plateforme se défend », *France Info*, 22 août 2022.
4. « Deux faux pédopsychiatres et 17 naturopathes ont mis en lumière de potentielles failles de la plateforme », *Le Journal du Centre*, lundi 10 octobre 2022.
5. Par ex., le 11 janvier 2024, l'Ordre des pharmaciens obtenait la condamnation d'un naturopathe et de son associé pour exercice illégal de la pharmacie et de la biologie médicale. CNOP, « Exercice illégal de la profession : une double condamnation inédite », *Actualités*, 8 février 2024.

des médecins s'est saisi de la question et a publié en juin 2023 un rapport dans lequel il formule un certain nombre de préconisations mais en demeurant bien conscient des limites de son pouvoir face aux dérives [1]. Cela explique certainement son soutien à un projet de loi visant à pénaliser « la provocation à l'abandon ou l'abstention de soins ou à l'adoption de pratiques dont il est manifeste qu'elles exposent la victime à un risque grave ou immédiat pour sa santé [2] ».

3. La déontologie des professions de santé réglementées et ordinales

À l'issue de ce qui vient d'être dit, la déontologie des professions de santé traitée dans le présent ouvrage concerne les professionnels de santé appartenant aux professions réglementées, dotées d'un code et d'un Ordre professionnel, et qui se distinguent encore un peu plus des autres en ce que, depuis le 1er janvier 2023, elles sont toutes soumises à une obligation légale de certification périodique [3]. L'étude de la déontologie, dans un sens ainsi réduit, ne s'applique pas aux autres professions de santé, pas davantage qu'aux professions de santé militaires qui relèvent pourtant d'une réglementation très souvent comparable [4]. Elle constitue déjà une vaste entreprise puisque sept professions sont concernées :

---

1. Ordre national des médecins, *Les Pratiques de soins non conventionnelles et leurs dérives. État des lieux et proposition d'action*, section Santé publique, juin 2023, 88 p.
2. Art. 4 du projet de loi visant à renforcer la lutte contre les dérives sectaires, déposé le 20 déc. 2023 en dépit d'un avis assez réprobateur du Conseil d'État en date du 9 nov. 2023.
3. Art. L. 4022-3 CSP créé par l'ord. n° 2021-961 du 19 juillet 2021 relative à la certification périodique de certains professionnels de santé.
4. Décret n° 2008-967 du 16 septembre 2008 fixant les règles de déontologie propres aux praticiens des armées.

Professions	Démographie [1]	Code de déontologie au sein du CSP	Création de l'ordre	Adoption du code de déontologie actuel
Professions médicales				
Médecins	215 000	Art. R. 4127-1 à R. 4127-112	1945	1995
Chirurgiens-dentistes	42 000	Art. R. 4127-201 à R. 4127-284	1945	2004
Sages-femmes	24 000	Art. R. 4127-301 à R. 4127-367	1945	1991
Professions paramédicales				
Infirmiers	638 000	Art. R. 4312-1 à R. 4312-92	2006	2016
Masseurs-kinésithérapeutes	90 000	Art. R. 4321-51 à R. 4321-145	2004	2008
Pédicures-podologues	14 000	Art. R. 4322-31 à R. 4322-99	2004	2007
Autres				
Pharmaciens	75 000	Art. R. 4235-1 à R. 4235-77	1945	2004

1. Certains chiffres datent de 2021, date de la dernière publication de la DREES (Direction de la recherche, des études, de l'évaluation et des statistiques), de l'INSEE (Institut national de la statistique et des études économiques) et de l'ONDPS (Observatoire national de la démographie des professions de santé).

La déontologie des pharmaciens, bien qu'abordée aussi souvent que possible, n'est que partiellement traitée, tant cette profession diffère des autres. Elle en effet est divisée en branches très spécifiques conduisant à parler de métiers profondément différents (ex. : pharmaciens d'officine et pharmaciens d'industrie) ; elle fait appel à des règles de droit commercial et de droit de la concurrence ; elle mobilise la législation sur les médicaments et les produits de santé ; elle répond d'une fiscalité différente, etc.

À retenir

La déontologie en santé ne se limite pas aux professions abordées dans le présent ouvrage. Le choix de limiter les développements aux sept professions de santé réglementées et ordinales ne doit pas conduire à conclure que les autres n'ont pas de règles professionnelles ni de déontologie.

D'ailleurs, et en tout état de cause, pour qui recherche un code de conduite professionnelle, les grands principes déontologiques déclinés dans les codes valent pour toute profession, en particulier toute profession de santé, même non expressément visée par eux.

La déontologie est un code de conduite professionnelle qui, lorsqu'elle dispose d'organes de surveillance et de contrôle, ne concerne toutefois que les membres d'une profession donnée.

PREMIÈRE PARTIE

HISTOIRE ET DÉFIS

CHAPITRE 1

HISTOIRE DE LA DÉONTOLOGIE EN SANTÉ

Le code de déontologie des médecins a constitué un modèle pour les autres professions de santé, car les médecins ont été les premiers à se prescrire des règles professionnelles. La déontologie des médecins et a été – et demeure – une déontologie pilote. Elle est quelque peu mythifiée, entre autres par le serment d'Hippocrate, qui non seulement n'est plus prêté aujourd'hui mais a fait l'objet d'interprétations erronées et renvoie à un personnage parfois abusivement qualifié de « père de la médecine » par facilité. Le poids du mythe est intéressant car, même écorné, il véhicule une force d'adhésion au-delà des textes, au-delà des normes, au-delà même du vrai, qu'il ne faut pas négliger.

1 / Le mythe Hippocrate

Hippocrate, médecin grec né sur l'île de Cos vers 460 avant J.-C., est systématiquement désigné comme le « père de la médecine ». Il n'est pas utile de s'appesantir sur cette métaphore qui était déjà élimée il y a plus d'un siècle [1], et qu'il convient tout juste d'entourer de précisions (1). La figure emblématique créée autour de lui et de son célèbre serment est plus intéressante. Peut-il vraiment être considéré comme le « père de la déontologie » (2) ?

1. J.-M. Guardia, *Histoire de la médecine, d'Hippocrate à Broussais et ses successeurs*, Paris, Octave Doin éditeur, 1884, p. 1.

1. Hippocrate, « père de la médecine »

On doit à Hippocrate d'avoir beaucoup écrit et d'avoir ainsi laissé à ses successeurs de quoi se disputer un héritage scientifique. Réformateur non contesté d'un art médical qui s'exerçait alors en Grèce essentiellement dans les temples d'Esculape (dieu de la médecine) [1] par des collèges de prêtres-médecins appelés Asclépiades [2], Hippocrate a rédigé un corpus de soixante ouvrages. L'une des grandes qualités de son œuvre est de n'avoir pas été détruite, contrairement à celles qui l'ont précédée et même celles qui l'ont suivie. La perte matérielle de la littérature médicale avant et après Hippocrate a contribué à renforcer sa posture de père de la médecine. Son travail a fait l'objet de nombreuses traductions en grec ancien, en latin, en arabe, et en français, dont la plus célèbre est celle d'Émile Littré [3]. La paternité de l'ensemble du corpus hippocratique n'est pas certaine, et de nombreuses œuvres anciennes labellisées au nom d'Hippocrate n'ont peut-être pas été écrites par lui [4].

En fait d'enseignement, Hippocrate se serait inscrit rapidement en contradiction avec l'enseignement classique d'alors proposé à l'école de Cnide, en dirigeant l'école rivale de Cos [5]. En fait d'art médical, il proposa une posture d'observation, au moyen d'un certain nombre d'axiomes (« c'est la nature qui guérit ») et de lois d'indication (« la loi des

1. De la médecine était également pratiquée par les physiologistes qui étudiaient la nature, ainsi que par les directeurs de gymnases par le biais d'un contrôle de l'alimentation et de l'exercice.
2. Du nom du héros guérisseur Asclépios (Esculape), fils du dieu Apollon et de la mortelle Coronis.
3. É. Littré, *Œuvres complètes d'Hippocrate : traduction nouvelle avec le texte grec en regard, collationné sur les manuscrits et toutes les éditions, accompagnée d'une introduction de commentaires médicaux, de variantes et de notes philologiques, suivie d'une table générale des matières*, Paris, Baillière, 1839-1861, 11 tomes.
4. Ce qu'Émile Littré aborde d'ailleurs frontalement et de manière approfondie dans son introduction.
5. P. Prioreschi, D. Babin, « Cos et Cnide », *Histoire des sciences médicales*, t. XXIX, 1995, n° 4, p. 317.

contraires » et la « loi des semblables ») [1], et on lui devrait le fameux *primum non nocere* (« d'abord, ne pas nuire »). Un reproche sous-jacent lui est fait de n'avoir pas de connaissance de l'anatomie et de prôner une médecine attentiste [2]. Or, même cela est incertain tant la chronologie de la littérature médicale est brouillée par la disparition des œuvres. Les ouvrages des commentateurs d'Hippocrate ont également massivement disparu, laissant à Galien (dont les écrits, postérieurs de sept siècles à ceux d'Hippocrate, ont été majoritairement conservés) une large place de contradicteur, alors qu'il n'était certainement pas le seul. Il convient de retenir qu'Hippocrate n'est pas le père de la médecine et qu'il n'a peut-être pas été le médecin que l'on croit. La thérapeutique hippocratique n'étant pas le sujet ici, rappelons les mots sages d'Émile Littré, au terme d'un propos de plusieurs centaines de pages introduisant sa grande traduction d'Hippocrate :

> Le nom de père de la médecine avait trompé les esprits ; on le croyait créateur de toute la science médicale ; on oubliait un principe fécond de la philosophie de l'histoire, c'est que rien, dans les sciences, pas plus que dans le reste, n'est un fruit spontané qui germe sans préparation et murisse sans secours [3].

Il n'en demeure pas moins qu'Hippocrate fut le premier médecin dont le travail fut conservé et qu'il a exercé une influence majeure sur ses successeurs, de Galien à Avicenne. Il est indubitablement le père de la médecine écrite.

2. Hippocrate, père de la déontologie ?

La paternité de l'emblématique « serment d'Hippocrate », auquel on prête les prémices de la déontologie, a elle-même été discutée mais, quoique la certitude soit interdite, semble finalement devoir lui revenir [4]. Il est à tout le moins certain

1. P. Jousset, *Hippocrate, Hahnemmann, Pasteur : constitution de la thérapeutique*, Paris, Baillière, 1902, 73 p.
2. J.-M. Guardia, *Histoire de la médecine*, *op. cit.*, p. 4.
3. É. Littré, *Œuvres complètes d'Hippocrate*, *op. cit.*, t. 1, p. 232.
4. *Ibid.*, p. 293. C.-V. Daremberg, *Hippocrate : Le serment, La loi, De l'art, Du médecin, Prorrhétiques, Le pronostic, Prénotions de Cos, Des airs, des eaux et*

que le serment est contemporain d'Hippocrate [1]. On a fait dire beaucoup de choses à ce serment, et il y a eu des erreurs d'interprétation qui sont toujours véhiculées aujourd'hui. En outre, on nomme encore « serment d'Hippocrate » un serment qui n'est plus du tout hippocratique. Le Conseil national de l'Ordre des médecins le présente ainsi sur son site Internet : « Le serment d'Hippocrate. Voici le texte revu par l'Ordre des médecins en 2012. » Il ne s'agit donc pas du serment d'Hippocrate, lequel n'est au demeurant pas prêté par les médecins.

Voici la traduction classique du serment attribué à Hippocrate :

> Je jure par Apollon, médecin, par Esculape, par Hygie et Panacée, par tous les dieux et toutes les déesses, les prenant à témoin, que je remplirai, suivant mes forces et ma capacité, le serment et l'engagement suivants :

Introduction :

Je mettrai mon maître de médecine au même rang que les auteurs de mes jours, je partagerai avec lui mon avoir, et le cas échéant, je pourvoirai à ses besoins ; je tiendrai ses enfants pour des frères, et s'ils désirent apprendre la médecine, je la leur enseignerai sans salaire ni engagement.

Cette première partie porte sur les devoirs envers les maîtres et a logiquement disparu dans le processus de modernisation du serment, mais une certaine continuité peut être observée dans les devoirs envers les confrères :

> Je ferai part des préceptes, des leçons orales, et du reste de l'enseignement à mes fils, à ceux de mon maître, et aux disciples, liés par un engagement et un serment suivant la loi médicale, mais à nul autre.

---

des lieux, Épidémies, livres 1 et 111, Du régime dans les maladies aiguës, Aphorismes, Fragments de plusieurs autres traités, Paris, éd. Charpentier, Fortin & Masson, 1844, p. 45.

1. É. Littré, *Œuvres complètes d'Hippocrate*, *op. cit.*, t. 4, p. 610. Plus loin (p. 625), il désigne le texte comme « le serment des Asclépiades ».

Ce paragraphe porte sur l'enseignement, qui était essentiellement familial. Il a été rapporté par Platon qu'Hippocrate enseignait la médecine à titre onéreux, et cette partie du serment engagerait donc les médecins à enseigner gratuitement à certains… « mais à nul autre [1] » :

> Je dirigerai le régime des malades à leur avantage, suivant mes forces et mon jugement, et je m'abstiendrai de tout mal et de toute injustice. Je ne remettrai à personne du poison si on m'en demande, ni ne prendrai l'initiative d'une pareille suggestion ; semblablement, je ne remettrai à aucune un pessaire abortif.

Au-delà de la mention du « régime des malades », qui fait référence à la prééminence de la régulation de l'alimentation dans le cadre de la médecine hippocratique, on a fait dire de ce passage que le serment interdisait en particulier l'euthanasie, l'aide au suicide et l'avortement. De nos jours, il suffit de consulter les tribunes dans la presse pour constater que tous les opposants à ces pratiques le brandissent systématiquement comme une interdiction absolue [2]. Outre que le serment d'Hippocrate n'a jamais eu la moindre valeur juridique [3] et ne saurait fonder une interdiction absolue dans nos sociétés modernes qui exigent des lois, il semble que l'interprétation soit discutable.

Commençons par l'avortement. Il a été établi, dans les livres d'Hippocrate lui-même, que l'avortement était pratiqué. Il n'y a même aucun doute sur la pratique de l'avortement thérapeutique puisque, dans le livre *De la maladie des femmes*, Hippocrate fait mention des méthodes abortives pour faire sortir le fœtus mort, le fœtus paralysé, ou le fœtus à demi développé [4]. Émile Littré rapporte en outre que les

1. *Ibid.*, p. 613.
2. On trouve également en ce sens des démonstrations quelque peu autoritaires dans des revues juridiques : M.-H. Renaud, « L'évolution de l'acte médical », *RDSS* 1999, p. 45.
3. Pas davantage que le serment de Galien, ou « serment des apothicaires », prêté par les pharmaciens.
4. É. Littré, *Œuvres complètes d'Hippocrate*, *op. cit.*, t. 4., p. 620.

écrits de Platon et d'Aristote (contemporains de la médecine d'Hippocrate, sinon d'Hippocrate) font mention d'avortements en dehors de toute nécessité médicale. Platon mentionne le droit des sages-femmes à ce sujet : « Si, le foetus étant jeune, l'avortement est jugé convenable, elles peuvent le provoquer » ; Aristote admet également le principe de l'interruption volontaire de grossesse : « Il faudra provoquer l'avortement avant que l'embryon ait reçu le sentiment et la vie ; le crime ou l'innocence de ce fait ne dépend absolument que de cette circonstance [1] ». Émile Littré, qui interprète le serment au XIXe siècle, pense finalement que le serment proscrit « l'avortement criminel destiné à faire disparaître le produit d'une grossesse, mais non l'avortement auquel l'obstétrique est quelquefois obligée de recourir ». Dans ce qu'il considère comme admis, il fait donc référence à l'avortement précoce et aux interruptions thérapeutiques. Il est aussi très envisageable que le serment d'Hippocrate n'interdise pas du tout l'avortement mais une méthode de l'avortement : le pessaire abortif. Il s'agissait en effet d'introduire des tampons de laine imbibés de substances irritantes, voire toxiques, qui mettaient les femmes en danger, les mutilaient ou les tuaient. Cette explication, qui renvoie à la notion d'empoisonnement, semble assez cohérente au regard de la phrase dans laquelle s'inscrit l'interdiction [2] : « Je ne remettrai à personne du poison […] ; semblablement, je ne remettrai à aucune un pessaire abortif. »

L'analyse est plus délicate s'agissant de l'euthanasie ou de l'aide au suicide, mais il faut garder à l'esprit le terme d'« empoisonnement » pour la mener. Dans son analyse du serment, Littré n'aborde pas un seul instant la question de l'euthanasie et cantonne ses observations au fait que la compétence pour fabriquer et délivrer des drogues n'appartenait pas aux médecins mais aux pharmacopoles. Il est même surpris d'une telle recommandation, inutile selon lui dans un

1. *Ibid.*
2. En ce sens L. Bodiou, « Le serment d'Hippocrate et les femmes grecques », *Maternités*, 2005, p. 231-238.

serment médical plus contemporain, mais qu'il explique par l'absence de traçabilité d'un éventuel empoisonnement par le médecin (« Point d'ouverture du corps après la mort, point d'expertise chimique [1] »). En outre, la philosophie des épicuriens et des stoïciens, contemporains d'Hippocrate, abordait ces questions avec sérénité, et il n'est pas du tout certain que l'aide à mourir ou l'euthanasie eut été condamnée à l'époque du serment [2]. Dans le serment médical actuel, il est inscrit : « Je ne provoquerai jamais la mort délibérément. » Il ne s'agit pas là d'une traduction fidèle du serment d'Hippocrate, mais le résultat est que l'on fait dire au serment d'Hippocrate qu'il interdit l'euthanasie [3].

> Je passerai ma vie et j'exercerai dans l'innocence et la pureté. Je ne pratiquerai pas l'opération de la taille, je la laisserai aux gens qui s'en occupent. Dans quelque maison que j'entre, j'y entrerai pour l'utilité des malades, me préservant de tout méfait volontaire, et corrupteur, et surtout de la séduction des femmes et des garçons libres ou esclaves.

Au-delà de l'innocence et de la pureté, dont on retrouve facilement le pendant dans le serment actuel sous les vocables « lois de l'honneur et de la probité », on s'interroge sur la suite. Il y a eu une controverse sur l'interdiction de « l'opération de la taille ». Pour certains, cela fondait, au soutien d'une interprétation finaliste, l'interdiction de la dissection et de la chirurgie (ce qui distinguera les médecins des chirurgiens-barbiers au Moyen Âge en France), mais il est établi que les médecins hippocratiques les pratiquaient couramment [4]. Le consensus historique porte sur l'interdiction des opérations de la vessie et de la destruction des calculs, ce qui est difficile à expliquer dans le cadre de l'esprit de ce serment. En effet,

1. É. Littré, *Œuvres complètes d'Hippocrate*, *op. cit.*, t. 4, p. 624.
2. F. Biotti-Mache, « L'euthanasie : quelques mots de vocabulaire et d'histoire », *Études sur la mort*, 2016, n° 150, p. 17-33.
3. A. Le Dréau, « Le serment d'Hippocrate s'oppose-t-il à l'euthanasie ? », *La Croix*, 22 nov. 2021.
4. É. Littré, *Œuvres complètes d'Hippocrate*, *op. cit.*, t. 4, p. 617.

si l'intervention était délicate, et pouvait le cas échéant être confiée à des spécialistes « lithotomistes », non seulement elle été pratiquée [1], mais elle n'avait rien d'immoral ou de répréhensible, ce qui fait plutôt pencher pour l'interdiction de la castration [2]. Cette partie du serment a disparu, mais pas la mention de l'interdiction de la séduction et la corruption des patients et de leur entourage. Le serment médical actuel proscrit une conduite de nature à « corrompre les mœurs », ce qui frappe par le caractère désuet de la formulation.

Quoique je voie ou entende dans la société, pendant l'exercice ou même hors de l'exercice de ma profession, je tairai ce qui n'a jamais besoin d'être divulgué, regardant la discrétion comme un devoir en pareil cas.

Il s'agit là de la partie du serment la moins sujette à controverse. Le médecin est dépositaire du secret et de la confidentialité. Ce devoir est inscrit dans le code de déontologie, dans le Code pénal, et dans la version actualisée du serment médical : « Admis(e) dans l'intimité des personnes, je tairai les secrets qui me seront confiés. Reçu(e) à l'intérieur des maisons, je respecterai les secrets des foyers. »

> Si je remplis ce serment sans l'enfreindre, qu'il me soit donné de jouir heureusement de la vie et de ma profession, honoré à jamais parmi les hommes. Si je le viole et que je le parjure, que j'aie un sort contraire.

Contrairement à un autre mythe tenace, ce serment n'est pas prêté par les médecins qui entrent dans la profession. Il a été adapté pour correspondre aux cultures et croyances à travers le monde et a été en France la source d'inspiration de serments de facultés, le plus célèbre étant le « serment de Montpellier » en 1804 [3], qui n'était d'ailleurs pas un serment

1. *Ibid.*, t. 3, p. 177 au sujet du livre *Des maladresses*, et t. 4., p. 615.
2. Dr Charpignon, *Étude sur le serment d'Hippocrate*, Paris, Germer-Baillère, 1884, 14 p.
3. Délibération du Conseil de l'école de médecine de Montpellier en date du 17 messidor an XII (réf. 5 107, n° 2).

mais une promesse [1]. Ces serments de facultés ont été remplacés en 1996 par le « serment de l'Ordre français des médecins [2] », également dénommé « serment médical », et remanié en 2012.

Si un serment d'entrée dans la profession était prêté, ce ne fut jamais le serment d'Hippocrate. Ce serment, qui peut n'avoir pas été écrit par Hippocrate, qui a fait l'objet d'interprétations très libres, et qui n'est plus – voire n'a jamais été – prêté, n'en demeure pas moins un symbole fort et durable de l'attachement de la profession à une éthique professionnelle, et celui que l'on retrouve classiquement affiché dans les salles d'attente des médecins. Peu importe d'où il vient, pendant combien de temps il a disparu des références de la profession, et ce qu'il dit vraiment, il est devenu une entité autonome, un étendard, voire une alarme interne pour certains [3]. On peut affirmer avec Émile Littré que « ce serment a exercé une influence salutaire et perpétuelle sur la profession médicale [4] ».

2 / Des corporations aux Ordres

1. La division des corps

A / Corporations et formation

Dès l'Antiquité, soit bien avant l'apparition de la déontologie, la médecine s'est organisée en une société de « gens de métier », réunie dans le cadre de « collèges » et « hétairies », qui ont mis en place les règles d'acceptation dans la profession. S'il n'existe pas d'école de médecine, des centres d'apprentissage apparaissent dans la Grèce antique, avec

---

1. G. Despierres, « Le serment d'Hippocrate : qu'en reste-t-il ? », *in* Académie des sciences, belles-lettres et arts (Lyon), *Mémoires de l'Académie des sciences, belles-lettres et arts de Lyon*, 1988, p. 94-105.
2. *Bulletin de l'Ordre des médecins*, avril 1996, n° 4.
3. A. Le Dréau, « Le serment d'Hippocrate, boussole éthique ou tradition désuète ? », *La Croix*, 22 nov. 2021.
4. É. Littré, *Œuvres complètes d'Hippocrate*, *op. cit.*, t. 4, p. 624.

notamment les écoles de Cos (qu'Hippocrate dirigea) et de Cnide, ainsi qu'à Rome [1]. Les « confréries » apparaissent en France au Moyen Âge et, de la même façon, un enseignement de type entre-soi, au demeurant assez médiocre [2], et une entraide professionnelle.

Mais il faut attendre un enseignement universitaire pour que les corporations et les règles du métier émergent. En France, les facultés de médecine naissent au XIIIe siècle, les premières étant celles de Paris (1215) et de Montpellier (1220) [3], et sont en pratique des corporations de médecins autorisées à enseigner leur art, à condition de respecter les règles de l'Université. On distinguait alors les médecins, les chirurgiens, et les barbiers [4]. Les médecins étaient encore des clercs à qui la chirurgie, jugée barbare, était proscrite. L'interdiction par l'Église, dès le XIIe siècle, de faire couler le sang, va laisser aux « chirurgiens-barbiers », laïcs, le soin de pratiquer les incisions (l'interdiction de faire commerce conduira quant à elle les médecins à s'appuyer sur les droguistes, qui deviendront le corps des apothicaires [5]). Pour se protéger, les chirurgiens-barbiers vont créer la confrérie de Saint-Côme et de Saint-Damien, dévolue à la chirurgie, première corporation de « chirurgiens ». Rapidement, les « chirurgiens » revendiqueront de se rapprocher du statut des médecins et provoqueront une sous-scission avec les « barbiers », en leur

1. P. Prioreschi, D. Babin, « Cos et Cnide », *Histoire des sciences médicales*, *op. cit.*

2. A. Puech, *Les Médecins d'autrefois à Nîmes, Étude historique d'après des documents inédits*, Paris, Savy éd., 1879, 306 p.

3. V.-P. Comiti, « Histoire des universités de médecine : quelques jalons », *Les Tribunes de la santé*, 2007/3, n° 16, p. 19.

4. Distinction que l'on prête à Étienne Boileau dans son livre *Les Métiers et corporations de la ville de Paris au XVIIe siècle*, qui ne fait mention que des chirurgiens et, seulement en marge d'un manuscrit, des barbiers-chirurgiens : R. de Lespinasse, F. Bonnardot, *Le Livre des métiers d'Étienne Boileau*, Paris, Imprimerie nationale, 1879, 609 p.

5. J. Verdier, *La Jurisprudence de la médecine en France ou Traité historique et juridique des établissements, règlements, police, devoirs, fonctions, honneurs, droits et privilèges des trois corps de médecine, avec les devoirs, fonctions et autorité des juges à leur égard*, Malassis Le Jeune, 1763, t. 1, p. 274.

abandonnant la petite chirurgie, les saignées et pansements, et en finissant par se protéger d'eux et de leur incursion dans l'art de la chirurgie. Les chirurgiens se regrouperont au Collège Saint-Côme. Les barbiers deviendront au XVe siècle un corps de métier reconnu et seront habilités à pratiquer dans un cadre réglementé, rendant de grands services à la population pauvre, étant quasiment les seuls sur le terrain des épidémies, et même précurseurs de la médecine de guerre (Ambroise Paré en sera un représentant illustre, avant d'intégrer le collège des chirurgiens) [1]. Pendant ce temps et pendant des années, les médecins sont formés à l'université, et les chirurgiens sont formés au Collège Saint-Côme, chacun dans leur confrérie ; chaque confrérie disposant du pouvoir de délivrer enseignements, diplômes et grades ; chaque confrérie fixant des règles professionnelles et disposant d'un pouvoir disciplinaire sur ses membres.

On le voit, les professions de santé ont construit leur propre corps de métier, sollicité et obtenu la possibilité d'un enseignement universitaire, acquis le droit de faire usager de titres et de grades. La protection de la profession est un enjeu absolument majeur, chacune luttant contre l'autre pour préserver sa sphère de compétence, tout en combattant les menaces extérieures. Ainsi, pour lutter contre le charlatanisme, les pratiques empiristes et les menteurs « arracheurs de dents », les chirurgiens créent un nouveau corps de métier pour « chirurgies particulières » : les experts. Au nombre de ces derniers, les « experts pour les dents », qui marquent la naissance des chirurgiens-dentistes [2]. La nécessité pour les médecins d'une organisation qui s'assure de leur formation et de leur droit d'exercer à travers un diplôme et une inscription sur un registre prend forme en 1707 avec l'« édit du roi portant règlement pour l'étude et l'exercice de la médecine [3] »,

1. J. Roger, *Médecins, chirurgiens et barbiers*, Paris, G. Steinheil, 1894, 108 p.
2. P. Gendron, *Aphorismes chirurgicaux et pratique de la chirurgie orale : perspectives historiques, pédagogiques et cliniques*, thèse, Sciences du vivant [q-bio], 2018, 106 p.
3. Dit « édit de Marly », registré au Parlement le 18 mars 1707, 14 p.

dont le préambule n'a strictement rien perdu, comme le relève Pierre Sargos [1], de sa pertinence à travers les siècles. Le texte, qui déplore « l'extrême relâchement » qui s'est introduit dans une partie des facultés, « soit par rapport à la durée et à la qualité des études », soit « par rapport à la nature et au nombre des épreuves », vise en effet et avant tout à « empêcher que des personnes sans titre et sans capacité ne continuent d'exercer la médecine sans y apporter souvent d'autres dispositions que l'art criminel d'abuser de la crédulité des peuples pour s'enrichir aux dépens de la santé et de la vie même des malades qui avaient le malheur de tomber entre leurs mains ».

Après de grands épisodes de rivalité, de procès, d'alliances faites et défaites [2], les barbiers disparurent en 1743, du fait d'un décret royal qui donnera parallèlement aux chirurgiens l'accès au titre de « maître ès arts » délivré par l'Université [3]. Et, bien que les médecins aient tenu les chirurgiens le plus longtemps possible en mépris et infériorité, l'Académie royale de chirurgie fut créée et confirmée par lettres patentes enregistrées au Parlement le 22 juillet 1748. De leur côté, les médecins ont obtenu le droit de pratiquer la dissection sur des cadavres en 1751. Ce rapprochement de l'art des chirurgiens et de celui des médecins exigera des premiers qu'ils se hissent à hauteur de la dignité des seconds, et privera évidemment les femmes d'exercer la chirurgie, ce qu'elles pouvaient faire jusqu'alors (1755). La création de la Société royale de médecine en 1778 sera un énième assaut porté contre la Faculté de médecine, qui sortira finalement très affaiblie de tous les combats menés pour conserver sa hauteur et sa supériorité sur les autres corps de métiers.

---

1. P. Sargos, « Les missions administrative et juridictionnelle de l'Ordre des médecins », *Droit médical et hospitalier*, fasc. 5-10, Litec (1re publ. le 8 juin 2023).
2. M. Gatti. *La Querelle des barbiers, chirurgiens et médecins (XIIIe-XVIIIe siècles)*, thèse, Sciences du vivant [q-bio], 2014, 110 p.
3. Louis XV, *Déclaration du roy concernant la communauté des maîtres chirurgiens de la ville de Paris, le 23 avril 1743*, Paris, chez P. Simon, 1743, p. 2.

On le voit, les préoccupations relatives à une éthique ou une morale professionnelle étaient peu présentes dans les premiers temps de l'élaboration des règles professionnelles. La défense des corporations a occupé les professionnels de santé pendant des siècles. Dans les premiers écrits retracés, notamment chez Jean Verdier (1735-1820), la formation, les grades, la protection du titre et, plus largement, la protection de la profession sont les premières pierres de l'élaboration de règles professionnelles.

B / Une idée des devoirs des médecins

On attribue à Jean Verdier la rédaction d'un *Traité de déontologie* paru en 1762 [1], ce qui n'est évidemment pas le cas puisque le mot n'est pas encore utilisé. Ce docteur en médecine et avocat publie en 1763 un ouvrage intitulé *La Jurisprudence de la médecine en France* [2], lequel traite en effet de règles professionnelles et aborde des questions qui auront quelques suites (notamment celle des devoirs de confraternité et d'un tribunal réservé aux médecins). Son ouvrage s'inscrit essentiellement dans les préoccupations de l'époque. C'est un plaidoyer pour protéger la médecine des agresseurs extérieurs (imposteurs, superstitieux et charlatans de toute nature qui prétendent l'exercer) et protéger la supériorité de la médecine sur les autres professions (la chirurgie est un art utile, certes, mais elle reste une sorte de préposée de la médecine, tout comme la pharmacie). Jean Verdier estime – sans les critiquer – que les interdictions religieuses de faire couler le sang et de faire commerce ont contraint la médecine à céder une partie de son ministère aux chirurgiens et aux apothicaires [3], lesquels ne sont donc que des assistants des médecins, dont il souligne en permanence la supériorité, notamment grâce à

1. J. Pouillard, « Historique du Conseil national de l'Ordre des médecins (1845-1945) », *Histoire des sciences médicales*, 2005, t. XXXIX, n° 2, p. 213.
2. J. Verdier, *La Jurisprudence de la médecine en France*, *op. cit.*, 2 tomes (710 p. et 702 p.).
3. *Ibid*, t. 1, p. 274.

l'enseignement universitaire : « Les rois de France, en établissant les universités pour les médecins, donnèrent et confirment à leurs Facultés de médecine le droit d'éprouver ceux qui méritaient la confiance dans cet art[1]. » Ajoutons qu'à l'époque, la Faculté de médecine de Paris est la seule valable aux yeux des médecins qui en sont issus. La Faculté de médecine de Montpellier semble tolérée, mais les lauréats des autres facultés de province n'ont pas le droit d'exercer ailleurs que dans leur circonscription de formation. Évoquant la médiocrité de certains médecins ainsi mal éduqués, Jean Verdier met en garde contre « le relâchement avec lequel [sont admis des] gens ineptes et de si bas aloi » et contre « la facilité avec laquelle nous voyons tous les jours un pédant devenir tout à coup médecin, et un laquais chirurgien ou apothicaire »[2].

Dans son plaidoyer sur l'impérieuse nécessité de protéger la médecine, il aborde la question de la responsabilité des hommes de l'art, et invite à la confraternité (la rivalité des médecins étant selon lui le terreau des charlatans[3]) et, de manière générale, à la justiciabilité de la médecine, mais principalement en raison de la médiocrité reconnue des formations dispensées dans certaines universités de province.

Dans un chapitre intitulé « Du devoir de ceux qui exercent la médecine, et des fautes et des crimes que commettent ceux qui les transgressent[4] », il range au premier de ces devoirs le culte de Dieu et rappelle l'obligation (juridique) qu'ont les médecins d'enjoindre aux malades atteints de maladie grave (une fièvre par exemple) de se confesser dès la deuxième visite, sous peine de ne pas retourner les voir pour une troisième visite[5]. La probité vient ensuite et elle est convoquée avec d'autant plus d'importance que les médecins bénéficient d'une immunité face à la justice des hommes. S'appuyant sur

1. *Ibid.*, p. 47.
2. *Ibid.*, p. 232.
3. *Ibid.*, p. 101-103.
4. *Ibid.*, p. 625-742.
5. *Ibid.* p. 642-645.

les enseignements d'Hippocrate, Jean Verdier présente la probité comme un devoir socle, concourant au salut et au bien des malades, et dont découlent tant d'autres : la confraternité (qui prévient l'orgueil et la jalousie de vicier l'exercice de l'art) ; la limite des prescriptions à leur stricte utilité (qui prévient le délit grave d'empoisonnement) ; le désintéressement et la charité ; la prudence (qui prévient la négligence dans le soin, autant que la témérité des promesses de guérison certaine) ; la pudeur (notamment vis-à-vis des femmes) ; et la discrétion (le respect du secret des choses confiées). Le troisième grand devoir des médecins est la science, c'est-à-dire le devoir de subir études et épreuves pour accéder à la l'exercice de l'art. Ce dernier devoir porte moins l'argument de la rigueur scientifique que celui de l'impossibilité des médecins à répondre de la justice des juges ordinaires et de la nécessité d'une justice des médecins par les médecins.

L'ouvrage de Jean Verdier s'appuie sur de très nombreuses sources juridiques (bulles papales, lois royales) qui auraient fait de ce traité un travail fondateur dans l'histoire de la déontologie des professions de santé, si la Révolution de 1789 n'était venue opérer une brutale remise à plat.

2. L'unification des métiers de santé

A / La disparition des corporations, facultés et collèges

L'idéal révolutionnaire promeut une réflexion sur l'unification des arts de guérir et de leurs enseignements. Un *Nouveau Plan de constitution pour la médecine de France* [1] est présenté à l'Assemblée nationale par la Société royale de médecine, mais l'absence de chirurgiens à l'Assemblée leur coûtera cher (et coûtera cher à l'art de guérir). Lors des débats, les vices dans les enseignements sont intégralement imputés au Collège Saint-Côme des chirurgiens, qui « manquent à la première éducation, sans laquelle on ne peut s'élever dans l'intelligence de

1. Société royale de médecine, *Nouveau Plan de constitution pour la médecine en France*, présenté à l'Assemblée nationale par la Société royale de médecine, Paris, 1790, 201 p. (reprod. sur Gallica).

l'art[1] ». En fait d'unification, le plan de constitution pour la médecine propose la mise en place d'écoles de santé au sein desquelles les « experts » (les spécialistes comme les chirurgiens-dentistes) et les sages-femmes sont purement et simplement oubliés ; avec un programme commun, au sein duquel ne figure aucune matière relative à la chirurgie.

L'année 1791 est un tournant. Le 1er janvier, les propositions de *constitution pour la médecine en France* sont reprises dans un projet de loi par Guillotin et Talleyrand. L'unification des métiers de santé est en marche.

En mars et juin de la même année, la loi d'Allarde[2] et la loi Le Chapelier[3] qui vient la compléter abolissent toutes les corporations de métiers, font disparaître la Faculté de médecine et le Collège de chirurgie et, avec eux, les formations, titres et grades délivrés. La profession est ouverte dans un premier temps à ceux qui payent une patente[4], puis à ceux qui deviennent « officier de santé » après avoir suivi une formation dans une des trois écoles de santé (Paris, Montpellier, Strasbourg)[5], où les capacités d'accueil sont faibles[6] et où l'éducation, les examens et les conditions de réussite ne sont pas encadrés[7]. En somme, entre les patentés, les officiers mal formés et les « anciens » privés de leur titre, l'art de guérir se porte bien mal à la sortie de la Révolution. Il faudra un siècle de réformes pour rétablir les titres de docteur aux médecins et chirurgiens formés dans l'Ancien Régime, réintégrer les sages-femmes (1803)[8], harmoniser les programmes d'enseignement

1. *Ibid.*, p. 5.
2. Loi des 2 et 17 mars 1791.
3. Loi des 14 et 17 juin 1791.
4. Loi Le Chapelier du 17 mars 1791 portant suspension de tous les droits d'aide, de toutes les maîtrises et jurandes et établissement des droits de patente.
5. Décret du 14 frimaire an III (4 déc. 1794).
6. 300 élèves à Paris, 500 élèves à Montpellier et 100 élèves à Strasbourg ; voir V.-P. Comiti, « Histoire des universités de médecine : quelques jalons », *Les Tribunes de la santé*, 2007/3, n° 16, p. 19.
7. M. Gatti, *La Querelle des barbiers…*, *op. cit.*, p. 91-92.
8. Ces deux réformes ont lieu avec la loi napoléonienne du 19 ventôse an XI (10 mars 1803).

dans les écoles de santé, reconnaître les écoles de santé secondaires (1806)[1], réintégrer la pratique dans l'enseignement théorique (1842)[2], puis, dans le courant du XIXe siècle, rouvrir et créer des facultés de médecine, ouvrir la profession aux femmes et rétablir les experts, unifier l'enseignement et unifier les professions de médecins et de chirurgiens pour permettre au titre de « docteur » d'englober les uns et les autres.

Pendant cette période, les règles de l'exercice médical n'émergent pas juridiquement, n'était-ce au sein du Code pénal de 1810, s'agissant du secret professionnel, premier devoir des médecins dont la méconnaissance est pénalement réprimée.

B / Une réflexion sur la « déontologie »

Le terme « déontologie », apparu en 1834 sous la plume de Jérémy Bentham, est repris en 1845 par le médecin Max Simon dans son ouvrage *Déontologie médicale ou Des droits et devoirs des médecins dans l'état actuel de la civilisation*[3]. Dans cet ouvrage très dense, les branches classiques de la déontologie que l'on connaît aujourd'hui (devoirs entre les médecins et envers la science, devoirs envers les malades) sont abordées, mais, contrairement à l'ouvrage de Jean Verdier qui était très juridique, celui de Max Simon demeure essentiellement un essai philosophique exagérément moralisateur (des pages entières sont consacrées à la dépravation, au « vice honteux », que représente la masturbation, là où d'autres scientifiques avaient déjà concédé la possibilité d'un fait physiologique[4]), pour ne pas dire péremptoires, même en ne cédant pas au biais d'une lecture contemporaine. Il en va ainsi de son rejet épouvanté de la philosophie des stoïciens, qui

1. Des écoles de santé départementales avaient été créées par les chirurgiens laissés sur le carreau dans les lois postrévolutionnaires.
2. J. Léonard, « Les études médicales en France entre 1815 et 1848 », *Revue d'histoire moderne et contemporaine*, 1966, p. 87-94.
3. M. Simon, *Déontologie médicale...* (1845), *op. cit.*
4. *Ibid.*, p. 290-300.

acceptaient le « laisser mourir [1] », ou du chapitre relatif à responsabilité médicale dans lequel il se fait le mauvais interprète du droit et de l'article 1382 du Code civil, en rejetant toute idée (monstrueuse) de responsabilité de droit commun [2]. On retiendra que « la déontologie » à laquelle il fait référence dans ses développements ne renvoie finalement qu'à l'intitulé de son ouvrage (à l'instar d'œuvres illustres comme l'*Odyssée*, ou l'*Encyclopédie*), et non pas à l'exposé d'une science.

La littérature sur les règles professionnelles s'étoffe pendant le XIXe siècle [3] et devient le terreau d'une réflexion sur la nécessité de donner des contours à cette déontologie, que l'on ne trouve « ni dans la loi civile ni même dans la morale usuelle », d'élaborer un code de déontologie médicale qui « émanerait de la profession médicale tout entière », d'instaurer une juridiction chargée d'interpréter le code et de l'appliquer, et mettre en place un organe (un « Conseil supérieur de médecine professionnelle ») chargé de représenter la profession [4].

Le XXe siècle commence avec cette ambition renouvelée [5]. À la différence de l'Ordre des avocats et de plusieurs autres Ordres professionnels, la corporation des médecins n'avait en effet pas été rétablie par Napoléon un siècle plus tôt. Un code, un organe consacré, et une juridiction interne appelée des vœux des médecins depuis Jean Verdier en 1762, n'existaient toujours pas.

---

1. *Ibid.* p. 305 : « En réapprenant à l'homme le sens de la douleur, en la lui montrant comme un moyen puissant de moralisation et un motif d'espérance, le christianisme a sans doute implicitement réfuté tous les arguments de cette philosophie aveugle ; il nous a réconciliés avec la vie et ses souffrances inévitables. »
2. *Ibid.*, p. 537-545.
3. F. Delfau, *Devoirs et droist des médecins vis-à-vis de l'autorité, de leurs confrères et du public : déontologie médicale*, Paris, éd. Delahaye, 1868, 315 p.
4. *Principes fondamentaux de déontologie médicale, d'après le Pr Grasset*, Saint-Quentin, Impr. Lagnier-Roze, 1901, 21 p.
5. J. Glover, *Congrès international de médecine professionnelle et de déontologie médicale, Compte-rendu de la 1re session, tenue à la Faculté de médecine de Paris, juillet 1900*, Paris, éd. Masson & Cie, 697 p.

Il n'y avait pas ou peu de discipline interne, mais la responsabilité de droit commun avait fini par rattraper le corps médical [1].

3 / Création des Ordres

1. Difficultés et stigmates de la création de l'Ordre des médecins

Alors que de nombreux Ordres professionnels ont été rétablis avec Napoléon, les médecins et toutes les autres professions de santé demeurent sans ordre. La nécessité d'une discipline ordinale devient un sujet de préoccupation : la profession s'organise à partir de 1845 avec l'élaboration d'un rapport issu du « Congrès médical de France » et l'élaboration d'une loi portant création dans chaque département d'un « Conseil médical » et d'une « Chambre disciplinaire des médecins », mais c'est une nouvelle Révolution, celle de 1848, qui vient faire échouer le processus législatif. En 1884, les médecins peuvent formellement se syndiquer [2], mais ils n'ont toujours pas d'ordre. Les débats reprennent en 1885, avec une littérature en déontologie qui s'enrichit [3] et l'adoption par certaines sociétés locales de leurs propres codes de déontologie [4], mais ils n'aboutissent pas, certaines résistances,

1. C. cass., 18 juin 1835, *Dr. Thouret-Noroy*, recueil *Sirey* 1835, I, 402.
2. Loi du 21 mars 1884 relative à la liberté syndicale, déclarée inapplicable aux corporatismes par la Cour de cassation dans un arrêt du 27 juin 1885. Liberté rétablie par la loi « Organisation médicale » du 30 novembre 1892, *DP* 1893, 4, 8. L'extension à toutes les professions libérales attendra vingt ans : loi du 12 mars 1920, art. 4, *DP* 1920, 4, 81 ; CE, 28 décembre 1906, *Synd. des patrons coiffeurs de Limoges*, *Rec.* p. 977, concl. Romieux.
3. *Principes fondamentaux de déontologie médicale*, *op. cit.* ; J. Glover, Congrès international de médecine professionnelle et de déontologie médicale, *op. cit.*
4. Par ex. : « Code de déontologie approuvé par la Société locale des médecins de la Drôme et de l'Ardèche (Vals, 15 mai 1894) », *Concours médical*, 1895, p. 306 ; « Code de déontologie rédigé par le Conseil général des sociétés médicales d'arrondissements de la Seine », *Progrès méd.* 1896, t. III, p. 594, art. 2 et 5.

y compris internes, étant encore vivaces, et certaines conciliations entre intérêts professionnels et moralité étant difficiles à trouver [1]. Il faut attendre 1928 pour observer une accélération de la réflexion sur la création d'un Ordre dont le rôle irait au-delà des questions de discipline. Une proposition de loi est déposée, et la tentative emporte cette fois l'adhésion des syndicats médicaux et de l'Académie de médecine, sans aboutir pour autant au vote d'une loi [2]. Les choses avancent lorsque, en 1930, la puissante Confédération des syndicats médicaux français publie un règlement de déontologie médicale de soixante articles et, en annexe, un projet de loi pour instaurer un Ordre professionnel qui dépasserait précisément le champ d'intervention des syndicats et soumettrait tous les médecins à la discipline. Sur la base de ce travail, des rapports rédigés par des députés en 1932 deviennent le support d'un projet de loi qui sera voté en chambre des députés, puis au Sénat, puis renvoyé pour deuxième lecture en commission, et finalement enterré avec la crise de 1936. Le texte est prêt mais la situation se fige pendant trois ans, jusqu'à la déclaration de guerre de 1939, qui bouleverse à nouveau le processus législatif. Les travaux parlementaires sont néanmoins récupérés par le gouvernement de Vichy, et l'Ordre des médecins sera instauré par la loi du 7 octobre 1940 portant création du Conseil supérieur de l'Ordre des médecins, votée par un régime antirépublicain, xénophobe et antisémite.

L'Ordre en porte encore aujourd'hui les stigmates, en dépit de sa dissolution en 1944, et de sa refondation en 1945 avec le rétablissement de la légalité républicaine, et en dépit des nombreuses précisions et rectifications historiques apportées. Il convient de retenir que la création de l'Ordre sous le régime de Vichy répondait à un agenda politique très précis de Philippe Pétain, mais a également bénéficié de la complicité de

1. G. Devers, « Histoire de l'Ordre des médecins », *Droit, déontologie & soin*, 2016, p. 200-207.
2. J. Pouillard, « Historique du Conseil national de l'Ordre des médecins (1845-1945) », *Histoire des sciences médicales*, 2005, t. XXXIX, n° 2, p. 213.

la profession. Dès avant la guerre, dans les années 1930, les arguments au soutien du besoin d'une institution ordinale sont assortis d'un nouveau discours tenu par une partie de la profession qui souhaite protéger la profession des étrangers et des juifs [1]. En 1935, les étudiants en médecine manifestent contre les étudiants étrangers sur les bancs de la faculté [2]. Le gouvernement de Vichy saisit l'aubaine d'une telle adhésion en interne pour faire voter en août 1940 une loi portant obligation de la nationalité française pour l'exercice des professions de médecin, chirurgien-dentiste ou pharmacien en France [3], puis la loi du 4 octobre 1940 portant statut des juifs, qui servira de base légale à la révocation des médecins juifs, puis la loi du 7 octobre 1940 créant le Conseil supérieur de l'Ordre des médecins. Pour Pétain, il s'agit d'obtenir le soutien logistique pour la révocation et la déportation des médecins juifs. L'institution est placée sous l'autorité du ministre secrétaire d'État à l'Intérieur ; les membres du Conseil sont nommés et les syndicats professionnels sont tous supprimés. Elle ne ressemble donc en rien à une institution ordinale et n'est que la continuité de l'autorité politique [4]. Pour l'« institution », il s'agit de se préserver des exigences allemandes et préserver les médecins français de « réquisitions » par l'Allemagne [5]. En marge de l'Ordre, une série de textes sont encore adoptés afin de déjudaïser les professions

1. B. Vergez, *Le Monde des médecins au XXe siècle*, Complexe, 1996, 312 p. ; B. Halioua, *Blouses blanches, étoiles jaunes : l'exclusion des médecins juifs en France sous l'Occupation*,, Liana Lévi, 2000, 285 p.

2. Rejoints d'ailleurs par les étudiants de la faculté de droit : G. Ravon, « Vacarme au quartier latin. Les étudiants en médecine manifestent contre l'intrusion des médecins étrangers », *Le Figaro*, 2 février 1935, suppl. p. 1.

3. Loi du 16 août 1940 concernant l'exercice de la médecine, *JO* du19 août 1940, p. 4735.

4. Le premier président de l'Ordre des médecins est René Leriche, nommé par le secrétaire d'État à la Famille et à la Santé. Il indiquera dans ses mémoires avoir accepté le poste à contrecœur pour agir au mieux dans l'intérêt de la profession : R. Leriche, *Souvenir de ma vie morte*, Le Seuil, 1956, 253 p.

5. G. Mémeteau, « Le droit médical pendant la Seconde Guerre mondiale », *Méd. & Droit*, 1996, p. 17-22.

de santé [1]. Pendant ce temps, le commissariat aux questions juives est très déçu de l'absence de collaboration du Conseil supérieur de l'Ordre dans l'application des textes discriminatoires. Il est vrai que l'institution, qui deviendra en 1942 « Conseil national de l'Ordre des médecins [2] », n'a pas été zélée dans sa participation aux textes anti-juifs, mais elle a participé tout de même. Elle n'aura en tout état de cause jamais protesté, adhérant passivement et acquiesçant silencieusement.

Compte tenu de son élaboration au fil des décennies, l'Ordre des médecins n'est évidemment pas une « créature » de Vichy. Mais l'épisode de Vichy demeure une sorte de passif difficilement effaçable [3], d'autant que l'Ordre n'a affronté ce tabou historique que très tardivement [4]. Il faut reconnaître que la fiction gaullienne de « l'autorité de fait »

1. Loi du 26 mai 1941 sur l'exercice de la médecine et des arts dentaires, *JO* du 9 juin 1941, p. 2390 ; loi n° 3171 du 31 juillet 1941 relative à l'application de l'article 1 de la loi du 26 mai 1941 aux chirurgiens-dentistes, p. 3238 ; décret n° 3474 du 11 août 1941 réglementant en ce qui concerne les juifs la profession de médecin, p. 3787 (*rectificatif*, p. 4603) ; loi du 22 novembre 1941 concernant l'exercice de la médecine (nationalité), p. 5142 (*rectificatif*, p. 5252), décret n° 5309 du 20 décembre 1941 portant application de ladite loi, p. 5597. Pour un panorama, voir G. Devers, « La médecine sous Vichy, étude de législation 1940-1944 », *Droit, déontologie & soin*, 2008, p. 134-160.

2. Loi n° 791 du 10 septembre 1942 relative à l'Ordre des médecins et à l'organisation des professions médicales et dentaires, *JO* du 18 sept., p. 3185 (*rectificatif*, p. 3242). L'Ordre passe sous la tutelle du ministère de la Santé. Louis Portes sera le premier président élu du Conseil national de l'Ordre. La loi n° 4963 du 26 novembre 1941 modifiant la loi du 7 octobre 1940 instituant l'Ordre des médecins (*JO* du 29 nov. 1941, p. 5143) avait déjà établi le principe de l'élection des membres des instances ordinales, tout en maintenant l'Ordre sous tutelle du ministère de l'Intérieur.

3. On relève avec une sorte de curiosité qu'un seul Conseil départemental de l'Ordre affronte la question « L'Ordre, une émanation vichyste ? Pour en finir avec une légende... », sur son site Internet : il s'agit du Conseil de l'Ordre départemental des masseurs-kinésithérapeutes (et non des médecins) de l'Allier... à Vichy.

4. B. Halioua, *Blouses blanches, étoiles jaunes*, *op. cit.* On note que le devoir de mémoire n'est pas encore totalement réalisé puisque l'AP-HP n'a débaptisé l'un de ses bâtiments portant le nom de René Leriche (président de l'Ordre nommé par Vichy) que le 30 juin 2022, et que ce n'est pas encore le cas dans tous les lieux qui l'avaient honoré par un bâtiment portant son nom (par exemple à Strasbourg, dont il était originaire).

que représentait le gouvernement de Vichy a longtemps freiné l'examen de conscience [1], rendu difficile par la théorie de l'absence de continuité juridique entre l'Ordre créé en 1940 et l'Ordre créé en 1945. Il faut également noter que les chirurgiens-dentistes, qui ont toujours fait partie de la corporation puis de l'Ordre des médecins sous Vichy, sont partis de leur côté en 1945 sans le poids de ce fardeau historique. Cet Ordre des médecins « vichyste » n'aura au demeurant pas duré. Dès le 18 octobre 1943, une série de textes – symboliques, car ils ne seront évidemment pas appliqués en métropole – est adoptée par le gouvernement provisoire de la République française à Alger. Un décret supprime l'Ordre des médecins et abroge tous les textes et dispositions les ayant appliqués [2], et une ordonnance du même jour en rétablit le principe et l'existence [3]. L'Ordre « vichyste » des médecins est finalement dissous le 27 août 1944, deux jours après la libération de Paris.

2. La création en 1945 des Ordres des médecins, chirurgiens-dentistes, sages-femmes et pharmaciens

L'*Ordre national des médecins* est créé par une ordonnance du 24 septembre 1945 [4]. L'Ordre des chirurgiens-dentistes, qui n'existait jusqu'alors qu'en tant que « section dentaire » au sein du Conseil de l'Ordre des médecins, est créé par la même ordonnance. L'un et l'autre disposent de conseils départementaux, de conseils régionaux et d'un

1. Il a également fallu attendre 1995 pour que Jacques Chirac reconnaisse que Vichy était bel et bien l'État français et non une parenthèse dans son existence.
2. Décret du 18 octobre 1943 portant suppression de l'Ordre des médecins, *JO* (Alger), 21 octobre 1943, p. 212 : l'élection du président de l'Ordre (Louis Portes depuis 1942) est donc annulée.
3. Ord. du 18 octobre 1943 relative à l'exercice de la médecine et de l'art dentaire et à l'organisation des professions médicales et dentaires, *JO* (Alger), 21 octobre 1943, p. 207.
4. Ord. nº 45-2184 du 24 septembre 1945 relative à l'exercice et à l'organisation des professions de médecin, de chirurgien-dentiste et de sage-femme, *JO* du 28 septembre 1945, p. 6083.

Conseil national, dont les membres sont élus. Le pouvoir disciplinaire est alors confié aux conseils régionaux et à la section disciplinaire du Conseil national en appel.

L'*Ordre des sages-femmes* est également créé par cette ordonnance, avec des conseils départementaux et un Conseil national, mais pas de conseils régionaux. L'Ordre des sages-femmes est présidé par un médecin et ne dispose pas de compétence disciplinaire propre. Les sages-femmes répondent alors de la discipline des conseils régionaux de l'Ordre des médecins, dans lequel quatre médecins sont, à cet effet, remplacés par quatre sages-femmes élues [1] par les conseils départementaux des sages-femmes de la région (art. 58 de l'ordonnance), et en appel devant la section disciplinaire du Conseil national des médecins par l'adjonction de deux sages-femmes désignées par le Conseil national des sages-femmes (art. 59 de l'ordonnance).

L'*Ordre national des pharmaciens*, quant à lui, est créé – et il est même le premier – par une ordonnance du 5 mai 1945 [2]. Il a peu été question de son histoire jusqu'à présent, mais l'Ordre des pharmaciens, dont la profession est aussi vieille que celle des médecins, est également le fruit d'une longue et laborieuse mise en place. Séparés des médecins au XIIIe siècle, lorsque l'Église interdit de pratiquer la médecine comme un commerce, les apothicaires s'organisent en corporations locales. En 1777, les apothicaires et les épiciers, qui formaient jusqu'alors un seul corps de métier, se séparent, puisque seuls les membres du Collège royal de pharmacie disposent désormais du monopole de la vente de médicaments [3]. Quelques

1. Le féminin est alors de rigueur, car la profession ne s'est ouverte aux hommes qu'en 1982. Par ailleurs, le mot « sage-femme » désigne l'expert du corps de la femme, celui qui a la sagesse, le savoir. Il est donc autant féminin que masculin. Le terme maïeuticien n'a jamais été retenu officiellement.

2. Ord. n° 45-919 du 5 mai 1945 portant institution d'un Ordre national des pharmaciens, *JO*, 6 mai 1945, p. 2569.

3. Déclaration royale du 25 avril 1777 portant règlement pour les professions de la pharmacie et de l'épicerie. Voir A. Leca, « La déclaration royale du 25 avril 1977 portant règlement pour les professions de la pharmacie et de l'épicerie à Paris : un texte d'actualité ? », in *Mélanges offerts au doyen François-Paul Blanc*, PU de Perpignan-Presses de l'Université UT1 Capitole, 2011, p. 549-558.

années plus tard, le terme « apothicaire » disparaît au profit de « pharmacien ». Une loi du 13 avril 1803 [1] crée la pharmacie moderne, supprime les particularismes locaux, et institue un enseignement national assuré par l'État. Elle régit la profession de pharmacien jusqu'à la Seconde Guerre mondiale, sans réforme de fond, et devient insuffisante pour faire face aux évolutions de la profession, notamment les pratiques de luttes commerciales aux conséquences graves (« guerre aux rabais »), et pour faire face aux évolutions extérieures, notamment la prolifération des officines illégales, et des pratiques abusives et charlatanesques. La profession tente, elle aussi, d'impulser une réforme législative à la fin des années 1920 afin de mettre en œuvre une déontologie et une discipline, mais le processus n'aboutit pas. La profession est organisée par une loi du 11 septembre 1941 [2], qui confirme le monopole de la vente de médicaments, limite le nombre d'officines, réglemente la publicité, crée un tarif national obligatoire, réglemente la fabrication des produits, et supprime le diplôme d'herboriste. Un pouvoir disciplinaire est confié à un conseil supérieur de la pharmacie, mais aucun Ordre n'est véritablement créé. Au rétablissement de la légalité républicaine, une première ordonnance du 15 décembre 1944 rétablit dans leurs droits tous les syndicats de la pharmacie existant avant 1911 [3]. Tous les éléments de la police de la pharmacie sont conservés en 1944, mais tous les éléments de l'organisation professionnelle sont supprimés, et l'ordonnance du 5 mai 1945 institue un Ordre des pharmaciens [4].

1. Loi du 21 germinal an XI contenant organisation des écoles de pharmacie. Voir G. Dillemann, M.-E. Michel, « La réception des pharmaciens en France de la Révolution à l'application de la loi du 21 germinal an XI (1791-1813) », *Revue d'histoire de la pharmacie*, 1984, p. 42-61.

2. Loi du 11 septembre 1941 relative à l'exercice de la pharmacie, *JO* (Vichy), 20 septembre 1941, p. 4018.

3. Ord. du 15 décembre 1944 relative au rétablissement des syndicats de médecins, de praticiens de l'art dentaire, de pharmaciens et des sages-femmes, *JO* 17 décembre 1944, p. 1932.

4. Ord. n° 45-1014 du 23 mai 1945 modifiant la loi provisoirement applicable du 11 septembre 1941 relative à l'exercice de la pharmacie et constatant la nullité des

3. La création des Ordres des masseurs-kinésithérapeutes, pédicures-podologues et infirmiers

Très longtemps après les premiers Ordres, et non sans difficulté, les Ordres des masseurs-kinésithérapeutes, pédicures-podologues et infirmiers ont été créés, venant compléter le tableau des professions de santé réglementées.

A / L'Ordre des masseurs-kinésithérapeutes et l'Ordre des pédicures-podologues

La profession de masseur-kinésithérapeute est beaucoup plus récente que celle des médecins, quoique la pratique remonte elle aussi à l'Antiquité. En France, la discipline prend source dans une multitude de professions et d'activités qui se sont médicalisées au fil du temps : les professeurs de gymnastique, lorsque la gymnastique est introduite à l'école primaire en 1850 [1] ; les « médecins masseurs » en 1912 ; les infirmiers masseurs en 1924 [2] ; les professeurs de culture physique médicale en 1932 ; le moniteur de gymnastique médicale en 1942 ; et les masseurs médicaux en 1943. Les luttes corporatistes ne sont pas sans rappeler celles des médecins et des chirurgiens [3], avec les mêmes résultats (les médecins ont gagné). En 1946, une loi agglomère l'ensemble de ces disciplines, réglemente la profession de masseur-kinésithérapeute, et crée un diplôme d'État [4]. Mais point de création d'ordre.

---

lois provisoirement applicables du 21 février et du 31 juillet 1912 modifiant et complétant la loi provisoirement applicable du 11 septembre 1941, *JO* 24 mai 1945, p. 2910. Voir M.H. Renaut, « De la corporation d'apothicaire à l'Ordre des pharmaciens. Un monopole dénoncé, la pharmacie d'officine », *RDSS*, 1997, p. 737.

1. Loi Falloux du 15 mars 1850.

2. Décret sur la création des brevets de capacité professionnelle permettant de porter le titre d'infirmière diplômée de l'État français (soit générale, soit spécialisée), JO 1er juillet 1922, p. 6881 ; et arrêté du 28 février 1924 sur la reconnaissance administrative des écoles, *JO* 29 février 1924.

3. Voir A. Raufast, « La première période (1818-1920) : "les gymnasiarques" et les médecins » ; et « La deuxième période (1920-1961) : des "gymnasiarques" aux professeurs d'éducation physique spécialisés en rééducation physique », dans *Activités physiques et sportives adaptées*, « Champ social », 2019, p. 150-199.

4. Loi n 46-857 du 30 avril 1946 tendant à réglementer l'exercice des professions de masseur, gymnaste médical et pédicure, *JO* 1er mai 1946, p. 3653. Sur

Cette loi de 1946 réglemente également la profession de pédicure-podologue. Cette discipline est une lointaine héritière des barbiers (jusqu'au XVIe siècle), récupérée par les chirurgiens, et ayant cherché à obtenir une réglementation de la profession, comme les autres, dans les années 1920. Organisée en « syndicat des pédicures spécialistes » en 1935, elle émerge en profession à part entière avec la loi de 1946, qui la réglemente, instaure un diplôme d'État, et la protège. Mais point de création d'ordre.

En 1995, une loi portant diverses dispositions d'ordre social [1] crée à la fois l'Ordre national des masseurs-kinésithérapeutes et l'Ordre national des pédicures-podologues. Les dispositions n'entreront jamais en vigueur. En dépit de ce que des décrets d'application ont dûment été édictés [2], en dépit de l'intervention du Conseil d'État fixant des astreintes [3], les élections ordinales n'auront jamais lieu, faute d'arrêtés pour en fixer la date. La loi du 4 mars 2002 [4] supprime purement et simplement l'Ordre des masseurs-kinésithérapeutes et celui des pédicures-podologues, au profit d'un Conseil des professions paramédicales regroupant infirmiers, masseurs-kinésithérapeutes, pédicures-podologues, orthophonistes et orthoptistes [5].

Ce n'est qu'avec la loi du 9 août 2004 que l'Ordre des masseurs-kinésithérapeutes et l'Ordre des pédicures-podologues voient enfin, et vraiment, le jour [6].

---

l'histoire : R. Remondiere, « L'institution de la kinésithérapie en France (1840-1946) », Cahiers du Centre de recherches historiques, 12/1994, http://journals.openedition.org/ccrh/2753.

1. Loi n° 95-116 du 4 février 1995 portant diverses dispositions d'ordre social.
2. Décret n° 97-44 du 21 janvier 1997 relatif à l'Ordre national des masseurs-kinésithérapeutes et décret n° 97-492 du 16 mai 1997 relatif à l'Ordre national des pédicures-podologues.
3. CE, 29 novembre 1999, *Fédération française des masseurs-kinésithérapeutes rééducateurs*, n° 205476 ; CE, 3 décembre 2011, *Coimbra-Paulo et al.*, n° 222177.
4. Loi n° 2002-303 du 4 mars 2002 relative aux droits des malades et à la qualité du système de santé, dite « loi Kouchner » (ci-après « loi Kouchner du 4 mars 2002 »).
5. Loi Kouchner du 4 mars 2002, art. 71.
6. Loi n° 2004-806 du 9 août 2004 relative à la politique de santé publique.

B / L'Ordre des infirmiers

La profession d'infirmier a toujours existé sans connaître de « prédateur » représenté par une autre corporation. Il est évidemment plus juste d'évoquer la profession d'infirmière, à l'origine exclusivement féminine, puisque pratiquée par des religieuses [1]. La réglementation de la profession est assez tardive en France, car elle est corrélée avec sa laïcisation [2]. La création d'écoles de formation au sein des hôpitaux ne date que de la fin du XIXe siècle et, dans les suites de la loi de 1893 sur l'assistance médicale gratuite [3], une circulaire du 17 juillet 1899 rend la formation obligatoire [4]. Le programme unifié de formation, le diplôme et le titre sont créés en 1922 [5], et une loi fondatrice de 1946 pose l'obligation de posséder le diplôme pour exercer la profession d'infirmier [6]. Les infirmiers sont alors des auxiliaires médicaux et exécutent les « actes médicaux » autorisés par les textes, sur prescription et sous la surveillance des médecins. À partir de 1978, la définition de la fonction infirmière évolue, en introduisant un rôle propre infirmier, et en conférant une autonomie dans l'exercice des soins infirmiers [7].

Parallèlement, la profession organise une réflexion sur sa déontologie, avec la création dès 1962 d'une commission de

1. C. Dubois Fresney, G. Perrin, *Le Métier d'infirmière en France*, Puf, « Que sais-je ? », 2017, 128 p.
2. J. Lalouette, « Expulser Dieu : la laïcisation des écoles, des hôpitaux et des prétoires », *Mots. Les langages du politique*, 1991, p. 23-39.
3. Loi du 17 juillet 1893 sur l'assistance médicale gratuite, *JO* n° 192 du 18 juillet 1893, p. 3681.
4. Circulaire du ministère de l'Intérieur et des Cultes au préfet du Doubs, Paris, 17 juillet 1899 (ADD, G17, École d'infirmières : création, organisation, rapports, décrets, circulaires, reconnaissance de l'école, règlement).
5. Décret sur la création des brevets de capacité professionnelle permettant de porter le titre d'infirmière diplômée de l'État français (soit générale, soit spécialisée), JO 1er juillet 1922, p. 6881.
6. Loi n° 46-530 du 8 avril 1946 relative à l'exercice des professions d'assistante ou d'auxiliaire de service social et d'infirmière ou d'infirmier.
7. Loi n° 78-615 du 31 mai 1978 modifiant les articles L. 473, L. 475 et L. 476 CSP relatifs à la profession d'infirmier ou d'infirmière et l'article L. 372 CSP relatif à l'exercice illégal de la profession de médecin.

déontologie ayant pour mission d'élaborer des propositions pour un code de déontologie inspiré du modèle du Conseil international des infirmières, qui a adopté dès 1953 un code international de déontologie. Lorsque, en 1980, le législateur instaure une commission de discipline pour la profession, il marque sa volonté que soit établi un code de déontologie ou, à tout le moins, un corpus de règles professionnelles [1], mais les décrets d'application ne seront pris que treize ans plus tard [2]. Les associations d'infirmiers travaillaient déjà depuis des années sur le sujet, et ont attendu encore treize ans après la loi pour voir naître leur déontologie. La totalité des règles de la profession est ensuite rassemblée et codifiée en 2004 [3]. Mais, encore onze ans après l'édiction de règles professionnelles, la profession ne dispose toujours pas d'une structure ordinale pour assurer une représentation officielle unique, élaborer un code de déontologie et régler les contentieux disciplinaires. Ce n'est qu'en 2006 que l'Ordre des infirmiers est créé [4]. Les débuts de l'Ordre national des infirmiers seront tumultueux, avec une première présidence mouvementée et marquée par un rejet de l'institution par les infirmiers, et leur refus de cotiser. Le code de déontologie que l'institution ordinale était chargée de projeter attendra, lui, dix ans de plus et une saga contentieuse devant le Conseil d'État, avant d'être édicté (voir *infra*).

1. Loi n° 80-527 du 12 juillet 1980 modifiant certaines dispositions du Code de la santé publique relatives à l'exercice de la profession d'infirmier ou d'infirmière et de certaines autres professions d'auxiliaires médicaux.
2. Décret n° 93-221 du 16 février 1993 relatif aux règles professionnelles des infirmiers et infirmières, et décret n° 93-345 du 15 mars 1993 relatif aux actes professionnels et à l'exercice de la profession d'infirmier.
3. Décret n° 2004-802 du 29 juillet 2004 relatif aux parties IV et V (dispositions réglementaires) du Code de la santé publique et modifiant certaines dispositions de ce code.
4. La loi n° 2006-1668 du 21 décembre 2006 portant création d'un Ordre infirmier.

À retenir

L'histoire de la déontologie des professions de santé, et plus particulièrement celle de la médecine, est celle d'un cheminement vers l'adhésion à un code de conduite professionnelle qui ne saurait être fixé autrement que par les gens du métier.

Elle est également celle d'un combat contre les prédateurs de ce métier, contre l'emprise des pouvoirs publics, et, surtout, contre les charlatans.

L'attachement aux repères historiques, même s'ils relèvent parfois du mythe, est très présent dans la déontologie contemporaine.

La stabilité historique de la déontologie en santé concourt à une acculturation de génération en génération.

CHAPITRE 2

ÉVOLUTION ET NOUVEAUX DÉFIS DE LA DÉONTOLOGIE EN SANTÉ

En tant que guide des règles et comportements professionnels, la déontologie pourrait souffrir de la crise de confiance traversée par ses gardiens, les Ordres. Ces derniers doivent non seulement sortir de cette crise, mais aussi faire face aux nouveaux défis posés par les professions de santé.

1 / La crise de confiance envers les Ordres

Les Ordres professionnels évoluent actuellement dans une société qui traverse depuis quelques années une crise de confiance vis-à-vis du système de santé [1], rythmée par des scandales sanitaires et catalysée par des crises sanitaires (canicule en 2003, Covid en 2020). La capacité des Ordres professionnels à protéger les patients est remise en question. Un fort soupçon de conservatisme et de corporatisme plane sur les instances ordinales, qui ne sanctionneraient pas les manquements de leurs membres et fonctionneraient de manière cloisonnée, refusant de céder du terrain aux autres professions de santé [2].

---

1. C. Saout, « La crise de confiance dans le système de santé », *Les Tribunes de la santé*, 2009, n° 22, p. 119-132.
2. En a témoigné, en février 2023, la réaction assez fraîche des médecins à la proposition de loi tendant à donner plus de missions aux infirmiers en pratique avancée. Lire l'article de M. Battaglia, « Infirmiers en pratique avancée (IPA), ce nouveau métier au cœur de la bataille de l'accès au soin », *Le Monde*, 14 février 2023.

Beaucoup plus éloignée des sondages d'opinion, la question de la gestion des Ordres professionnels de santé a été étudiée par la Cour des comptes, qui a dressé des rapports extrêmement critiques. Elle commence en 2015 en reprochant à l'Ordre des masseurs-kinésithérapeutes et à l'Ordre des infirmiers de ne pas maîtriser la croissance et la répartition des effectifs libéraux sur le territoire [1]. Le contrôle, l'année suivante, du Conseil national de l'Ordre des chirurgiens-dentistes entraîne un rapport décapant, dénonçant un délaissement de ses missions d'organisation et de contrôle « au profit de la défense d'intérêts catégoriels qui ne lui incombe pas », une protection insuffisante des justiciables du fait de juridictions ordinales manquant d'indépendance et d'impartialité, et des dérives de gestion de ses richesses [2]. Parmi ces dérives, la Cour de discipline budgétaire et financière sanctionnera l'organisation d'une campagne de communication sans lien avec les missions de l'Ordre, et ayant coûté plus de 1,2 million d'euros [3]. En 2019, l'Ordre des médecins fait l'objet d'un rapport public dénonçant dans le détail de « sérieuses défaillances de gestion », et des « missions administratives et juridictionnelles mal assurées » [4].

En janvier 2021, l'Ordre des infirmiers est à son tour épinglé par un référé de la Cour des comptes. Les difficultés de cet Ordre sont toutefois singulières, car elles sont liées à un manque d'adhésion des professionnels, c'est-à-dire à une crise de confiance en interne. Perçu de l'intérieur comme un conglomérat syndicaliste plutôt que comme une instance

1. Cour des comptes, « Les dépenses de soins infirmiers et de masso-kinésithérapie en exercice libéral : une progression non maîtrisée, des mesures de régulation à prendre sans délai », in *Rapport sur l'application des lois de financement sur la sécurité sociale*, 2015, Doc. fr., p. 301-344.

2. Cour des comptes, « L'Ordre national des chirurgiens-dentistes : retrouver le sens de ses missions de service public », *Rapport public annuel 2017*, Doc. fr., p. 115-164.

3. Cour de discipline budgétaire et financière (CDBF), *Ordre national des chirurgiens-dentistes (ONCD)*, arrêt du 29 novembre 2018, n° 224-800.

4. Cour des comptes, « L'Ordre des médecins », *Rapport public thématique 2019*, Doc. fr., 187 p.

ordinale, l'Ordre est immédiatement entré en crise de légitimité, conduisant les infirmiers salariés et hospitaliers à refuser purement et simplement de cotiser. En conséquence, les finances en ont souffert et l'Ordre s'est retrouvé en cessation de paiement dès 2011. Le plan de redressement ayant porté ses fruits, l'Ordre des infirmiers n'a pas été liquidé. Toutefois, la défiance n'est pas résorbée : en 2020, seuls 52 % des infirmiers étaient inscrits à l'Ordre. Au-delà des difficultés évidentes posées à l'Ordre en termes de contrôle des diplômes et de référencement des infirmiers non inscrits [1], la Cour des comptes regrette également une absence de contrôle des règles déontologiques et une activité juridictionnelle entravée [2].

À la fin de l'année 2021, la Cour des comptes revient sur l'ensemble des Ordres professionnels de santé, en s'intéressant plus particulièrement à leur rôle sur la sécurité des patients [3]. Elle relève un certain nombre d'améliorations depuis ses derniers constats, ce qui démontre la volonté des Ordres de rectifier les dysfonctionnements graves. Néanmoins, elle pointe encore de grandes défaillances [4] portant à la fois sur la gouvernance des institutions, qui n'est pas optimale (« une régulation insuffisante des professionnels au regard des règles de déontologie », « une impartialité insuffisamment assurée », « des Ordres trop fermés sur eux-mêmes »), et sur une justice disciplinaire qui n'est pas convaincante (« un bilan ambivalent des conciliations », « des sanctions peu dissuasives », « des sanctions relativement clémentes, non connues des patients »).

En juin 2023, la Cour des comptes publie un rapport sur le suivi des recommandations des juridictions financières, au

1. Le répertoire ADELI a cessé d'exister au profit du Répertoire partagé des professionnels intervenant dans le système de santé (RPSS) à la fin de l'année 2021.

2. Cour des comptes, référé, 22 janvier 2021, *L'Ordre des infirmiers*, S.2020-2035.

3. Cour des comptes, « Les Ordres des professions de santé et la sécurité des patients », *Rapport public annuel 2021*, Doc. fr., p. 359-394.

4. On reprochera à ce rapport de ne pas faire de distinction entre les Ordres et de les viser tous pour chaque grief.

sein duquel elle revient en particulier sur l'Ordre des médecins, et constate de remarquables améliorations en ce qui concerne la gestion (financière et comptable) de l'Ordre, et que deux tiers des recommandations au moins ont été partiellement suivies. Elle insiste sur une nécessaire poursuite des efforts sur les missions et regrette par exemple – mais cela est symptomatique du fonctionnement un peu désuet de l'Ordre – que les décisions de radiation ou de suspension d'exercice prononcées ne soient toujours pas affichées sur son site Internet, « alors qu'il en va de l'information et de la sécurité des patients [1] ». Ce type de décision est en effet affiché, à l'ancienne, dans les locaux de l'Ordre. Manque de modernité ou manque de volonté de transparence ?

Il n'y a guère que le Conseil national de l'Ordre des pharmaciens qui a échappé aux foudres de la Cour des comptes, laquelle salue même son efficacité dans la gestion et le déploiement du dossier pharmaceutique [2]. Les Ordres des sages-femmes et des pédicures-podologues, quant à eux, n'ont pas fait l'objet de contrôle.

Les Ordres professionnels doivent se mettre en quête d'exemplarité. Cela fait partie des défis que les institutions doivent relever. Mais ce ne sont pas les seuls. L'évolution de la déontologie en santé en commande d'autres.

2 / Les nouveaux défis déontologiques

L'un des premiers défis de la déontologie est sans doute de répondre à la crise de confiance envers les Ordres, et d'adapter leur fonctionnement et le contenu des codes aux évolutions de la société.

Avec le recul des vingt dernières années, il est assez évident que les Ordres n'ont pas pu se saisir parfaitement de l'occasion

1. Cour des comptes, *Rapport annuel sur le suivi des recommandations des juridictions financières*, juin 2023, 154 p.
2. Cour des comptes, « Le dossier pharmaceutique : un outil au service de la santé publique », *Rapport annuel 2020*, Doc. fr., p. 63-90.

de faire l'œuvre normative qui leur était confiée, encourageant ainsi le législateur à intervenir dans leur domaine et à les en déposséder partiellement. C'est le cas pour le droit des patients avec la loi Kouchner du 4 mars 2002, qui est notamment venue réguler les questions relatives au consentement et à l'information des patients, figées dans un corpus déontologique qui n'évoluait pas et qui a même résisté à la loi jusqu'en 2012 [1]. C'est également très notable en matière de règles relatives à la concurrence et à la communication publique des professionnels de santé [2].

Il reste néanmoins aux Ordres de nombreuses missions à remplir, principalement en veillant au respect des règles de la profession, que celles-ci se trouvent dans un code de déontologie ou dans la loi. De nombreux enjeux sont renouvelés par les évolutions de la société, la libéralisation des marchés, les réseaux sociaux, etc. La place du professionnel de santé n'est plus limitée à la relation à son patient ni à une vision réduite à une pratique libérale de cabinet. Il a une place dans la société, une place dans une économie de marché, une place dans une Union européenne qui a considérablement encadré le traitement des données personnelles [3], une place dans un monde de la santé en profonde mutation, où le numérique et l'intelligence artificielle s'invitent de plus en plus largement et renouvellent les questionnements déontologiques.

Si les Ordres ne se désintéressent évidemment pas de ces dernières questions [4], les codes de déontologie doivent accompagner ces évolutions. Ils doivent être clairs et lisibles. L'appel

---

1. Voir *infra* 4e partie, chapitre 1, titre « Information et consentement ».
2. Voir *infra* 3e partie, chapitre 3. Voir J. Moret-Bailly, « Déontologies et conflits d'intérêts, histoire d'un dessaisissement ? », *RDSS* 2022, p. 109 ; J. Moret-Bailly, « Les rapports entre loi et déontologies des professions de santé après le 4 mars 2002 », *RDSS*, 2003-4, p. 581.
3. Règlement (UE) 2016/679 du Parlement européen et du Conseil du 27 avril 2016 relatif à la protection des personnes physiques à l'égard du traitement des données à caractère personnel et à la libre circulation de ces données, et abrogeant la directive 95/46/CE (dit « Règlement général sur la protection des données »).
4. CNOM, *Médecins et patients dans le monde des data, des algorithmes et de l'intelligence artificielle*, Analyse et recommandations, janvier 2018, 72 p.

à moins de conservatisme est fort, autant que l'appel à la transparence. L'émergence d'un corpus de plus en plus cohérent de grands principes directeurs, communs à tous, doit conduire les Ordres à s'émanciper d'eux-mêmes. Ils ne peuvent plus fonctionner en vase clos, à l'abri des incursions extérieures et du développement de déontologies au pluriel, dans de plus en plus de sphères professionnelles. La transparence de leur fonctionnement et de leurs travaux, de manière générale, devrait être abordée, et elle passe par leur accessibilité. Leurs travaux et leur documentation sont denses, mais pas accessibles de manière satisfaisante. Si le site Internet de l'Ordre national des pharmaciens est extrêmement complet, ceux des autres Ordres, et en particulier celui de l'Ordre des médecins, sont plus décevants. Par exemple, il n'existe pas d'accès intelligible au contenu des bulletins de l'Ordre national des médecins ; ils sont disponibles en format PDF mais une recherche sur le site n'amènera jamais à leur contenu. La recherche des analyses de l'Ordre sur un sujet donné est donc particulièrement empêchée.

À retenir

Les enjeux liés à la déontologie pâtissent d'être amalgamés ou confondus avec des enjeux plus structurels liés au fonctionnement des Ordres, leur gestion et leurs résultats.

Si la déontologie transcende normalement ces questions, elle n'en serait que plus forte si les Ordres surmontaient les difficultés intrinsèques et extrinsèques et relevaient les défis posés par le monde contemporain.

DEUXIÈME PARTIE

INSTITUTIONS ET SOURCES

Afin de ne pas transformer les développements qui suivent en catalogue descriptif des institutions de chacun des sept Ordres étudiés, l'accent est mis sur les grands traits de ces institutions, et seules certaines divergences notables sont soulignées.

CHAPITRE 1

INSTITUTIONS

Dès leur création, les Ordres professionnels (plus précisément, les conseils composant les Ordres) ont été considérés comme des organismes privés chargés d'une mission de service public, dont les décisions à portée réglementaire et les décisions individuelles se plaçaient sous le contrôle du juge administratif[1]. Les structures ordinales administratives assurent un rôle de réglementation interne de la profession, et un rôle de représentation.

Tous les Ordres des professions de santé répondent désormais d'une structure similaire : un Ordre national regroupant obligatoirement les professionnels de santé habilités à exercer, et principalement chargé de veiller aux principes de légalité, de moralité, de probité et de compétence professionnelle.

Chaque Ordre est composé d'un Conseil national chargé de remplir cette mission sur le plan national, mais la structure ordinale administrative diffère ensuite, selon les Ordres. Leur découpage est géographiquement organisé de manière à couvrir l'ensemble du territoire de la République, avec les aménagements que l'on connaît en toute matière, selon la démographie des territoires. Tous les membres des conseils sont élus[2].

---

1. CE, 2 avril 1943, *Bouguen*, *in* M. Long, P. Weil, G. Braibant, P. Delvolvé, B. Genevois, *Les Grands Arrêts de la jurisprudence administrative*, Dalloz, 3e éd., 2021, n° 49.
2. Selon des règles très encadrées, toutes inscrites au Code de la santé publique.

1 / Structure

Les Ordres des *médecins*, des *chirurgiens-dentistes* et des *sages-femmes* ont exactement la même structure, et sont régis par des textes communs [1].

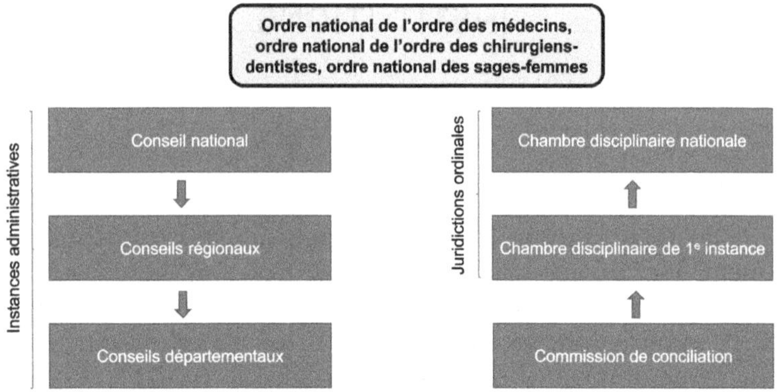

Les Ordres des *infirmiers* [2] et des *masseurs-kinésithérapeutes* [3] ont une structure similaire, à la différence près que les conseils départementaux et régionaux peuvent être regroupés pour devenir des conseils interdépartementaux et interrégionaux.

L'Ordre des *pédicures-podologues* [4] ne dispose pas, quant à lui, de conseils départementaux.

La profession de *pharmacien* [5] est subdivisée en de nombreux métiers, ce qui justifie une structure ordinale particulière. L'Ordre national comporte un conseil national, sept conseils centraux, et un seul conseil régional.

1. Art. L. 4121-1 et s. CSP.
2. Art. L. 4312-7 et s. CSP.
3. Art. L. 4321-13 et s. CSP.
4. Art. L. 4322-6 et s. CSP.
5. Art. L. 4231-1 et s. CSP.

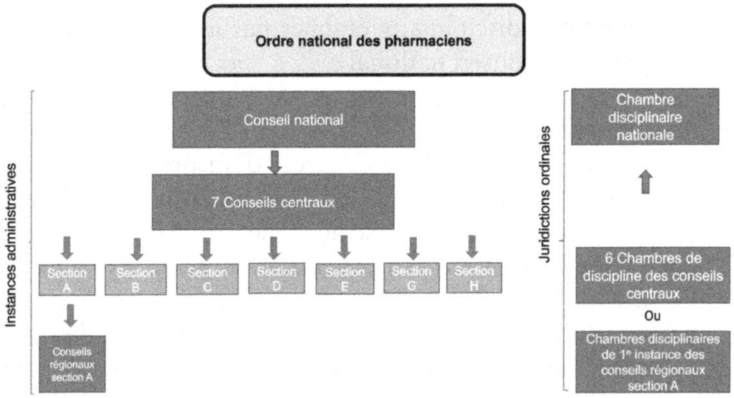

2 / Missions

1. Le Conseil national de l'Ordre

Le Conseil national de l'Ordre de chaque profession a pour mission d'agréger les professionnels, d'être un gardien des intérêts de la profession et des règles professionnelles, de gérer l'Ordre et de représenter la profession.

Il lui revient en effet :

– de regrouper tous les professionnels habilités à exercer, à l'exception de ceux relevant du service des armées et, pour les pharmaciens, à l'exception supplémentaire des pharmaciens inspecteurs (de santé publique, des ARS et de l'ANSM) et des pharmaciens fonctionnaires des ministères de la Santé et de l'Enseignement supérieur ;

– de garantir et assurer :

  – le maintien des principes de moralité, de probité, de compétence et de dévouement indispensables à l'exercice de la profession ;

  – l'observation, par tous leurs membres, des devoirs professionnels ainsi que des règles édictées par le code de déontologie. Le Conseil de l'Ordre des médecins, celui des chirurgiens-dentistes, celui des sages-femmes et celui des pharmaciens doivent établir un rapport d'activité annuel reprenant notamment les données relatives au

contentieux disciplinaire établies par la chambre de discipline du Conseil national ;
– la défense de l'honneur et de l'indépendance de la profession ;
– la protection de l'intérêt direct d'un professionnel ou de l'intérêt collectif de la profession en exerçant le cas échéant les droits de la partie civile ;

– de fixer le montant des cotisations et gérer les biens de l'Ordre, de contrôler et valider la gestion des conseils régionaux et départementaux, et leur verser une somme destinée à assurer une harmonisation de leurs charges sur le plan national ;
– d'étudier les questions ou projets qui lui sont soumis par le ministre chargé de la Santé.

Le Conseil national de l'Ordre des médecins (CNOM) et le Conseil national de l'Ordre des sages-femmes (CNOSF) peuvent tenir séance ensemble « pour l'examen des questions communes aux deux professions [1] », tandis que les infirmiers peuvent « tenir séance avec les conseils nationaux des autres Ordres professionnels pour l'examen des questions communes aux professions intéressées [2] ». Les textes ne sont pas parfaitement harmonisés, mais on en déduit que chaque conseil national devrait pouvoir tenir séance avec tout autre conseil national. À défaut, il faudrait que le Conseil national de l'Ordre des infirmiers (CNOI) en prenne l'initiative, puisqu'il est le seul à bénéficier de cette marge de manœuvre.

Sauf pour les masseurs-kinésithérapeutes et les pédicures-podologues, pour lesquels les textes ne le précisent pas, le Conseil national de l'Ordre prend des délibérations en étant assisté d'un conseiller d'État. Ces délibérations ne sont pas publiques.

---

1. Art. L. 4122-4 CSP.
2. Art. L. 4312-8 CSP.

2. Les conseils centraux des pharmaciens

Les sept *conseils centraux* administrent les sept sections de la profession, désignées par une lettre allant de A à G (il n'y a pas de section F) :

– section A : pharmaciens titulaires d'une officine ;

– section B : pharmaciens [...] exerçant dans les entreprises et établissements se livrant à la fabrication, l'importation ou l'exploitation de médicaments ou produits mentionnés à l'article L. 5124-1 CSP ;

– section C : pharmaciens [...] exerçant dans les entreprises et établissements se livrant à la distribution en gros ou à l'exportation de médicaments et produits de santé ;

– section D : pharmaciens adjoints exerçant en officine, pharmaciens remplaçants de titulaires d'officine ou gérants d'officine après décès, pharmaciens mutualistes et, généralement, tous pharmaciens non susceptibles de faire partie de l'une des sections A, B, C, E, G et H ;

– section E : ensemble des pharmaciens exerçant en Guyane, à la Guadeloupe, à Saint-Barthélemy et Saint-Martin, à la Martinique, à La Réunion, à Mayotte, à Wallis-et-Futuna et à Saint-Pierre-et-Miquelon ;

– section G : pharmaciens exerçant dans un laboratoire de biologie médicale et pharmaciens exerçant la biologie médicale ou l'un de ses domaines dans un établissement de santé ;

– section H : pharmaciens exerçant dans les établissements de santé ou médico-sociaux, les services départementaux et territoriaux d'incendie et de secours, les dispensaires antituberculeux, les centres de planification ou d'éducation familiale et à l'Établissement français du sang. Sont également inscrits à cette section les pharmaciens non militaires et exerçant dans les hôpitaux des armées, l'Institution nationale des invalides, le centre de transfusion sanguine des armées, la brigade de sapeurs-pompiers de Paris et le bataillon des marins-pompiers de Marseille.

3. Les conseils régionaux

Les conseils régionaux coordonnent les conseils départementaux et exercent dans les régions ou interrégions les attributions du Conseil national, disposant à ce titre de prérogatives similaires telles que le droit d'ester en justice.

Ils sont consultés par le directeur général de l'agence régionale de santé sur les questions et projets relevant de ses compétences et peuvent créer des organismes de coordination avec d'autres conseils régionaux.

Ils sont chargés de gérer les inscriptions au tableau et, sur le plan administratif, de décider de la *suspension temporaire* du droit d'exercer en cas d'infirmité du professionnel ou d'état pathologique rendant dangereux l'exercice de sa profession.

Pour les pédicures-podologues, les conseils régionaux assurent également les missions classiques des conseils départementaux, puisqu'ils n'en disposent pas.

La profession de pharmacien d'officine (section A) est la plus structurée sur le plan ordinal. Elle est la seule à disposer de *conseils régionaux*, lesquels ont pour mission de :

– délibérer sur les affaires qui lui sont soumises (par son président, le directeur général de l'ARS, le conseil central, les syndicats pharmaceutiques régionaux et les pharmaciens inscrits à l'Ordre dans la région) ;

– régler les rapports dans le cadre professionnel entre les maîtres de stage et les étudiants stagiaires ;

– faire procéder à des enquêtes.

Le conseil central de cette section A, pour sa part, a pour mission de :

– tenir à jour le tableau national des pharmaciens d'officine ;

– coordonner l'action des douze conseils régionaux et transmettre leurs vœux et décisions au Conseil national de l'Ordre des pharmaciens (CNOP) ;

– proposer toutes mesures intéressant la moralité et la déontologie professionnelles.

Les six autres conseils centraux possèdent, chacun en ce qui le concerne, les droits et attributions des conseils régionaux et du conseil central de la section A.

4. Les conseils départementaux

Ils exercent, dans le cadre départemental et sous le contrôle du Conseil national, les attributions générales de l'Ordre, en disposant de prérogatives similaires telles que le droit d'ester en justice.

Ils statuent notamment sur les inscriptions au tableau. À ce titre, en cas de doute sur la compétence ou l'état pathologique d'un professionnel, ils confient aux conseils régionaux le soin d'instruire la question.

Ils peuvent créer des organismes de coordination avec d'autres conseils départementaux.

Les textes précisent que les conseils départementaux n'ont pas à connaître « des actes, des attitudes, des opinions politiques ou religieuses des membres de l'Ordre ». Cette obligation ne pèse pas sur les conseils supérieurs, sauf pour les pédicures-podologues, où elle concerne les conseils régionaux en l'absence de conseils départementaux.

Pour les médecins et chirurgiens-dentistes, les deux conseils départementaux de l'Ordre doivent se réunir, deux fois par an au moins, pour étudier les questions intéressant les deux professions.

3 / Pouvoirs et devoirs

Les Ordres disposent d'un pouvoir normatif important au-delà de la rédaction des codes de déontologie, et doivent remplir un certain nombre de missions de contrôle au-delà du seul champ disciplinaire.

1. Pouvoirs normatifs au-delà du code de déontologie

On a vu que les Ordres rédigent ou participent à la rédaction des codes de déontologie. Il ne s'agit pas là de leur seul pouvoir normatif. Les Ordres disposent d'un grand pouvoir sur les règles de la profession, en ayant la compétence pour adopter un règlement de qualification et en gardant la main sur la rédaction des contrats types.

A / Le règlement de qualification

Il est réservé aux professions ayant des qualifications spécifiques, c'est-à-dire aux pharmaciens [1], aux médecins [2] et aux chirurgiens-dentistes [3]. C'est sur le fondement de ces règlements que les Ordres refusent, accordent ou retirent à un praticien le droit de faire état de la qualité de spécialiste. Ces décisions, purement administratives, sont prises sous le contrôle du juge administratif, mais il n'en demeure pas moins qu'elles ont pour base légale une norme arrêtée et contrôlée par l'Ordre.

B / Les clauses des contrats

La loi oblige les professionnels de santé à communiquer à leur conseil départemental (régional pour les pédicures-podologues), les contrats qu'ils ont conclus dans le cadre de leur profession, dans le mois qui suit cette conclusion [4]. Les pharmaciens doivent seulement communiquer les statuts de leur société [5]. Les Ordres disposent alors logiquement d'un pouvoir de contrôle sur la conformité de ces contrats aux règles professionnelles, ce qui démontre d'une démarche préventive et non pas disciplinaire. Il est intéressant de relever que tous les Ordres, sans exception, proposent des modèles de contrats

1. Décret n° 2010-1208 du 12 octobre 2010 relatif aux conditions de délivrance d'une qualification en biologie médicale par l'Ordre des pharmaciens.
2. Arrêté du 30 juin 2004 portant règlement de qualification des médecins.
3. Arrêté du 24 novembre 2011 relatif aux règles de qualification des chirurgiens-dentistes.
4. Art. L. 4113-9 CSP pour les médecins, les chirurgiens-dentistes, les sages-femmes et, par renvoi à ces mêmes dispositions : pour les masseurs-kinésithérapeutes (art. L. 4321-19), les infirmiers (art. L. 4311-28), et les pédicures-podologues (art. L. 4322-12).
5. Art. L. 4221-19 CSP.

types et de statuts types. On aurait pu penser que ces modèles n'ont rien d'obligatoire et ne relèvent *a priori* pas du pouvoir normatif des Ordres. Pourtant, le Conseil d'État a estimé que les « clauses essentielles » des contrats types proposés par l'Ordre avaient un caractère réglementaire, donc obligatoire [1], reconnaissant aux Ordres un pouvoir normatif important qui permet de garantir en amont le respect des règles professionnelles.

2. Devoirs de contrôle et d'évaluation au-delà de la discipline

On a vu que chaque Ordre doit émettre un rapport d'activité annuel reprenant notamment les données relatives au contentieux disciplinaire établies par la chambre de discipline du Conseil national. Les Ordres rendent ici compte d'une mission classique [2].

Au-delà, ils sont également chargés par le législateur de plusieurs missions particulières de surveillance et de contrôle et doivent en rendre compte. Certaines sont directement en lien avec la déontologie de la profession mais n'ont pas nécessairement été bien pensées par le législateur. C'est le cas avec la mission confiée par la loi Touraine de 2016 [3] au Conseil national de l'Ordre des médecins, qui doit évaluer « le respect du principe de *non-discrimination* dans l'accès à la prévention ou aux soins » et « mesurer l'importance et la nature des pratiques de refus de soins par les moyens qu'il juge appropriés » [4]. Cette mission d'évaluation donne lieu à des rapports par la commission d'évaluation, lesquels sont pour l'heure assez décevants et semblent refléter un manque de moyens mis à disposition de la commission pour effectuer sa mission. Dans son dernier rapport, elle choisissait d'opter pour une stratégie pédagogique à destination des patients [5].

1. CE, 13 mai 1987, *Syndicat national professionnel des médecins du travail*, n° 13751.
2. Avec une assiduité ou une qualité inégale.
3. Loi n° 2016-41 du 26 janvier 2016 de modernisation de notre système de santé.
4. Art. L. 4122-1 CSP.
5. Voir *infra*.

D'autres missions vont bien au-delà de la déontologie codifiée, confirmant ainsi que les sources de règles de conduite professionnelle ne se cantonnent pas aux codes. C'est le cas pour tous les Ordres, auxquels le législateur a confié, dans le cadre de ce que l'on appelle le « *dispositif anti-cadeau* », le soin d'évaluer le dispositif. Directement rattaché à la problématique du conflit d'intérêts, qui est une préoccupation déontologique majeure, ce dispositif a été consolidé par la loi du 29 décembre 2021, après avoir été considérablement renforcé et étendu au cours de la dernière décennie, notamment par une ordonnance du 19 janvier 2017 [1], et par plusieurs textes réglementaires qui précisent, à l'euro près, la portée et la nature des avantages autorisés [2]. Le principe est l'interdiction, pour les entreprises de produits, d'offrir tout avantage, en nature ou en espèces, sous quelque forme que ce soit. Selon le montant des avantages, le système est libéral (pas de déclaration) ou déclaratif (signature et transmission d'une convention [3]) ou conditionné à une demande d'autorisation. Des avantages « négligeables » sont possibles [4]. Ce sera le cas de repas impromptu, dans la limite de 30 euros et de deux fois dans l'année civile, de fournitures de bureau dans la limite de 20 euros, d'un livre ou d'une revue en lien avec l'activité professionnelle dans la limite de 30 euros (et de 150 euros maximum par an), ou d'échantillon de produit dans la limite de 20 euros et de trois fois dans l'année civile. Des dérogations à l'interdiction de principe sont ensuite prévues, avec

1. Ord. n° 2017-49 du 19 janvier 2017 relative aux avantages offerts par les personnes fabriquant ou commercialisant des produits ou des prestations de santé.
2. Décret n° 2020-730 du 15 juin 2020 et deux arrêtés du 7 août 2020 fixant les montants « négligeables » et fixant les montants exigeant des conventions et autorisations.
3. Sur la plateforme « Éthique des professionnels de santé » : https://eps.sante.gouv.fr.
4. Arrêté du 7 août 2020 fixant les montants en deçà desquels les avantages en nature ou en espèces sont considérés comme d'une valeur négligeable en application du 4° de l'article L. 1453-6 CSP.

des montants maximaux fixés par arrêté [1]. Par exemple, la prise en charge de frais liés à la participation d'un professionnel de santé à un congrès scientifique est autorisée, dans la limite de 150 euros par nuit, 50 euros par repas, et 1 000 euros de frais d'inscription. La prise en charge totale (voyage, inscription, hébergement, repas et collation) ne doit pas excéder un montant de 3 000 euros TTC. Dans ces situations, une convention doit être établie entre l'entreprise et le professionnel, et transmise par l'entreprise au Conseil national de l'Ordre (entre autres). L'Ordre peut, aux termes de l'article L. 1453-10 du Code de la santé publique, « émettre, sur la base d'une analyse de la déclaration concernée ou de l'ensemble des déclarations, des recommandations aux parties à la convention ». Au-delà des seuils de montants fixés par l'arrêté, une demande d'autorisation est nécessaire auprès du Conseil de l'Ordre.

Les infractions au dispositif anti-cadeau sont des infractions pénales. Les seules autorités habilitées à rechercher et constater de telles infractions sont : la police, les agents de la DGCCRF, les inspecteurs de santé publique et les inspecteurs de l'ANSM. Les Ordres n'ont évidemment pas ce pouvoir, mais peuvent les cas échéant alerter les autorités, et en tout état de cause agir disciplinairement contre le professionnel de santé. Ils ne disposent en revanche d'aucun pouvoir contre les entreprises concernées et ne sauraient exiger d'elles, par le biais de « recommandations aux parties à la convention », qu'elles se chargent d'alerter les professionnels de santé concernés sur leurs obligations déontologiques. C'est la mission de l'Ordre.

L'autre grande mission des Ordres est de rédiger un rapport d'évaluation sur le dispositif. La date de remise du premier rapport a été fixée au 30 mars 2023, pour couvrir une

1. Arrêté du 7 août 2020 fixant les montants à partir desquels une convention prévue à l'article L. 1453-8 CSP et stipulant l'octroi d'avantages est soumise à autorisation.

période de deux ans. Les prochains seront annuels [1]. Tous les Ordres ont remis leur rapport, remplissant à la fois une mission pédagogique qui leur est propre, mais également une mission de sentinelle des infractions, déléguée par le législateur [2].

À retenir

Les Ordres des professions de santé sont très structurés, autour d'une architecture commune comprenant un Conseil national, des conseils régionaux et des conseils départementaux.

Les grandes missions données aux Ordres sont d'être les gardiens de la profession, de ses intérêts, et de ses règles.

Ils disposent pour cela d'un pouvoir normatif important, et d'un pouvoir de surveillance et de contrôle qui dépassent les seules questions disciplinaires.

1. Arrêté du 2 février 2023 fixant la nature et la présentation des informations devant figurer dans le rapport d'évaluation mentionné aux articles L. 1453-14 et R. 1453-19 du Code de la santé publique.

2. Les rapports sont d'inégale qualité, certains faisant par exemple le recensement exhaustif des conventions signées et des situations traitées, d'autres étant beaucoup plus synthétiques : CNOP, *Dispositif anti-cadeaux, Rapport bisannuel, EPS 2020-2022, section A*, 137 p ; CN I, *Encadrement des avantages, Rapport d'évaluation de l'Ordre national des Infirmiers 2023*, 102 p. ; CNOMK, *Rapport mentionné aux articles L. 1453-14 et R. 1453-19 du Code de la santé publique*, 21 p., CNOM, *Rapport d'évaluation 2020-2022, Service relations médecins industrie*, 16 p. ; CNOPP, *Rapport d'évaluation du dispositif de contrôle des conventions octroyant un avantage*, 10 p. ; CNOSF, *Rapport d'évaluation en application des articles L. 1453-14 et R. 1453-19 du Code de la santé publique et de l'arrêté du 2 février 2023, fixant la nature et la présentation des informations devant figurer dans le rapport d'évaluation, année 2021*, 6 p.

CHAPITRE 2

SOURCES

Les codes de déontologie ne constituent qu'une partie des sources de la déontologie des professions de santé. De nature réglementaire, ils sont d'ailleurs pris en application de la loi qui détermine l'organisation des professions de santé et renvoie au décret le soin d'édicter un code de déontologie.

1 / Élaboration et adoption

Les Ordres n'adoptent pas les codes mais contribuent à l'élaboration du code de déontologie de la profession. Tous les codes sont adoptés par décret du Premier ministre en Conseil d'État, et le degré de contribution des Ordres à leur élaboration varie. Pour les professions médicales [1], les pharmaciens [2] et les infirmiers [3], le code de déontologie est préparé par le Conseil national de l'ordre. Pour les masseurs-kinésithérapeutes [4] et les pédicures-podologues [5], le code de déontologie est adopté après avis du Conseil national de l'ordre.

1. Art. L. 4127-1 CSP.
2. Art. L. 4235-1 CSP.
3. Art. L. 4312-1 CSP.
4. Art. L. 4321-21 CSP.
5. Art. L. 4322-14 CSP.

L'histoire de l'adoption du code de déontologie infirmier [1] a montré que l'élaboration d'un code par le Conseil national de l'Ordre n'emportait pas nécessairement adoption d'un décret. Alors que l'Ordre a été créé en 2006, le code n'a été adopté qu'en 2016. Le Conseil national de l'Ordre avait élaboré et remis au ministre chargé de la Santé le code de déontologie en mars 2010, sans que rien ne se passe. Après avoir alerté le ministre chargé de la Santé en novembre 2012, puis après avoir demandé au Premier ministre d'adopter le code par décret en juillet 2013, le Conseil national de l'Ordre a été contraint de saisir le Conseil d'État contre la décision de refus implicite du Premier ministre. En 2015, le Conseil d'État annulait cette décision pour méconnaissance de l'obligation de prendre dans un délai raisonnable les mesures qu'implique nécessairement l'application de la loi, et enjoignait au Premier ministre de prendre le décret avant le 31 décembre 2015, sous astreinte de 500 euros par jour de retard [2]. Le décret a été signé le 26 novembre 2016, avec 331 jours de retard, et le Conseil national de l'Ordre a demandé la liquidation de l'astreinte, qu'il a obtenue [3]. À noter tout de même que le code de déontologie avait été transmis pour avis à l'Autorité de la concurrence, laquelle avait émis un avis négatif en mai 2016, reprochant essentiellement au code d'être calqué sur celui des autres professions de santé sans prendre en considération les spécificités de la profession d'infirmier et de ses évolutions, notamment dans le cadre de l'exercice libéral [4].

---

1. À noter que les pharmaciens avaient également connu des difficultés dans l'élaboration de leur code de 1995, dont les travaux avaient été initiés en 1968. Voir G. Viala, « Le nouveau code de déontologie des pharmaciens », *RDSS* 1995, p. 514.
2. CE, 20 mars 2015, *CNOI*, n° 374582.
3. CE, 28 juin 2017, *CNOI*, n° 374582. L'astreinte a été réduite à 100 euros par jour en raison de l'examen par le Parlement dans le courant de l'année 2015 d'un amendement tendant à la suppression de l'Ordre national des infirmiers mais la facture s'est tout de même élevée à 33 100 euros.
4. Avis n° 16-A-11 du 11 mai 2016 relatif à un projet de décret portant code de déontologie des infirmiers.

Le Conseil national de l'Ordre a naturellement compétence pour proposer des modifications du code de déontologie, ensuite adoptées par décret. Les codes de déontologie des médecins, chirurgiens-dentistes, sages-femmes et pharmaciens ainsi que les règles de la profession d'infirmier ont tous été codifiés par un décret n° 2004-802 du 29 juillet 2004. Le décret n° 2008-1135 du 3 novembre 2008 a porté code de déontologie des masseurs-kinésithérapeutes, le décret n° 2007-1541 du 26 octobre 2007 a porté code de déontologie des pédicures-podologues, et le décret n° 2016-1605 du 25 novembre 2016 a porté code de déontologie des infirmiers.

L'Autorité de la concurrence, qui a pris la succession du Conseil de la concurrence en 2009, est obligatoirement saisie par le gouvernement pour donner un avis préalable à l'adoption des codes de déontologie, dès lors qu'un « régime nouveau » est institué et a pour effet de poser des restrictions à l'exercice d'une profession ou à l'accès à un marché [1]. Son intervention n'étant pas toujours agréable pour les Ordres, cela explique peut-être en partie une forme d'inertie à nettoyer les codes afin de ne surtout pas instituer un « régime nouveau ». Elle s'est néanmoins déjà prononcée sur l'ensemble des codes de déontologie puisqu'ils ont tous été l'objet de création et/ou de réformes [2], et a contribué à dépoussiérer certaines dispositions d'ordre économique (installation, honoraires, référencement, publicité).

Tous les codes sont intégrés au sein du Code de la santé publique, selon le tableau suivant :

1. Sur le fondement de l'article L. 462-2 du Code du commerce.
2. Avis n° 12-A-07 du 1er mars 2012 relatif à un projet de décret portant code de déontologie des pédicures-podologues ; avis n° 16-A-11 du 11 mai 2016 relatif à un projet de décret portant code de déontologie des infirmiers ; avis n° 17-A-10 du 16 juin 2017 relatif à un projet de décret portant code de déontologie des pharmaciens et modifiant le Code de la santé publique ; avis n° 19-A-18 du 31 décembre 2019 relatif à plusieurs projets de décret portant modification des codes de déontologie de certaines professions de santé.

Code de déontologie	Situation dans le Code de la santé publique
Médecins	Art. R. 4127-1 à R. 4127-112
Chirurgiens-dentistes	Art. R. 4127-201 à R. 4127-284
Sages-femmes	Art. R. 4127-301 à R. 4127-367
Pharmaciens	Art. R. 4235-1 à R. 4235-77
Infirmiers	Art. R. 4312-1 à R. 4312-92
Masseurs-kinésithérapeutes	Art. R. 4321-51 à R. 4321-145
Pédicures-podologues	Art. R. 4322-31 à R. 4322-99

2 / Contenu

Si la loi n'est pas très précise sur le contenu du code des professions médicales, se bornant à indiquer qu'« un code de déontologie, propre à chacune des professions [...] préparé par le Conseil national de l'Ordre intéressé, est édicté sous la forme d'un décret en Conseil d'État », elle a précisé, pour tous les autres codes, qu'ils ont pour objet d'énoncer les devoirs généraux des professionnels, leurs devoirs envers les patients, et leurs devoirs envers la profession et envers les autres professionnels de santé. La loi a en réalité pris pour modèle la philosophie générale des codes élaborés par les Ordres des médecins, chirurgiens-dentistes et sages-femmes, pour la transposer aux autres professions de santé.

Pour assurer au présent ouvrage une portée pratique, le choix a été fait de présenter l'ensemble des devoirs déontologiques prescrits par les codes, communs à toutes les professions de santé, ou particuliers à certaines. Le cas des pharmaciens a dû faire l'objet d'un traitement différent : ont seulement été abordés les règles et principes qu'ils ont en commun avec les autres professions de santé. Pour les mêmes raisons pratiques et sans vouloir réduire la déontologie à la discipline, les jurisprudences ordinales statuant sur les manquements aux devoirs ont été systématiquement recherchées à fins d'illustration [1].

Les codes sont généralement [2] articulés de la manière suivante : 1. Devoirs généraux ; 2. Devoirs envers les patients ; 3. Rapports entre professionnels ; 4. Règles d'exercice de la profession. Il se terminent tous par l'obligation pour le praticien, au moment de son inscription au tableau, d'affirmer au conseil départemental de l'Ordre qu'il a pris connaissance de son code de déontologie, à l'exception notable du code des pédicures-podologues qui, lui, est introduit par une telle obligation [3].

Deux séries d'observations émergent. En premier lieu, la lecture des codes peut donner le sentiment de répétitions et d'ambiguïtés mais elles s'expliquent pour partie. En second lieu, les codes, quoique similaires, ne sont pas nécessairement harmonisés entre eux ni articulés de la même façon, et l'on trouvera de nombreuses règles communes aux professions mais qui seront ici insérées dans la partie sur les devoirs généraux, là dans les règles d'exercice.

1. Importance des répétitions et de la préservation de standards

L'évolution du code de déontologie des médecins montre le régime subi au fil du temps : il a grossi. Certes, les règles d'exercice de la profession ont considérablement évolué depuis les années 1940 et peuvent expliquer, dans une certaine mesure, l'inflation réglementaire (sept dispositions en 1947, quarante en 2023). Il en va de même pour les dispositions du code ayant véritablement une nature de décrets d'application lorsqu'elles accompagnent des changements

1. Dans les limites d'accessibilité exposées plus haut, mais il y a tout lieu de penser qu'elles sont parfaitement transposables d'une profession à l'autre.
2. Celui des sages-femmes diffère, avec des règles d'exercice fixées avant les devoirs vis-à-vis des autres professionnels.
3. J. Moret-Bailly, « Le Code de déontologie des pédicures-podologues, entre classicisme et modernité », *Gaz. Pal.*, 2008. 37.

majeurs de législation, comme le droit de la fin de vie issu de la loi Leonetti de 2005 [1], ou l'obligation de développement professionnel continu issu de la loi HPST de 2009 [2]. Il n'en demeure pas moins que, avec le temps, le code tout entier a pris un aspect répétitif. Pas nécessairement par entêtement ou par goût de la duplication, mais plutôt pour des raisons endogènes (insister sur les devoirs généraux et leur déclinaison) et exogènes (intervention de la loi). Les autres codes de déontologie sont *in fine* soumis à une observation similaire, principalement en ce qu'ils se calquent sur le code des médecins [3].

A / Répétitions et concurrence avec la loi

Pendant des décennies, les règles déontologiques ont eu le monopole de l'organisation juridique des devoirs des professionnels de santé et ont fonctionné comme des règlements intérieurs. Dans les années 2000, les lois sont venues porter au rang légal un grand nombre de règles professionnelles. La loi Kouchner du 4 mars 2002 est la plus éclatante intervention du législateur dans la déontologie, avec une consécration

1. Art. R. 4127-37-1, R. 4127-37-2, R. 4127-37-3 et R. 4127-37-4 CSP, en application de la loi n° 2005-370 du 22 avril 2005 relative aux droits des malades et à la fin de vie.

2. Art. R. 4127-11 CSP, en application de la loi n° 2009-879 du 21 juillet 2009 portant réforme de l'hôpital et relative aux patients, à la santé et aux territoires.

3. Le cas du code des masseurs-kinésithérapeutes étant sans doute le plus frappant. Voir L. Dubouis, « Le code de déontologie des masseurs- kinésithérapeutes entre mimétisme et particularisme », *RDSS* 2009, p. 522 ; CNOP, *Dispositif anti-cadeaux, Rapport bisannuel EPS 2020-2022, section A*, 137 p ; CNOI, *Encadrement des avantages, Rapport d'évaluation de l'Ordre national des Infirmiers 2023*, 102 p. ; CNOMK, *Rapport mentionné aux articles L. 1453-14 et R. 1453-19 du Code de la santé publique*, 21 p., CNOM, *Rapport d'évaluation 2020-2022, Service relations médecins industrie*, 16 p. ; CNOPP, *Rapport d'évaluation du dispositif de contrôle des conventions octroyant un avantage*, 10 p. ; CNOSF, *Rapport d'évaluation en application des articles L.1453-14 et R.1453-19 du code de la santé publique et de l'arrêté du 2 février 2023, fixant la nature et la présentation des informations devant figurer dans le rapport d'évaluation, année 2021*, 6 p.

en droits des patients, de l'essentiel des règles gouvernant les devoirs des professionnels envers les patients. Là où le médecin devait informer son patient aux termes des règles déontologiques, la loi consacre le droit du patient d'être informé. Que l'on voie là un pillage ou un accaparement du code de déontologie par la loi [1], ou au contraire une intrusion de la déontologie dans la loi [2], ou, enfin, une promotion de la déontologie par la loi, de nombreuses dispositions des codes répètent désormais ce que dit la loi, ou maintiennent d'anciennes dispositions que le législateur a promues ailleurs.

B / Répétitions endogènes

De nombreux devoirs déontologiques sont détaillés, ce qui semble les dupliquer. Par exemple, il est interdit, dans les devoirs généraux, d'accorder des avantages injustifiés à quiconque ou de pratiquer la médecine comme un commerce, mais également d'accorder toute ristourne ou commission, ce qui découle à l'évidence des premières interdictions et n'est peut-être pas indispensable.

Au-delà de cette critique, d'autres éléments de répétition montrent surtout que la déontologie ne peut pas être découpée en devoirs hermétiques indépendants les uns des autres. Le comportement professionnel est un tout et les devoirs sont liés entre eux. Ainsi, l'étude de la jurisprudence ordinale montre que 99 % des sanctions concernent des manquements multiples. Dans de rares cas, c'est que l'Ordre a affaire à un professionnel particulièrement retors qui cumule les manquements. Dans l'immense majorité des cas, c'est que les manquements se recoupent et se chevauchent.

En outre, des principes directeurs forts sont déclinés à dessein. C'est le cas de l'indépendance professionnelle à la fois

1. S. Boussard, S. Hennette-Vauchez, « Les rapports entre droit et déontologie. Le point de vue du Conseil national de l'Ordre des médecins », *in* S. Hennette-Vauchez (dir.), *Bioéthique, biodroit, biopolitique. Réflexions à l'occasion du vote de la loi du 4 août 2004*, LGDJ, 2006, 93-98.

2. J. Moret-Bailly, « Les rapports entre la loi et déontologies des professions de santé après le 4 mars 2002 », *RDSS*, 2003, p. 581.

développée dans les « devoirs généraux », et abordée à nouveau dans les « règles d'exercice », marquant ici sa portée.

C / Les standards de la déontologie

Plusieurs grands principes directeurs paraissent difficiles à manipuler. C'est le cas, par exemple, du concept de « conscience », très large et très convoqué par les Ordres. Pour illustration, le code de déontologie médicale en appelle à la conscience dans seulement trois dispositions : l'interdiction des discriminations et le fait que les patients doivent être pris en charge « avec la même conscience [1] », les soins qui doivent être « consciencieux [2] », et la question des signalements de sévices, qui doit être appréciée « en conscience [3] ». Or, dans ses commentaires dudit code, l'Ordre des médecins utilise le terme plus de soixante-dix fois, invitant très fréquemment le médecin à agir, décider ou apprécier « en conscience », ce qui ne contribue pas toujours à décrypter la déontologie de l'extérieur mais fait comprendre que le professionnel conserve une part de contrôle sur son comportement professionnel. La conscience est un principe déontologique non écrit (ou peu écrit) qui n'appartient qu'au professionnel, dont les contours sont fixés par lui, et sur lequel le temps, la loi ou le décret n'ont pas de prise. On retrouve cette même idée de contrôle dans d'autres principes déontologiques qui sont, eux, écrits, tels que le principe de fixer ses honoraires avec « tact et mesure » ou le concept de « dignité de la profession », qui est omniprésente dans les devoirs généraux.

2. Besoins d'harmonisation et d'articulation

En dépit d'une architecture similaire et d'une inspiration commune entre les codes, on observe des variabilités notables dans leurs contenus et dans leur articulation.

---

1. Art. R. 4127-7 CSP : « avec la même conscience ».
2. Art. R. 4127-32 CSP.
3. Art. R. 4127-44 CSP.

A / Harmonisation

Certains principes déontologiques, souvent directeurs d'ailleurs, manquent à l'appel dans certains codes. Il n'est pas toujours aisé d'identifier s'il s'agit d'omission volontaire ou involontaire. Par exemple, les devoirs de moralité et de probité semblent légitimement communs à toutes les professions, mais le code des chirurgiens-dentistes et celui des sages-femmes n'en font nullement mention ; l'interdiction de toute fraude et d'abus de cotation d'actes, rappelée partout, est absente dans le code des chirurgiens-dentistes ; l'interdiction de toute aide à l'exercice illégal de la profession est omise dans le code des infirmiers ; l'obligation commune aux professions de santé de fixer les honoraires avec « tact et mesure » a disparu du code des sages-femmes en 2020 [1] ; l'interdiction pour l'ensemble des professionnels de santé, autres que médecins, de donner des soins ou formuler des prescriptions dans les domaines qui dépassent leur compétence professionnelle n'est pas prévue pour les pédicures-podologues ; l'encadrement des soins délivrés à des détenus est prévu pour toutes les professions, sauf les dentistes et les pédicures-podologues. Le code des sages-femmes ne fait jamais référence à la notion de dignité. Le pédicure-podologue est le seul à ne pas devoir rédiger des prescriptions claires et lisibles. La liste est longue.

B / Articulation

Les prescriptions des codes de déontologie ne se retrouvent pas toujours dans la même partie de chaque code. Par exemple, l'obligation de n'agir que dans le périmètre de sa compétence est inscrite dans les devoirs généraux pour les chirurgiens-dentistes et les sages-femmes, dans les devoirs envers les patients pour les infirmiers, dans les règles d'exercice de la profession pour les masseurs-kinésithérapeutes et les médecins ; l'obligation de s'assurer

1. Décret n° 2020-1661 du 22 décembre 2020 portant modification du code de déontologie des sages-femmes et relatif à leur communication professionnelle.

que les collaborateurs sont instruits sur le secret professionnel est logiquement inscrite dans les devoirs généraux, sauf pour le médecin et le masseur-kinésithérapeute, pour lesquels ce devoir est isolé dans les règles d'exercice ; l'interdiction de la fraude et de l'abus de cotation d'actes est, pour certaines professions, inscrite dans les devoirs généraux, et pour d'autres, dans les devoirs envers les patients ; le principe du respect des limites de sa compétence n'est jamais au même endroit selon les professions ; l'interdiction d'aide à l'exercice illégal de la profession est inscrite au sein des « devoirs généraux », sauf pour les podologues, qui la rangent au sein des « dispositions diverses ».

Si on peut comprendre certaines répétitions au sein des codes qui, à partir des devoirs généraux, déclinent des devoirs plus catégoriels, on s'explique moins bien comment des devoirs peuvent être généraux chez certaines professions de santé, et seulement catégoriels dans d'autres.

La critique est régulièrement émise, notamment par les organes consultatifs sollicités en aval des décrets portant codes de déontologie. L'Autorité de la concurrence en particulier, ne cesse de rappeler l'impératif de lisibilité immédiate d'un code de déontologie, et de critiquer les trop « nombreuses dispositions dont l'ordonnancement et la rédaction sont difficilement compréhensibles [1] ». Une modification générale des codes de déontologie, par une série de décrets de décembre 2020, a été l'occasion pour l'Autorité de la concurrence de se désoler d'une persistance dans l'illisibilité des projets, relevant « tant sur la forme que sur le fond, un manque de lisibilité, de clarté et d'harmonisation entre les différents projets », constatant « d'une part, le manque de clarté et de lisibilité du dispositif qui lui est soumis, d'autre part, son manque de cohérence », déplorant « le manque de structuration interne des différents décrets » et

1. ADLC, avis n° 17-A-10 du 16 juin 2017 relatif à un projet de décret portant code de déontologie des pharmaciens et modifiant le Code de la santé publique.

« l'empilement des obligations sans véritable logique interne »[1]. On peut regretter l'approche très administrative et bureaucratique de l'Autorité de la concurrence, qui décortique froidement les textes et s'intéresse peu aux concepts qu'ils véhiculent. Toutefois, les critiques faites sur l'articulation des codes méritent une attention des Ordres. Or, les représentants des six Ordres concernés auditionnés dans le cadre de ces projets de décrets ont confirmé n'avoir pas du tout travaillé ensemble. Il existe pourtant un Comité de liaison des institutions ordinales (CLIO) mais cette structure informelle (voire confidentielle) créée en 1981 n'a manifestement pas les moyens de ses ambitions. Il est regrettable que les Ordres ne discutent pas ni ne saisissent l'occasion de le faire lorsqu'ils doivent tous modifier leurs codes de déontologie sous l'influence du droit de l'Union européenne.

À des fins de lisibilité, le présent ouvrage ne cède que très peu à la tentation (cosmétique et pragmatique) de présenter les devoirs déontologiques autrement que la façon dont ils sont déroulés par les codes. Néanmoins, un certain nombre d'obligations déontologiques inscrites dans les sections consacrées aux règles d'exercice de la profession ont pu être remontées dans les chapitres précédents, tant elles se rattachent aux devoirs généraux, ou aux devoirs envers les patients, ou aux rapports entre professionnel. Par exemple le principe de compétence pour les médecins, ou encore, et c'est la grande portée qui se dégage de l'ensemble des codes, le principe de l'indépendance professionnelle.

1. ADLC, avis n° 19-A-18 du 31 décembre 2019 relatif à plusieurs projets de décret portant modification des codes de déontologie de certaines professions de santé.

À retenir

L'élaboration des codes de déontologie revient aux Ordres, avec une marge de manœuvre variable et un contrôle parfois tranchant de l'Autorité de la concurrence, qui ne maîtrise pas toujours toutes les clés de lecture de la déontologie.

En dépit de quelques défauts d'harmonisation entre les codes et d'une sensation de duplication des règles déontologiques au sein des codes, leur contenu répond à une architecture cohérente, déclinant les devoirs généraux, les devoirs envers les patients, les devoirs envers les autres professionnels et, enfin, les règles d'exercice.

TROISIÈME PARTIE

PRINCIPES ESSENTIELS ET DEVOIRS GÉNÉRAUX

Les codes de déontologie sont tous introduits par les « devoirs généraux », qui, à l'exception de certaines situations purement médicales, sont des devoirs transversaux et communs à toutes les professions. Ils tendent clairement à mettre la « dignité » au premier rang des préoccupations professionnelles, même si ce vocable ne désigne pas la même chose selon que l'on parle de la dignité du patient ou de la dignité de la profession. Tous ces devoirs sont déclinés ensuite dans les chapitres relatifs aux devoirs envers les patients, aux rapports entre professionnels et aux règles d'exercice. Les devoirs généraux ne sont pas simplement généraux, ils sont essentiels. Il en est un en particulier – le principe d'indépendance professionnelle – qui, quoique ventilé dans les devoirs généraux et les règles d'exercice, mérite d'être abordé de manière prioritaire. Il véhicule, à lui seul, toute la philosophie de la déontologie des professions de santé, et toutes les raisons d'être des Ordres professionnels.

CHAPITRE 1

L'INDÉPENDANCE PROFESSIONNELLE

Les Ordres professionnels ont tous pour mission « d'assurer la défense de l'honneur et de l'indépendance de la profession [1] ». Présente dès les premières corporations pour se protéger des pouvoirs et des autres professions, cette revendication a également servi de fondement à de célèbres luttes en faveur de la médecine libérale, notamment pour s'opposer au contrôle des organismes d'assurance sociale. L'héritage de la « charte médicale », adoptée en 1927, est à ce titre toujours parfaitement palpable [2]. Lors d'un congrès de médecine, un syndicat minoritaire de médecins [3] opposés à la montée d'une médecine sociale et au principe des mutuelles parvient non seulement à provoquer une union des syndicats [4] mais aussi à faire adopter une charte de défense de l'identité libérale de la médecine. Parmi les principes déroulés par la charte se trouvent les cinq piliers suivants : 1. Le libre choix du praticien ; 2. Le respect absolu du secret professionnel ; 3. Le droit à des honoraires pour tout malade soigné ; 4. Le paiement

1. Art. L. 4121-2 pour les professions médicales, L. 4231-1 pour les pharmaciens, L. 4312-2 pour les infirmiers, L. 4321-14 pour les masseurs-kinésithérapeutes, L. 4322-7 pour les pédicures-podologues.
2. J. Moret-Bailly, in *Droit des déontologies*, *op cit.*, p. 39 et p. 175 ; P. Hassenteufel, « Syndicalisme et médecine libérale : le poids de l'histoire », *Les Tribunes de la santé*, 2008, p. 21-28.
3. Fédération nationale des syndicats de médecins de France (FNSM).
4. Confédération des syndicats médicaux français (CSMF).

direct par l'assuré ; 5. La liberté thérapeutique et de prescription. Il y a là toute la genèse des rapports compliqués entre la profession et la sécurité sociale, le tiers payant, et l'exercice salarié de la médecine. Et, en dépit de la généralisation du tiers payant en 2016 ou de la possibilité, depuis, d'exercer une médecine salariée, les marqueurs de la charte médicale sont encore très présents dans la déontologie, notamment dans les grands principes transversaux.

1 / Indépendance et modes d'exercice

1. Principe cardinal

La mission des Ordres repose aujourd'hui sur l'idée que, pour être au service du patient, le professionnel doit être indépendant de tout autre pouvoir. Ce principe a été inscrit comme devoir dans tous les codes de déontologie de toutes les professions de santé, au début desquels une disposition prévoit que le professionnel « ne peut aliéner son indépendance professionnelle sous quelque forme que ce soit [1] ». L'indépendance professionnelle constitue au demeurant un « principe général du droit [2] ». En dehors des limites prévues par la loi, elle s'impose vis-à-vis des confrères, des assureurs, de la sécurité sociale, des employeurs, et même des patients. Un professionnel n'est ainsi jamais tenu par le diagnostic [3] ou la décision [4] d'un confrère. Il ne doit pas émettre des avis ou certificats en considération de la situation sociale ou financière d'un patient [5] ni, de manière générale, tenir la plume de son patient.

1. Art. R. 4127-5 CSP pour les médecins, R. 4127-209 pour les chirurgiens-dentistes, R. 4127-307 pour les sages-femmes, R. 4235-3 pour les pharmaciens, R. 4312-6 pour les infirmiers, R. 4321-56 pour les masseurs-kinésithérapeutes, R. 4322-34 pour les pédicures-podologues.
2. TC, 14 février 2000, n° 00-02.929.
3. Cass. 1re civ., 30 avril 2014, n° 13-14.288, *Gaz. Pal.* 2014, n° 142, p. 6, avis Legoux.
4. CE, Sect., 19 juillet 2017, *Lambert*, n° 402472.
5. CDN OM, 17 juin 2019, n° 13693 (avertissement).

De même, il est interdit tout cumul d'activités « incompatible avec l'indépendance et la dignité professionnelle[1] ». Ainsi, le fait pour un médecin d'exercer les fonctions de président-directeur général d'une polyclinique, de détenir des parts dans une holding à laquelle appartient ladite polyclinique, et d'exercer la fonction de médecin délégué à l'information médicale impliquant de coder les actes de l'activité de confrères « dans des conditions de nature à influer sur les résultats financiers de l'établissement auxquels il était nécessairement intéressé en tant que PDG de la société qui le gère et porteur des parts de la holding » constitue à la fois un manquement à l'indépendance professionnelle et un cumul d'activité interdit[2]. Ainsi, un pharmacien qui falsifie les résultats de centaines de tests de dépistage de Covid-19 par technique de RT-PCR en invoquant la « forte pression qu'il subissait de la part des patients dans l'attente de leurs résultats » renonce, entre autres, à son indépendance professionnelle[3].

Ce principe cardinal est repris en filigrane de l'ensemble des règles d'exercice de la profession. L'exercice de la profession est *personnel*[4], et les décisions prises, comme la responsabilité des praticiens sont individuelles. L'esprit libéral qui domine ce précepte survit aux différents modes d'exercice, même en société, même salarié, même au sein d'un service public.

---

1. Art. R. 4127-26 CSP pour les médecins, R. 4127-203 pour les chirurgiens-dentistes, R. 4127-322 pour les sages-femmes, R. 4235-4 pour les pharmaciens, R. 4312-55 pour les infirmiers, R. 4321-68 pour les masseurs-kinésithérapeutes, R. 4322-46 pour les pédicures-podologues.
2. CDN OM, 17 mars 2010, n° 10382.
3. CDN OP, 24 février 2023, n° AD/06397-4/CN, AD/06553-4/CN, et AD/06593-4/CN.
4. Art. R. 4127-69 (médecins), R. 4127-276 (chirurgiens-dentistes), R. 4127-347-1 (sages-femmes), R. 4235-4 (pharmaciens), R. 4312-32 (infirmiers), R. 4321-112 (masseurs-kinésithérapeutes), R. 4322-86 (pédicures-podologues).

2. Champ d'application

On retiendra que tous les professionnels de santé, quel que soit leur mode d'exercice, répondent individuellement de leur déontologie, et ne peuvent se retrancher derrière une institution ou un employeur. De la même façon, un médecin remplaçant ou un médecin collaborateur exerce en toute indépendance. Une décision prise par un professionnel ne s'impose jamais à un autre professionnel du même Ordre [1], et les actes réservés aux uns et autres ne se délèguent pas, ni ne se confisquent [2]. Dans la médecine de contrôle, les médecins-conseils de l'organisme social exercent sous l'autorité du directeur, seulement en ce qui concerne la coordination des missions, mais pas en ce qui concerne l'exercice médical [3]. Même chose pour les médecins de prévention [4]. En milieu hospitalier, un chef de service a une mission de coordination de l'équipe mais n'a pas à valider les décisions médicales des médecins de l'équipe [5]. Si des règles de rémunération, d'horaires, ou des directives relatives à l'organisation du service peuvent être imposées, aucune intervention du supérieur hiérarchique, du chef d'établissement ou de l'employeur dans l'exercice même de l'art n'est admise. De même, si la valeur professionnelle d'un professionnel peut être évaluée, cette appréciation ne doit porter que sur des critères étrangers à l'exercice proprement dit de son art, c'est-à-dire par exemple son sens du service, son relationnel ou sa participation aux programmes [6]. Il n'est pas porté atteinte à l'indépendance des professionnels soumis à des objectifs professionnels ou des

1. CE, 19 juillet 2017, *Lambert*, n° 402472.
2. Un directeur des soins infirmiers doit être issu de la filière infirmière : CE, 5 avril 2004, n° 247938.
3. CE, 22 novembre 2000, *Syndicat national des praticiens de la MSA*, n° 203989, aux *Tables*.
4. CE, 4 février 1983, *Syndicat national CGC de la médecine préventive du personnel des hôpitaux*, n° 27942.
5. CE, 2 octobre 2009, *Joseph*, n° 309247.
6. CE, 8 juin 2015, n° 366161.

évaluations parce qu'ils ont la qualité d'infirmier fonctionnaire [1] ou de sage-femme fonctionnaire [2] ou de médecins territoriaux [3]. De même, l'engagement d'un masseur-kinésithérapeute, par contrat d'exercice temporaire, de n'exercer que dans un périmètre géographique donné n'aliène pas son indépendance [4]. Enfin, l'appréciation des caisses sur les actes réalisés et facturés n'est pas, par nature, une atteinte à l'indépendance professionnelle [5].

De manière générale, tout mode d'exercice susceptible de porter atteinte à l'indépendance du professionnel est proscrit, ce qui justifie notamment la surveillance par les Ordres des statuts des structures d'exercice [6] et des contrats d'exercice [7].

3. Indépendance et assurance

Les commentaires du code de déontologie médicale par l'Ordre des médecins sous l'article 69 sont déroutants, car ils tirent des fils discutables, qui sont pour la plupart des raccourcis, entre le principe d'indépendance, les règles de responsabilité civile et l'obligation d'assurance.

Selon l'Ordre des médecins, l'obligation d'assurance découle du caractère personnel de l'exercice de l'art [8]. En réalité, il s'agit d'une obligation légale pour tous les établissements et pour tous les professionnels libéraux, mais qui ne concerne pas les professionnels salariés ni les professionnels hospitaliers et qui doit donc être détachée du principe d'indépendance. La police d'assurance en responsabilité civile ne fait pas l'indépendance, ni inversement. Pour inviter les

1. CE, 14 février 2018, n° 407208.
2. CE, 16 mai 2018, n° 409252.
3. CE, 16 mai 2018, n° 409265.
4. CE, 10 juillet 2019, n° 419585.
5. CE, 6 mai 2016, n° 389486 (infirmiers), CE, 13 juillet 2020, n° 417972 (chirurgiens-dentistes).
6. CE, 27 janvier 2016, n° 385448 ; CE, 2 décembre 2019, *CDOM Guyane*, n° 404973.
7. CE, 13 décembre 2022, n° 445683.
8. CNOM, commentaire de l'article 69.

salariés et agents publics à s'assurer, le spectre de la faute personnelle détachable du service est systématiquement brandi. Or, et d'une part, cette situation devient rarissime, toute action étant désormais susceptible de n'être pas « dépourvue de tout lien avec le service[1] ». D'autre part, et surtout, une assurance privée ne couvrirait pas davantage une telle faute. Le deuxième argument des assureurs (relayé par l'Ordre des médecins) est celui de l'assistance à une personne en danger. Or, et même s'il s'agit pour eux d'une obligation déontologique (qui pourrait justifier de faire peser sur l'Ordre le soin d'assurer les professionnels qui y répondent), le citoyen sauveteur doit être regardé comme un collaborateur occasionnel du service public[2], et se voir octroyer la protection de la collectivité, en ce compris la protection fonctionnelle[3]. La situation a été clarifiée en 2020 par le législateur[4], qui a modifié le Code de la sécurité intérieure sur ce point : « Quiconque porte assistance de manière bénévole à une personne en situation apparente de péril grave et imminent est un citoyen sauveteur et bénéficie de la qualité de collaborateur occasionnel du service public[5]. » Restent l'activité accessoire, qui ne relèverait pas de la collaboration occasionnelle au service public[6], et l'intervention bénévole auprès de proches ou autre, qui peut justifier de recourir à une police d'assurance. En tout état de cause, l'obligation d'assurance n'est pas un corollaire de l'indépendance des professionnels

---

1. Voir C. Grossholtz, « Répertoire de la responsabilité de la puissance publique, Hôpitaux : régimes de responsabilité et de solidarité », *Jurisclasseur*, LexisNexis, octobre 2023, points 153 et s.
2. CE, 19 octobre 2009, *Chevillard*, n° 297075.
3. CE, 13 janvier 2017, n° 386799.
4. Loi n° 2020-840 du 3 juillet 2020 visant à créer le statut de citoyen sauveteur, lutter contre l'arrêt cardiaque et sensibiliser aux gestes qui sauvent.
5. Art. L. 721-1 du Code de la sécurité intérieure.
6. Et la liste est longue pour reconnaître une collaboration : voir décret n° 2015-1869 du 30 décembre 2015 relatif à l'affiliation au régime général de sécurité sociale des personnes participant de façon occasionnelle à des missions de service public.

de santé, qui doit être respectée quel que soit le mode d'exercice, même celui qui exonère de s'assurer.

Les plus grands risques d'atteinte à une telle indépendance ne viennent pas de l'extérieur mais sont intrinsèques. Le conflit d'intérêts étant le plus grand piège tendu, par eux-mêmes, aux professionnels de santé.

2 / Indépendance et conflit d'intérêts

Le conflit d'intérêts n'a pas de définition légale uniforme mais, si on se tient aux définitions sectorielles données par la loi depuis une décennie (vie publique [1], fonctionnaires [2], magistrats judiciaires [3]), il est communément admis qu'un conflit d'intérêts est, pour les professionnels de santé, une situation d'interférence entre un intérêt professionnel et un autre intérêt (public, privé, et même professionnel), de nature à porter ou paraître porter atteinte à l'indépendance et à l'objectivité dudit professionnel. Sur cette question, la déontologie avait posé des bases, en se fondant sur le principe de l'indépendance, mais les codes se sont fait déborder par le législateur qui a clairement fondé les règles relatives au conflit d'intérêts sur un principe axial de transparence.

1. La loi et la transparence

Avec la multiplication des scandales sanitaires traversés par le pays (sang contaminé, Mediator, hormones de croissance), le législateur s'empare en 1998 de la question du conflit d'intérêts des experts et des institutions de contrôle et de

1. Art. 2 de loi n° 2013-907 du 11 octobre 2013 relative à la transparence de la vie publique.
2. Art. L. 121-5 du Code général de la fonction publique tel qu'issu de la loi du 20 avril 2016 relative à la déontologie et aux droits et obligations des fonctionnaires.
3. Ord. n° 58-1270 du 22 décembre 1958 portant loi organique relative au statut de la magistrature telle qu'issue de la loi organique du 8 août 2016, art. 7-1.

décisions [1], puis, avec la loi du Kouchner 4 mars 2002 [2], en généralisant les règles de prévention du conflit d'intérêts [3]. Avec la loi dite Bertrand n° 2011-2012 du 29 décembre 2011, on trouve désormais, au sein du livre consacré à l'administration générale en santé du Code de la santé publique, un titre entier dévolu aux « règles déontologiques et expertise sanitaire [4] », avec mise en place de comités de déontologie ou de référents déontologues, d'une charte de l'expertise sanitaire [5], de déclaration obligatoire de liens d'intérêts, de contrôle des avantages, et d'une répression pénale en cas de manquement. Cet imposant corpus de règles s'applique à tous les membres et commissions travaillant auprès des ministres chargés de la Santé et de la Sécurité sociale, des comités de protection des personnes (CPP), des commissions de conciliation et d'indemnisation (CCI), de l'Office national d'indemnisation des accidents médicaux, des infections nosocomiales et des affections iatrogènes (ONIAM), de l'Établissement français du sang (EFS), de l'Agence nationale chargée de la sécurité sanitaire de l'alimentation, de l'environnement et du travail (ANSES), de l'Agence nationale de santé publique (Santé publique France), de l'Institut national du cancer, de l'Agence de biomédecine, des agences régionales de santé (ARS), du GIP « Plateforme des données de santé », de l'Agence nationale de sécurité du médicament et des produits de santé (ANSM), de la Haute Autorité de santé (HAS), et de l'Institut de radioprotection et de sûreté nucléaire.

1. Loi n° 98-535 du 1er juillet 1998 relative au renforcement de la veille sanitaire et du contrôle de la sécurité sanitaire des produits destinés à l'homme.
2. Créant un article L. 1421-3-1 CSP, renforçant les vigilances vis-à-vis des experts lorsqu'ils siègent dans une instance, et l'obligation de déclaration des liens d'intérêts.
3. Voir D. Tabuteau, « L'expert et la décision en santé publique », *Les Tribunes de la santé*, vol. 27, n° 2, 2010, p. 33-48.
4. Art. L. 1451-1 à L. 1454-10 CSP.
5. Annexe au décret n° 2013-413 du 21 mai 2013 portant approbation de la charte de l'expertise sanitaire prévue à l'article L. 1452-2 du Code de la santé publique.

À l'occasion de l'adoption de la loi Touraine, qui avait renforcé le champ des déclarations obligatoires, la question de la publicité des informations devant être déclarées a été traitée par le Conseil constitutionnel au regard de l'atteinte au droit au respect de la vie privée qu'elle représente. Il a jugé que cette atteinte était « justifiée par l'exigence constitutionnelle de protection de la santé et par l'objectif d'intérêt général de prévention des conflits d'intérêts », notamment « eu égard aux exigences particulières qui pèsent sur les acteurs du secteur de la santé et à la gravité des conséquences des conflits d'intérêts dans ce secteur » [1].

La loi du 21 décembre 2011 avait également inscrit à l'article L. 1453-1 du Code de la santé publique une obligation de déclaration publique par les entreprises produisant ou commercialisant des produits de santé à usage humain, de tous les bénéficiaires de leurs avantages, y compris donc, tous les professionnels de santé. Parmi les déclarations obligatoires, le pouvoir réglementaire avait précisé la nature des informations qui doivent être rendues publiques et les modalités d'accès à ces informations [2]. Au sujet de la globalité de ce dispositif dit « anti-cadeau », le Conseil national de l'Ordre des médecins avait trouvé le pouvoir réglementaire trop frileux et avait contesté les dérogations liées aux mesures prises, en ayant d'ailleurs gain de cause auprès du Conseil d'État [3]. Il est donc étonnant que cette grande cause de transparence, embrassée par les Ordres, ne se retrouve pas plus clairement dans les règles déontologiques, dans le contrôle des Ordres et dans les sanctions disciplinaires.

2. La déontologie et l'indépendance

Avant que le législateur ne s'empare de la question, celle-ci était et demeure éminemment déontologique et relève

1. Cons. const., 21 janvier 2016, n° 2015-727 DC.
2. Décret n° 2013-414 du 21 mai 2013 relatif à la transparence des avantages accordés par les entreprises produisant ou commercialisant des produits à finalité sanitaire et cosmétique destinés à l'homme, et circulaire du 29 mai 2013.
3. CE, 24 février 2015, *CNOM et FORMINDEP*, n° 369074, 370431, 370571.

tout à fait du principe d'indépendance professionnelle. La notion de conflit d'intérêts n'apparaît toutefois suffisamment clairement que dans le cadre de l'exercice de la *médecine d'expertise*. L'article 105 du code de déontologie médicale interdit d'être à la fois médecin expert et médecin traitant d'un même malade, et d'accepter une mission d'expertise mettant en jeu « ses propres intérêts, ceux d'un de ses patients, d'un de ses proches, d'un de ses amis ou d'un groupement qui fait habituellement appel à ses services ». Une interdiction comparable peut être tirée de l'article R. 4127-100, qui interdit à celui qui pratique la *médecine de contrôle* d'être également médecin de prévention ou médecin traitant d'une même personne.

En les fondant sur le principe d'indépendance professionnelle et morale du médecin, le Conseil d'État a donné une portée législative à ces interdictions, dès lors que l'Ordre a pour mission légale d'assurer « l'indépendance de la profession médicale[1] ». Et c'est encore sur le fondement de cette indépendance qu'il a consacré l'interdiction de cumuler les fonctions de médecin responsable de l'information médicale d'une clinique lorsqu'il en est également le président directeur général[2]. Il est évident qu'il s'agit là d'une situation de conflit d'intérêts majeur.

Alors même que les missions des Ordres sont importantes dans le dispositif légal, la sensibilisation à la notion de conflit d'intérêts n'est donc pas frappante, et elle semble s'effacer derrière la culture de l'indépendance, beaucoup plus ancrée dans les esprits. On ne s'étonnera pas outre mesure que l'interdiction de profiter d'un mandat électif pour accroître sa clientèle soit traitée à part dans les codes de déontologie.

---

1. CE, 20 avril 1988, *CNOM*, n° 82321, *Rec*.
2. CE, 23 décembre 2011, *Miliani*, n° 339529, aux *Tables*.

À retenir

Les professions de santé, quel que soit le mode d'exercice aujourd'hui, conservent l'esprit libéral dans lequel elles se sont forgées.

Le principe d'indépendance professionnelle est la clé d'entrée dans la déontologie. Il demeure cardinal, quel que soit le mode d'exercice, y compris collaborateur, salarié, ou dans la fonction publique, et il justifie que chaque professionnel se préserve de toute situation de conflit d'intérêts.

Le législateur est intervenu fortement dans la prévention de ce dernier.

CHAPITRE 2

LA DIGNITÉ DU PATIENT

Chacun des sept codes est introduit par le principe selon lequel le professionnel de santé exerce sa mission dans le respect de la vie humaine et de la personne humaine. Le terme « dignité » est quant à lui ajouté pour les médecins, les infirmiers, les masseurs-kinésithérapeutes et les podologues. Si la dignité est présente pour les pédicures-podologues, et non pour les sages-femmes, il faut, sauf à considérer que le soin des pieds convoque davantage la dignité que la santé reproductive des femmes, accepter de voir dans cette formule un standard juridique et déontologique quasiment surabondant par rapport au principe de respect de la vie et de la personne humaine. Inscrit au rang des devoirs généraux, le respect de la dignité du patient est en tout état de cause omniprésent dans les prescriptions déontologiques relatives aux devoirs envers les patients.

1 / Primauté de la personne

La santé est au service de l'individu (1). Pour les médecins, ce principe est prolongé vers le respect de la bioéthique (2).

1. Au service de l'individu

L'exercice d'une profession de santé est au service de l'individu (primauté de l'être humain sur la société) et de la santé publique. Cet art s'exerce dans le respect de la vie humaine, et dans le respect de la personne. Il s'agit du socle déontologique, autant que d'un socle pour les droits des patients, d'ailleurs inscrit à ce titre dans la loi [1]. Éthéré et impalpable [2], le manquement au respect de la dignité est rarement identifié seul, mais plus systématiquement associé à un autre manquement déontologique. Les illustrations sont nombreuses.

Par exemple, un pharmacien qui délivre des stupéfiants sans réaliser que les ordonnances sont fausses et sans établir avoir pris attache avec les médecins prescripteurs commet un manquement à son devoir d'exercer « sa mission dans le respect de la vie et de la personne humaine », mais également à son devoir de lutter contre la toxicomanie et de procéder à l'analyse pharmaceutique des ordonnances médicales [3]. Autre exemple, le refus pour un médecin de pratiquer une intervention sur une patiente âgée de 82 ans après avoir confirmé cette intervention et avoir laissé l'anesthésiste procédé à l'anesthésie générale tout en faisant venir un huissier pour constater qu'il manquait d'assistance pour procéder à la chirurgie est constitutif de manquements déontologiques croisés. La juridiction disciplinaire a conclu à une méconnaissance du respect de la dignité de la patiente, en même temps qu'un défaut d'information et le fait de lui avoir fait courir un risque injustifié [4]. Pour le praticien qui impose la présence d'un technicien, pourtant expressément refusée par la patiente, pour procéder à un examen intime, la juridiction disciplinaire a conclu à un manquement au respect de la dignité de la patiente, en même temps qu'un manquement au devoir d'information et au recueil d'un consentement [5]. Le

1. Art. L. 1110-2 CSP : « La personne malade a droit au respect de sa dignité. »
2. Par ex. à propos des décisions de tri des patients dans un contexte pandémique : J. Knetsch, M. Lassale, « La responsabilité des professionnels de santé face au tri des patients : dilemme éthique ou question juridique? », *D.* 2022, p. 286.
3. CDN OP, 28 juillet 2023, n° AD/06445-2/CN.
4. CE, 24 octobre 2018, *Malissard*, n° 404660.
5. CE, 19 septembre 2014, *Huynh*, n° 361534.

praticien qui entretient des relations intimes avec une patiente commet également des manquements multiples aux devoirs déontologiques, au nombre desquels l'atteinte à la dignité du patient [1]. Même chose, évidemment, pour tout comportement propre à caractériser un harcèlement ou une agression sexuelle, lesquels ne portent pas seulement atteinte à la dignité du patient mais à bien d'autres devoirs [2].

2. Dans le respect des principes bioéthiques

Ces devoirs ne concernent que les médecins, et les prescriptions du code de déontologie se bornent à renvoyer au respect de la loi en ce qui concerne les recherches impliquant les personnes humaines [3], les règles relatives à la collecte de sang et au prélèvement d'organes [4], les règles encadrant la procréation médicalement assistée [5] et l'interruption volontaire de grossesse [6]. Il existe peu d'illustrations dans les jurisprudences ordinales, les procédures pénales phagocytant généralement les manquements à de telles réglementations.

En ce qui concerne le respect des règles relatives aux recherches impliquant les personnes humaines, dénommées jusqu'en 2016 « recherches biomédicales », une seule décision du Conseil d'État, au demeurant antérieure au code de déontologie de 1995, fait référence [7]. Le spectre des essais cliniques « sauvages », en violation crasse des règles, est pourtant une menace réelle [8], et devrait un jour offrir des

1. CDN OM, 27 octobre 2015, n° 12622.
2. CDN OM, 22 juillet 2019, Dr A., n° 12620 ; CDN OMK, 7 août 2020, n° 040-2019.
3. Art. R. 4127-15 CSP.
4. Art. R. 4127-16 CSP.
5. Art. R. 4127-17 CSP.
6. Art. R. 4127-18 CSP.
7. CE, 2 juillet 1993, *Milhaud*, n° 124960 ; *Grands arrêts du droit de la santé*, Dalloz, 3e éd., 2020, n° 13; *D.* 1994, p. 74, note Peyrical; *JCP G* 1993. II. 22133, note Gonod, *RDSS* 1994, p. 52, concl. Kessler (blâme pour avoir procédé à des expérimentations sur une personne après sa mort).
8. Plusieurs investigations de l'ANSM révèlent des essais cliniques sauvages : à Poitiers (CAA Bordeaux, 7 février 2023, n° 20BX03181), à Marseille (enquête encore en cours sur l'IHU).

illustrations contentieuses. Les manquements aux règles relatives à la collecte de sang et le prélèvement d'organes donnent peu d'illustrations et se rapprochent d'ailleurs beaucoup de pratiques de charlatanisme. On relève ainsi le cas de quelques médecins adeptes du procédé non éprouvé « d'autohémothérapie » (autotransfusion et ajout d'azote dans le sang)[1]. En ce qui concerne, enfin, les manquements aux règles relatives à la procréation médicalement assistée et à l'IVG, il n'existe strictement aucune illustration pour les premiers, et d'assez rares illustrations pour les secondes, généralement liées à des pratiques d'IVG réalisée en dehors des conditions matérielles légales[2] ou hors délai[3].

2 / Secret professionnel

Bien plus large que le secret médical auquel on le cantonne parfois, le secret professionnel est un socle déontologique pour toutes les professions de santé[4], en même temps que le critère régissant les règles de circulation de l'information[5]. S'agissant d'un droit du patient à valeur légale[6] et d'un devoir dont la violation est sanctionnée pénalement[7], il est présenté comme tout à fait axial dans la relation de soin, quoique probablement l'un des droits les plus mis à mal, y compris par le législateur[8]. En dehors des situations dans

1. CDN, 6 juin 2006, n° 9328 (interdiction d'exercer d'un an, sursis total) ; CNOM, SAS, 10 mai 2011, n° 4803.
2. CDN, 25 septembre 2007, n° 9631 (interdiction de trois ans).
3. CE, 1er mars 1989, n° 57543 (radiation) ; CNOM, SAS, 7 juillet 2011, n° 4824 (interdiction temporaire).
4. Art. R. 4127-4 CSP pour les médecins, R. 4127-206 pour les chirurgiens-dentistes, R. 4127-303 pour les sages-femmes, R. 4235-5 pour les pharmaciens, R. 4321-55 pour les masseurs-kinésithérapeutes, R. 4322-35 pour les podologues, R. 4312-5 pour les infirmiers.
5. J. Moret-Bailly, D. Truchet, *Droit des déontologies*, *op. cit.*, p. 185.
6. Art. L. 1110-4 CSP.
7. Art. 226-13 du Code pénal.
8. Notamment avec l'extension du champ d'application de l'article L. 226-14 du Code pénal aux victimes de violences conjugales.

laquelle la loi autorise, voire impose, la révélation d'informations, et hors les situations de signalements aux autorités compétentes lorsque le professionnel de santé constate des faits laissant présumer des sévices et violences [1], le secret est absolu. C'est en tout cas le discours véhiculé, mais les exceptions sont si nombreuses que le terme « absolu » est parfaitement impropre. On dira plutôt que le secret est capital.

Le professionnel est gardien de ce secret. Il doit s'assurer que les personnes avec lesquelles il collabore soient instruites de leurs obligations en matière de secret professionnel [2] et être le gardien des documents médicaux en sa possession [3]. Il doit évidemment se conformer aux exigences du RGPD dans le recueil des informations médicales ou d'ordre privé, qui sont toutes des données personnelles au sens de la réglementation européenne, même si elles ne sont pas transmises ou utilisées à des fins de recherche. La sécurité de ce traitement pèse sur les professionnels [4] et participe du respect du secret. Il n'existe pas à ce jour d'illustration jurisprudentielle ordinale sur la méconnaissance du RGPD, mais il en existe sur la méconnaissance de ce rôle de gardien. Le pharmacien qui laisse des factures nominatives sur un plot de dispensation et les rend ainsi visibles et accessibles au public méconnaît ses obligations [5]. Un médecin responsable de l'information

1. Art. 226-14 du Code pénal.
2. Art. R. 4127-72 CSP (médecins) : dans les règles d'exercice ; R. 4127-207 (chirurgiens-dentistes) : dans les devoirs généraux ; R. 4127-303 (sages-femmes) : dans les devoirs généraux ; R. 4235-5 (pharmaciens) ; R. 4312-5 (infirmiers), R. 4321-115 (masseurs-kinésithérapeutes), R. 4322-35 (pédicures-podologues), R. 4312-49 (infirmiers).
3. Même remarque que précédemment, cette obligation est dans les « règles d'exercice » pour le médecin (art. R. 4127-73 CSP) et le masseur-kinésithérapeute (art. R. 4321-116). Pour les autres, elle est logiquement inscrite dans les devoirs généraux : art. R. 4127-208 (chirurgiens-dentistes), art. R. 4127-303 (sages-femmes).
4. Tous les Ordres mettent à disposition des recommandations à destination des professionnels sur leurs sites Internet. Le CNOP et la CNIL se sont associés pour proposer un guide pratique : *Le pharmacien d'officine et la protection des données personnelles, Guide pratique*, mai 2023, 45 p.
5. CROP des Pays de la Loire, 12 juin 2014, n° 2075-D.

médicale qui,lors d'un entretien de recrutement d'une technicienne, non seulement lui montre le fonctionnement du logiciel contenant des informations médicales mais laisse voir qu'il vient de consulter le dossier médical de la candidate fait exactement tout ce qu'il ne faut pas faire [1].

Nul ne peut délier le professionnel de santé du secret, pas même le patient [2], pas davantage qu'un commissaire aux comptes pour des besoins de certification [3], que les autorités [4], les instances judiciaires en dehors de cas de signalements [5], ou encore les services administratifs d'une compagnie d'assurances [6]. Le respect du secret ne cesse pas après la radiation du professionnel du tableau de l'ordre [7], pas davantage qu'à la mort du patient [8]. Pour se défendre devant une juridiction ordinale, le professionnel de santé ne peut produire des éléments couverts par le secret que dans la limite, « non pas seulement nécessaire, mais *strictement* nécessaire à la défense de ses droits [9] ».

Enfin, le secret n'est pas partageable avec un autre professionnel, fût-il lui-même tenu au secret professionnel (avocat, notaire, banquier), ni même avec un autre professionnel de santé s'il n'intervient pas dans la prise en charge du patient (situation dans laquelle il doit en tout état de cause limiter le partage au strict nécessaire).

---

1. CDN OM, 11 mars 2021, n° 14032 (interdiction temporaire d'un mois).
2. CE, 26 septembre 2018, *Azoulay*, n° 407856, 410550, aux *Tables* ; Cass. 1re civ., 8 mai 1947, *Degraene*, *Bull. civ.* I, n° 24 ; Cass. crim., 22 décembre 1966, n° 66-92897 ; Cass. crim., 8 avril 1998, *Bull. crim.*, n° 138.
3. CE, 25 novembre 2020, *CNOM*, n° 428451.
4. En dehors des cas prévus par la loi, à l'article 226-14 du Code pénal ; CE, Ass., 12 mars 1982 CNOM, p. 109 ; CE, 14 novembre 1986, *German*, *Rec.* p. 446.
5. CE, 27 décembre 2021, n° 433620.
6. Cass. 1re civ., 7 octobre 1998, deux arrêts, n° 97-12185 et 97-10267, *Bull ;* CDN OM, 25 février 2022, n° 15125.
7. Même si la juridiction ordinale perd sa compétence, le praticien radié est bien évidemment toujours soumis au Code pénal, ce qui peut avoir des incidences fiscales, par ex : CE, 17 juin 1998, *Min. du budget c./ Chung*, n° 156532, *Rec.*
8. Cass. crim., 19 décembre 1885, *Wattelet*, *Bull. crim.* 1885, n° 363 ; *Sirey* 1886, p. 86 ; CE, 21 septembre 2020, n° 427435.
9. CE, 22 août 2023, n° 462636.

Toutes les professions de santé ne proposent pas nécessairement d'illustrations [1] mais toutes sont soumises à la sanction de la violation du secret professionnel, laquelle est bien vite arrivée. La jurisprudence ordinale pour les médecins est fournie. Citons, parmi les plus emblématiques, la sanction d'un médecin psychiatre désigné dans le cadre d'une information judiciaire pour réaliser l'expertise psychiatrique d'un criminel notoire, et ayant jugé utile d'évoquer dans la presse la « vacuité psychique » de celui-ci [2]. Ou encore, la sanction d'un chirurgien esthétique participant à une émission de téléréalité permettant l'identification de la patiente, alors même que celle-ci aurait, « par [sa] participation à ce type d'émissions [...], sciemment recherché la médiatisation et consenti à la révélation de [son] identité [3] ». Moins caricaturale, et confirmant l'extrême vigilance dont les soignants doivent faire preuve, la consultation d'un patient en présence d'une personne qui l'accompagne conduit inévitablement à une violation du secret médical. La logique ordinale est la même pour les autres professions. Ainsi, un pharmacien dont l'officine est dépourvue d'espace de confidentialité et tellement en désordre que les listings et factures nominatifs sont visibles, méconnaît le secret professionnel [4]. Une sage-femme qui accède à l'entier dossier médical d'une patiente d'un centre hospitalier commet un manquement [5]. Un masseur-kinésithérapeute qui répond à un commentaire négatif sur Google en révélant l'identité de la patiente sous pseudonyme viole le secret professionnel [6]. Il en va de même pour le médecin qui écrit un courriel à son patient à l'adresse de la mairie dont

1. Ce qui veut dire plusieurs choses : jurisprudence inaccessible, absence de poursuites, absence de manquement.
2. CE, 27 janvier 2016, *D.*, n° 392033.
3. CE, 26 septembre 2018, *Azoulay*, n° 407856, 410550, aux *Tables*.
4. CDNOP, 30 juin 2015, *Mme A.*, n° 2076-D (interdiction d'exercer pendant 4 mois, avec sursis).
5. CDPI OSF, 3 octobre 2022, n° 20220149 (avertissement).
6. CDN OMK, 9 juillet 2021, n° 023-2020 et 026-2020 (blâme).

ledit patient est le maire [1], ou de celui qui répond à un commentaire négatif sur les réseaux sociaux en dévoilant l'identité du patient, ainsi que les raisons et le contenu de l'intervention [2].

Porter atteinte au secret professionnel, qui a été institué dans l'intérêt du patient, c'est porter atteinte à sa dignité, en même temps qu'à sa confiance, et à sa vie privée.

3 / Conscience et attitude professionnelles

Cette formule recouvre un certain nombre de devoirs déontologiques relevant essentiellement du comportement qu'un professionnel de santé doit avoir, et des attitudes qu'il doit s'interdire vis-à-vis d'un patient.

1. Choix du praticien et refus de soins

A / Liberté de choix

Les professionnels de santé doivent respecter le *libre choix* du patient , et lui faciliter l'exercice de ce droit [3]. En dépit de situations de pénurie de soignants, qui ne laissent finalement guère de choix, ou des situations dans lesquelles les soignants sont salariés d'un établissement [4], cette règle implique, sur le plan déontologique, de ne pas capter ou garder captive une patientèle. Un professionnel de santé ne saurait retenir un patient qui ne souhaite plus être pris en charge par lui [5] ni

1. CDN OM, 29 juin 2021, n° 14292 (deux autres manquements relevés, interdiction de 15 jours).
2. CDN OM, 10 juin 2021, n° 14266.
3. Art. R. 4127-6 CSP pour les médecins, R. 4127-210 pour les chirurgiens-dentistes, R. 4127-306 pour les sages-femmes, R. 4235-21 pour les pharmaciens, R. 4312-68-1 pour les infirmiers, R. 4321-67-1 et R. 4321-101 pour les masseurs-kinésithérapeutes, R. 4322-37 pour les podologues.
4. CDN OM, 11 juin 2019, n° 13585.
5. CE 4 décembre 2013, *L.*, n° 356479 : comportement doublé de harcèlement (radiation).

s'indigner de l'intervention d'un confrère dans la prise en charge d'un patient qui le souhaite [1].

B / Interdiction de la discrimination

Inversement, les professionnels de santé doivent « écouter, examiner, conseiller/éduquer ou soigner avec la même conscience toutes les personnes quels que soient leur origine, leurs mœurs et leur situation de famille, leur appartenance ou leur non-appartenance à une ethnie, une nation ou une religion déterminée, leur handicap ou leur état de santé, leur réputation ou les sentiments qu'il peut éprouver à leur égard [2] ».

Il faut comprendre que lorsqu'un professionnel a accepté de prendre en charge un patient, il doit se garder de toute pratique de soins « dégradée » pour des motifs discriminatoires ou des motifs personnels. L'un et l'autre sont interdits, mais la discrimination dans le soin doit être distinguée du refus de soins discriminatoire.

L'accès à la prévention et aux soins est un droit fondamental du patient, qui est légalement protégé de toute discrimination [3]. La *discrimination* dans l'accès au soin est une faute déontologique préoccupante, en même temps qu'une infraction pénale [4], et fait l'objet à ce titre d'une surveillance constante – et d'alertes tout aussi constantes – de la part du Défenseur des droits [5]. La loi Touraine de 2016 a confié à l'Ordre des médecins une « mission d'évaluation [6] », qui a

---

1. CDN OM, 16 octobre 2017, n° 12917 (blâme) ; CDN OMK, 12 octobre 2017, n° 036-2016.
2. Art. R. 4127-7 CSP pour les médecins, R. 4127-211 pour les chirurgiens-dentistes, R. 4127-305 pour les sages-femmes, R. 4312-11 pour les infirmiers, R. 4321-58 pour les masseurs-kinésithérapeutes et R. 4322-52 pour les pédicures-podologues (devoir classé dans les devoirs envers les patients).
3. Art. L. 1110-3 CSP.
4. Art. 225-1 et suivants du Code pénal.
5. Défenseur des droits, avis n° 15-02, 15 janvier 2015 ; Défenseur des droits, « Les refus de soins discriminatoires liés à l'origine et à la vulnérabilité économique : tests dans trois spécialités médicales en France », octobre 2019, 18 p.
6. Au moins l'Ordre des médecins : art. L. 4122-1 CSP.

donné lieu en 2018 à un rapport que l'on peut confortablement qualifier de décevant : cinq pages, dont trois sur les textes qui fondent la compétence de l'Ordre et sur la composition de la commission d'évaluation. Et deux pages constatant qu'il n'est pas très aisé d'évaluer la discrimination, qu'il y a bien en effet une pratique de refus de soins, et qu'il faudrait mieux informer les patients [1]. Un deuxième rapport en 2020 [2] puis un troisième en 2022 [3] ont pris acte de l'absence de moyens mis à la disposition de la commission de l'Ordre pour mener une évaluation qualitative, et pour proposer autre chose qu'une stratégie pédagogique, essentiellement à destination des patients. Un décret du 2 octobre 2020 a donné une définition du refus de soins discriminatoire, et organisé une procédure spécifique [4]. La définition est la suivante :

> Toute pratique tendant à empêcher ou dissuader une personne d'accéder à des mesures de prévention ou de soins, par quelque procédé que ce soit et notamment par des obstacles mis à l'accès effectif au professionnel de santé ou au bénéfice des conditions normales de prise en charge financière des actes, prestations et produits de santé, pour l'un des motifs de discrimination mentionnés aux articles 225-1 et 225-1-1 du Code pénal, ou au motif que cette personne bénéficie du droit à la protection complémentaire en matière de santé [...] ou du droit à l'aide médicale d'État [...].

1. Commission d'évaluation des pratiques de refus de soins auprès du Conseil national de l'Ordre des médecins, Rapport à Mme la ministre de la Santé, approuvé par la Commission le 20 sept. 2018, 6 p.
2. Commission d'évaluation des pratiques de refus de soins auprès du Conseil national de l'Ordre des médecins, Rapport à Mme la ministre de la Santé, approuvé par la Commission le 30 oct. 2020, 9 p.
3. Commission d'évaluation des pratiques de refus de soins auprès du Conseil national de l'Ordre des médecins, Rapport à Mme la ministre de la Santé, approuvé par la Commission le 28 avril 2022, 7 p.
4. Décret n° 2020-1215 du 2 octobre 2020 relatif à la procédure applicable aux refus de soins discriminatoires et aux dépassements d'honoraires abusifs ou illégaux : art. R. 1110-8 et s. CSP.

La procédure est assez redondante avec celle qui existe déjà [1]. Peu de décisions sont en tout état de cause rendues sur le fondement déontologique classique de l'interdiction du refus de soins discriminatoire, ce qui est parfaitement cohérent avec le fait que les patients concernés connaissent mal leurs propres droits, et que la charge de la preuve d'une telle intention discriminatoire est incroyablement difficile à rapporter [2]. Les patients ont d'ailleurs tendance à s'en remettre bien davantage au Défenseur des droits, qui dispose de meilleures ressources, qu'aux Ordres professionnels. Il s'agit donc, pour les professionnels de santé, d'une obligation déontologique qui doit transcender la peur de la sanction, laquelle n'existe pas ou n'est pas franchement dissuasive. On relève par exemple une interdiction d'exercer de trois mois (dont un mois avec sursis) pour ce médecin qui assure la consultation demandée par un bénéficiaire de la couverture maladie universelle (CMU), remet une prescription, puis déchire ostensiblement et jette au panier la feuille de soins en déclarant que la consultation est gratuite, mais qu'elle refuse de revoir le patient qui va devoir s'adresser à un autre spécialiste [3]. Interdiction d'un mois pour le professionnel qui limite matériellement – mais ostensiblement –la possibilité de prendre un rendez-vous pour les bénéficiaires de la CMU [4]. Avertissement (!) pour ce médecin recevant une patiente le 8 janvier 2015, lui déclare avoir été profondément choqué par les évènements de la veille (attentats Charlie Hebdo), impose que les séances (d'acupuncture) se déroulent dans le silence en signe de deuil et lui dit, alors que le nom de la patiente est à consonance étrangère : « Il faut que les Français et les Berbères réfléchissent [5] ».

1. Voir Partie 6.
2. Il appartient au patient de la démontrer : CDN OM 27 juin 2012, n° 11191 ; et le testing du Défenseur des droits ne suffit pas à établir une telle preuve : CDN OM, 22 juillet 2021, n° 14211.
3. CDN OM, 25 septembre 2009, n° 10289 (interdiction 3 mois dont 1 avec sursis).
4. CDN OM, 17 janvier 2011, n° 10917 (interdiction 1 mois).
5. CDN OM, 28 novembre 2018, n° 13431 (avertissement).

C / Le refus de soins autorisé

Il convient de ménager ici un espace de droits pour les praticiens qui peuvent légalement ou déontologiquement refuser de prendre une personne en charge. En premier lieu, la loi autorise les médecins, les sages-femmes et tout professionnel de santé à refuser de pratiquer ou concourir à des interruptions volontaires de grossesse [1], et à se livrer ou à participer des recherches sur l'embryon [2]. Elle autorise également les médecins à refuser de pratiquer des stérilisations [3].

Sur le plan déontologique, tout professionnel de santé peut refuser de prendre en charge un patient « pour des raisons professionnelles ou personnelles [4] », sans avoir à s'en expliquer davantage, mais en prenant soin d'en informer correctement son patient, et en s'assurant de la continuité des soins pour ce dernier [5]. Il n'y a généralement pas de manquement lorsque le praticien refuse un patient tout en s'assurant de le réorienter vers un autre professionnel ou d'assurer une période de transition [6], ou lorsque le praticien ne peut matériellement pas recevoir le patient en l'absence de créneau disponible [7] ou de capacité d'accueil [8]. Par exemple, le refus de prendre en charge un patient handicapé n'est pas nécessairement un refus de soins discriminatoire en raison du handicap [9].

1. Art. L. 2212-8 CSP.
2. Art. L. 2151-10 CSP.
3. Art. L. 2123-1 CSP.
4. Art. R. 4127-47 CSP pour les médecins, R. 4127-232 pour les chirurgiens-dentistes, R. 4127-328 pour les sages-femmes, R. 4312-12 pour les infirmiers, R. 4321-92 pour les masseurs-kinésithérapeutes, R. 4322-54 pour les pédicures-podologues.
5. Voir *infra* sur la continuité des soins.
6. CDN OI, 17 mars 2023, n° 06-2021-00349.
7. CDN OM, 7 octobre 2021, n° 14599.
8. CDN OM 3 février 2022, n° 14429.
9. *Ibid.*

2. Devoir d'assistance

Il peut être entendu largement et rejoindre l'obligation d'une attitude correcte, empathique et dévouée. C'est par exemple le cas pour les médecins qui, dans le cadre de leur liberté de prescription, peuvent devoir la limiter « sans négliger [leur] devoir d'assistance morale [1] ». On retrouve cette obligation d'assistance morale dans l'ensemble des professions de santé, mais plutôt dans les chapitres dédiés aux devoirs « envers les patients ».

Ce devoir d'assistance est également précisé, pour les médecins [2], les sages-femmes [3], les infirmiers [4], et les masseurs-kinésithérapeutes [5] dans le cadre des obligations propres au soin des *personnes privées de liberté*. Tous, sauf le pédicure-podologue et le dentiste, ce qui en dit long sur le luxe que représentent ces soins, sont appelés à délivrer des soins aux personnes privées de liberté (en détention, en rétention), et tous ont l'obligation de ne pas contribuer, de quelque manière que ce soit, à porter atteinte à l'intégrité physique ou mentale de la personne, ni à sa dignité. La disposition renvoie clairement aux stigmates des expérimentations sur les prisonniers pendant la Seconde Guerre mondiale, et on pourrait questionner la pertinence et l'opportunité d'un rappel au sein d'un texte réglementaire, au respect des droits fondamentaux posés par le législateur. Il n'existe d'ailleurs strictement aucune jurisprudence ordinale portant sur ces dispositions.

Relevons l'obligation, pour tout professionnel de santé qui serait *témoin de sévices* ou de mauvais traitement, le devoir d'en informer l'autorité judiciaire. Même aussitôt tempéré par l'obligation d'obtenir l'accord de l'intéressé [6], ce devoir

1. Art. R. 4127-8 CSP.
2. Art. R. 4127-10 CSP.
3. Art. R. 4127-317 CSP.
4. Art. R. 4312-17 CSP.
5. Art. R. 4321-61 CSP.
6. Sauf pour les victimes de violences conjugales depuis la loi n° 2020-936 du 30 juillet 2020 visant à protéger les victimes de violences conjugales ayant étendu le champ d'application de l'article 226-14 du Code pénal aux victimes de violences conjugales.

d'assistance est une obligation envers l'humanité. Elle transcende la relation de soin.

Enfin, et il s'agit de l'acceptation la plus commune de la notion de devoir d'assistance, les médecins [1], sages-femmes [2], pharmaciens [3], ls infirmiers [4] et masseurs-kinésithérapeutes [5] ont l'obligation de porter secours et assistance lorsqu'ils se trouvent en présence d'une *personne en péril.* Le code de déontologie des sages-femmes utilise la formule « danger immédiat ». Il ne s'agit pas, contrairement à une croyance populaire, de voler au secours de toute personne en toute circonstance et de pratiquer à tout prix des gestes de soins. Il s'agit de s'assurer que la personne reçoit les soins nécessaires, soit en les pratiquant dans les limites de sa compétence, soit en appelant par exemple les secours [6] ou en s'assurant de son transport sécurisé vers l'hôpital [7].

Cela renvoie plutôt à la vie quotidienne. Un soignant qui refuserait de prendre en charge un patient, qui serait négligent dans ses soins ou son suivi, ou qui ne se déplacerait pas à son chevet alors qu'il est de garde ou d'astreinte, commettrait intuitivement d'autres manquements déontologiques. C'est pourtant sur le fondement de la non-assistance que certains peuvent se faire sanctionner [8], alors que le fait d'assister un patient dans

1. Art. R. 4127-9 CSP.
2. Art. R. 4127-315 CSP.
3. Art. R. 4235-7 CSP.
4. Art. R. 4312-7 CSP.
5. Art. R. 4321-60 CSP.
6. CDN OM, 25 juillet 2019, n° 13851 : médecin appelant les services d'urgence pour prendre en charge un patient victime d'un AVC sur un parking, sans aller lui-même faire un examen clinique : pas de manquement.
7. CDN OM, 15 décembre 2017, n° 13329 : médecin généraliste conseillant au patient d'aller aux urgences sans examen et sans s'assurer d'un transport médicalisé alors nécessaire (interdiction de 3 mois).
8. Sur le déplacement au chevet du malade : CDN OM, 8 juin 2020, n° 14078 ; CE, 7 mai 2021, n° 437980 ; CDN OM, 19 septembre 2014, n° 11895 ; sur des soins non consciencieux : CDN OM, 11 février 2021, n° 14146 ; sur des négligences dans le suivi : CDN OM, 18 mai 2009, n° 10166 ; CDN OM, 27 janvier 2017, n° 12792.

le cadre de la relation de soin et de ne pas appeler les compétences extérieures requises relève plus logiquement d'un tel manquement. À ce titre, les sages-femmes sont invitées à la plus grande vigilance dans la pratique des accouchements à domicile, car le principe même d'un tel accouchement lorsque la situation médicale ne le permet pas, ou le retard à faire hospitaliser la parturiente peut tomber sous le coup de la qualification de non-assistance à personne en danger et entraîner de lourdes sanctions [1].

En principe, la méconnaissance de l'obligation de porter assistance est établie par deux critères : en premier lieu, le professionnel soignant doit être sur place, et on ne saurait lui reprocher de ne pas intervenir s'il n'est pas là [2] ; en second lieu, il faut une situation de péril. Un bobo n'est pas une situation de péril [3]. En revanche, un médecin expert qui n'intervient pas alors que la personne expertisée fait un malaise à la sortie de l'expertise manque à son devoir d'assistance [4].

Enfin, et il s'agit là des prescriptions du Code pénal [5] et d'un principe cardinal chez les secouristes, une telle assistance ne doit pas mettre en danger celui qui assiste ou les tiers. D'ailleurs, et puisque les qualifications juridiques sont identiques, la jurisprudence disponible est bien davantage pénale qu'ordinale, la matérialité des faits relevés par le juge pénal s'imposant au juge disciplinaire. Ainsi, un masseur-kinésithérapeute condamné par le tribunal correctionnel à dix-huit mois de prison pour violence sur une patiente et non-assistance à personne en danger tombera sous le coup des mêmes qualifications devant le juge ordinal [6].

---

1. CDPI OSF, 22 décembre 2008, n° 200501 (interdiction permanente d'exercer les fonctions de sage-femme à l'exception de la préparation psychoprophylactique à l'accouchement), CDPI OSF, 13 octobre 2013, n° 13001 (radiation) ; CDN OSF, 22 décembre 2014, n° 23 (radiation) ; CDN OSF, 22 octobre 2021, n° 53 (radiation) ; CDPI OSF, 14 janvier 2022, n° 2021021401 (interdiction d'exercer pendant 3 ans).
2. CDN OM, 23 juin 2020, n° 13824.
3. CDN OM, 16 juin 2020, n° 13541.
4. CDN OM, 22 novembre 2019, n° 13785.
5. Art. 223-6 du Code pénal.
6. CDN OMK, 5 février 2021, n° 008-2019

3. Attitude

Pour la plupart des professions de santé, les dispositions interdisant la discrimination [1] ajoutent que le professionnel ne doit pas se départir d'une « attitude correcte » envers le patient. Pour d'autres, cette prescription déontologique est prévue dans une disposition séparée [2]. Il est vrai que si une attitude discriminatoire est, par elle-même, « incorrecte », l'inverse n'est pas toujours vrai. Il faut donc bien distinguer la discrimination, qui est interdite, des sentiments négatifs ou une vilaine personnalité, qui ne sont pas interdits mais ne doivent pas être manifestés.

En ce qui concerne *l'attitude incorrecte*, il est confondant d'observer que les illustrations concernent principalement des relations sexuelles entretenues par des professionnels masculins avec des patientes [3]. Il n'est pas « correct », pour un médecin, d'avoir des relations sexuelles sur le lieu d'exercice professionnel avec une patiente, même consentante [4]. Il n'est pas « correct », pour un masseur-kinésithérapeute d'accepter des relations sexuelles avec une patiente handicapée cérébrale et psychomoteur, sous tutelle, et dont l'expression du consentement libre est sujette à caution [5]. Il n'est pas « correct » qu'un médecin de près de soixante ans entretienne une relation intime avec une patiente de seize ans, confiée à l'Aide sociale à l'enfance, sous traitement médicamenteux, suivie en

1. Art. R. 4127-7 CSP pour les médecins, R. 4127-211 pour les chirurgiens-dentistes, R. 4127-305 pour les sages-femmes, R. 4312-11 pour les infirmiers, R. 4321-58 pour les masseurs-kinésithérapeutes.
2. Pour le pédicure-podologue (art. R. 4322-53 CSP) et le chirurgien-dentiste (art. R. 4127-233), les dispositions du Code de la santé publique les obligent à se comporter avec « correction et aménité envers le patient et à se montrer compatissant envers lui ». Pour la sage-femme, l'art. R. 4127-327 prescrit une « attitude correcte et attentive ».
3. Sur une question plus large, lire B. Py, « Victime de la séduction du médecin, question de droit, de déontologie ou de morale ? », in *Université et prétoire. Mélanges en l'honneur de M. le Pr. Claude Lienhard*, CERDACC, 2021, p. 244-254.
4. CDN OM, 27 mars 2015, n° 12281 (interdiction de 3 mois et sursis total).
5. CDN OMK, 7 mai 2021, n° *M. c./ H. et CDN OMK 02*, n° 011-2020 (interdiction 2 mois).

pédopsychiatrie, et qu'il suivait depuis ses douze ans [1]. Il n'est pas « correct » que les chambres disciplinaires de première instance puissent un instant estimer qu'un blâme ou une interdiction temporaire d'exercer avec sursis total soient des sanctions proportionnées à ce manquement.

S'agissant de la question, somme toute plus légère, mais potentiellement très délétère et guère plus acceptable, des attitudes désagréables, la jurisprudence ordinale est également peu fournie [2], et l'attitude critiquée comme « excessivement familière et peu attentive » au ressenti de la patiente [3], ou agressive avec l'entourage d'un patient, alors que les « obligations déontologiques ne se limitent pas à sa patientèle [4] », vient généralement s'associer à d'autres manquements. Citons quelques cas désolants, comme ce médecin qui déclare à la mère d'un patient de neuf ans, lors d'une consultation avec porte ouverte sur la salle d'attente qu'elle aurait dû « ne pas travailler et s'occuper convenablement de ses enfants [5] », ce masseur-kinésithérapeute qui émet des courriers vindicatifs, injurieux, diffamatoires et mensongers pour se défendre auprès du Conseil départemental [6], ou ce médecin annonçant un cancer par des « des propos alarmistes et techniques, sur un ton abrupt, sec et dénué d'empathie [7] ».

---

1. CE, 26 décembre 2022, n° 455267 : radiation (tout de même), alors que la CDPI avait infligé une interdiction de trois mois d'exercice dont deux avec sursis.
2. Une jurisprudence isolée du Conseil d'État jugeant fautive une lettre « rédigée en termes véhéments » par un médecin à une patiente : CE, 10 mars 1997, n° 167221 (interdiction d'exercer de 8 jours). On retrouve le même mode opératoire, par une sage-femme, *via* des SMS : CDN OSF, 3 juin 2019, n° 40 (manquement associé à de nombreux autres : interdiction de 6 mois).
3. CDN OMK, 24juin 2022, n° 019-2021 et 02-2021 (interdiction de 3 mois, sursis total).
4. CDN OMK, 30 septembre 2016, n° 023-2015 (interdiction d'un mois dont la moitié avec sursis).
5. CDN OM, 15 décembre 2005, n° 9212 (interdiction de 15 jours avec sursis).
6. CDN OMK, 4 mars 2020, *M.C. c./ CD OMK Saône-et-Loire*, n° 011-2017 : ayant couplé ce manquement à un refus de soins explicite du fait du bénéfice du patient à la CMU-C, et à d'autres manquements, le professionnel a été interdit d'exercice pendant 6 mois, dont plus de la moitié avec sursis.
7. CDN OM, 29 juin 2021, n° 14292 : manquement couplé avec la violation du secret professionnel et déconsidération de la profession (interdiction de 15 jours).

À retenir

Si le mot « dignité » paraît parfois éthéré, il n'en est pas moins omniprésent dans le discours déontologique.

Il est le socle de devoirs bien tangibles consistant pour les professionnels de santé à toujours garder à l'esprit qu'ils sont d'abord au service du patient et qu'ils doivent respecter sa personne, sa confiance, ses différences, sa volonté et son besoin d'assistance.

Relèvent de ce socle le respect de la primauté de la personne humaine, le respect du secret professionnel, le respect du libre choix du praticien par le patient, l'interdiction de la discrimination dans le soin et de la discrimination dans l'accès au soin, le devoir d'assistance morale, et une attitude conforme au devoir de respecter la dignité du patient mais aussi de la profession.

CHAPITRE 3

LA DIGNITÉ DE LA PROFESSION

On retrouve ici une définition beaucoup plus maniable de la dignité : celle qui désigne une qualité liée à un rang ou une fonction ou, en l'espèce, une profession. Les professionnels de santé sont des dignitaires. Ils doivent être à la hauteur de la dignité conférée par leur statut et leur profession.

Le respect absolu de *l'indépendance professionnelle* vu plus haut est une condition *sine qua non* du respect de la dignité de la profession, sur laquelle elle repose énormément. Au-delà, deux grands principes émergent : un devoir de compétence, et un devoir de moralité.

1 / Compétence

Le principe de compétence, absolument indispensable à l'exercice d'une profession de santé, ne doit pas être confondu avec la question de l'insuffisance professionnelle. Cette dernière n'est pas déontologique ni disciplinaire, bien qu'elle relève également des institutions ordinales (les conseils régionaux) qui peuvent décider de la suspension temporaire du droit d'exercer pour insuffisance professionnelle, ou en raison d'une infirmité ou d'un état pathologique rendant dangereux l'exercice de sa profession.

Sur le plan déontologique, le principe fait appel à la conscience professionnelle du praticien qui doit s'abstenir d'agir en dehors de sa compétence, maintenir ses connaissances à jour, et mettre ses compétences au service de la protection de la santé.

1. Agir dans les limites de sa compétence

Les limites de compétences des médecins sont abordées dans les règles d'exercice de la profession lui interdisant d'intervenir dans des « domaines qui dépassent ses connaissances, son expérience et les moyens dont il dispose [1] ». Elles sont plus frontalement abordées pour les autres professions. Ainsi, le chirurgien-dentiste [2], la sage-femme [3], l'infirmier [4] ou le masseur-kinésithérapeute [5] ne doivent pas effectuer des actes, donner des soins ou formuler des prescriptions dans les domaines qui dépassent leur compétence professionnelle. Pour les pharmaciens, cette obligation est rappelée dans le cadre de l'assistance à personne en « danger immédiat [6] », et, plus spécifiquement pour les pharmaciens d'office et de pharmacie à usage intérieur, dans le cadre des conseils et du soutien qu'ils doivent apporter au patient [7]. Les pédicures-podologues semblent avoir été oubliés.

Mais, que cette obligation soit formellement inscrite ou non dans le code de déontologie, elle est sous-jacente à de nombreuses autres obligations déontologiques. Ainsi en va-t-il de l'obligation d'assurer des soins consciencieux, fondés sur les données acquises de la science, en faisant le cas échéant appel à des tiers compétents. Il s'agit là, généralement, du premier des devoirs envers les patients [8]. Le professionnel qui

1. Art. R. 4127-70 CSP.
2. Art. R. 4127-204 CSP : inscrit au titre des devoirs généraux.
3. Art. R. 4127-313 CSP : inscrit au titre des devoirs généraux.
4. Art. R. 4312-10 CSP : inscrit au titre des devoirs envers les patients.
5. Art. R. 4321-113 CSP : inscrit au titre des règles d'exercice de la profession.
6. Art. R. 4235-7 CSP.
7. Art. R. 4235-48 CSP.
8. Art. R. 4127-32 CSP pour les médecins, R. 4127-233 pour les chirurgiens-dentistes, R. 4312-10 pour les infirmiers, R. 4321-80 pour les masseurs-kinésithérapeutes, R. 4322-53 pour les pédicures-podologues.

manque à ce premier devoir peut légitimement faire suspecter un problème de compétence, laquelle est manifestement manquante dans de nombreuses affaires portées devant les juridictions ordinales. Si on ajoute les comportements charlatans ou faisant courir des risques, l'incompétence surgit assez nettement.

Pour des illustrations presque caricaturales, relevons le cas de ce médecin, sanctionné à plusieurs reprises par les juridictions ordinales, pour finalement faire l'objet d'une radiation, et qui avait sollicité un relevé d'incapacité, comme les textes l'y autorisent, trois ans après une radiation [1] :

> Il résulte de l'instruction que le Dr A a, au cours de sa carrière, commis de nombreux manquements graves à ses obligations déontologiques : manquement au principe de moralité et de probité, manquement à l'obligation d'élaborer son diagnostic avec le plus grand soin, manquement à l'obligation de ne pas faire courir au patient un risque injustifié. Ces différents manquements ont justifié, en raison de leur gravité, que soit prononcée à son encontre, à plusieurs reprises au cours des années 2000 à 2008, la sanction de l'interdiction d'exercer la médecine, pour des durées de deux mois à un an selon le cas, puis finalement la sanction de la radiation du tableau de l'Ordre des médecins confirmée par la décision du 22 mars 2011 de la Chambre disciplinaire nationale de l'Ordre des médecins. Si le Dr A s'est par ailleurs acquitté de toutes les sanctions de nature civile ou pénale qui lui ont été infligées, les regrets qu'il exprime ne sont pas en eux-mêmes de nature à établir qu'il ne présente pas de risque de récidive alors que, au surplus, il continue de soutenir que la sanction de la radiation à lui infligée était disproportionnée [2].

1. Art. L. 4124-8 CSP.
2. CDN OM, 7 décembre 2020, *Dr A.*, n° 14767.

2. Développement professionnel continu et certification périodique

Pour répondre à cet objectif de compétence, chaque profession de santé est tenue d'entretenir et de perfectionner ses connaissances dans le cadre de la formation continue. Le code de déontologie des pharmaciens se borne à prescrire le devoir d'actualiser ses connaissances [1], celui des chirurgiens-dentistes précise que ce devoir est « notamment » rempli en participant à des actions de formation continue [2]. Toutes les autres professions font l'objet d'une prescription précise de respecter leur « obligation de développement professionnel continu [3] » (DPC) posée par la loi pour toutes les professions de santé, et consistant à justifier par période de trois ans, de leur en engagement dans cette démarche [4]. La loi est venue ajouter une obligation de certification périodique, applicable au 1er janvier 2023 [5]. Cette procédure vise à garantir le maintien des compétences, la qualité des pratiques professionnelles, et l'actualisation et le niveau des compétences, et les professionnels des sept professions de santé étudiées doivent s'y soumettre tous les six ans.

Il reviendra aux Ordres professionnels de vérifier le respect de cette obligation. Il leur revient déjà de vérifier le respect des obligations liées au DPC et, le cas échéant, d'engager une procédure disciplinaire envers ceux qui le méconnaissent. On ne trouve qu'une seule occurrence dans la jurisprudence ordinale, dans laquelle il n'a pas été donné suite aux poursuites dès lors que le conseil départemental n'avait pas formellement demandé au médecin de suivre une formation [6]. Cette

1. Art. R. 4235-11 CSP.
2. Art. R. 4127-214 CSP.
3. Art. R. 4127-11 CSP pour le médecin, R. 4127-304 pour la sage-femme, R. 4312-46 pour l'infirmier, R. 4321-62 pour le masseur-kinésithérapeute et R. 4322-38 pour le pédicure-podologue
4. Art. L. 4021-1 CSP.
5. Ord. n° 2021-961 du 19 juillet 2021 relative à la certification périodique de certains professionnels de santé.
6. CDN OM, 30 janvier 2012, n° 11029.

jurisprudence de 2012, au demeurant non fructueuse et discutable (en quoi une obligation déontologique doit-elle faire l'objet d'un rappel avant d'être sanctionnée ?), est restée isolée. En 2019, la Cour des comptes reprochait une absence totale de contrôle des conseils départementaux (de l'Ordre des médecins) sur l'actualisation des compétences des médecins [1]. En juin 2023, elle note des efforts en ce sens [2]. On relève depuis une seule sanction ordinale prise sur ce fondement. Un médecin radiologue n'avait suivi aucune formation en imagerie depuis quinze ans, et les dernières étaient soit non validées, soit non établies. Au terme d'une interprétation franchement discutable de l'obligation par la chambre disciplinaire, qui avait sans doute confondu les mécanismes de responsabilité civile avec ceux des manquements déontologiques, celle-ci avait écarté le manquement aux obligations de DPC au motif que cette absence de formation n'avait pas eu de conséquence dommageable. La chambre disciplinaire nationale a dû rappeler que cela était indifférent mais n'a toutefois prononcé qu'un blâme [3]. Il existe pourtant, pour les instances disciplinaires des professions médicales, la possibilité de prononcer des injonctions de formation [4]. Aucune jurisprudence n'a été trouvée pour les autres professions de santé, à l'exception tout à fait notable de l'Ordre des sages-femmes. Les juridictions disciplinaires de l'Ordre des sages-femmes sont plus vigilantes, voire plus zélées. L'absence de production d'éléments justifiant que le professionnel a satisfait à son obligation de continue constitue à elle seule une faute déontologique [5]. La justification de la réalité d'une actualisation des compétences, qui ne se traduit pas par une

1. Cour des comptes, *L'Ordre des médecins*, Rapport public thématique, 2019, Doc. fr., 187 p.

2. Cour des comptes, *Rapport annuel sur le suivi des recommandations des juridictions financières*, juin 2023, p. 97.

3. CDN OM, 11 juin 2020, *Dr. A.*, n° 13648.

4. Art. L. 4124-6-1 CSP.

5. CDPI OSF, 5 janvier 2018, n° 201701.

compétence dans les faits, est une faute déontologique sanctionnée sur le fondement du manquement à l'obligation de DPC [1].

Les juridictions ordinales déduisent parfois, à travers les éléments de l'instruction, ceux qui établissent l'absence de mise à jour des connaissances. Les sages-femmes s'illustrent à nouveau sur ce point. Ainsi, la non-utilisation d'un partogramme, document de suivi de travail recommandé lors de l'actualisation des connaissances, montre que cette actualisation des connaissances n'a pas eu lieu [2]. De même, l'absence de prescription d'un traitement antibiotique au plus tard dix-huit heures après la rupture prématurée des membranes montre une méconnaissance des recommandations de bonne pratique constitutive d'un manquement, et justifiant une injonction de suivre une formation [3]. Du côté des pharmaciens, l'ignorance de l'indication de la kétamine, de ses conditions de délivrance et du risque de son détournement, et l'ignorance de la réglementation relative à la prescription et à la délivrance de méthadone, établissent un « défaut d'actualisation des connaissances d'autant plus grave qu'il porte sur des médicaments particulièrement sensibles, susceptibles de donner lieu à d'importants détournements et que leur délivrance non maîtrisée fait courir des risques graves à la santé publique [4] ».

3. Apporter son concours à la protection de la santé

Pour toutes les professions de santé, l'obligation d'apporter son « son concours à l'action entreprise par les autorités compétentes en vue de la protection de la santé » est inscrite au rang des devoirs généraux [5], sauf pour le pédicure-podologue,

1. CDPI OSF, 15 avril 2019, n° 20180203 : cette solution est discutable.
2. CDPI OSF, 27 octobre 2009, n° 2009-01.
3. CDN OSF, 16 décembre 2020, n° 43.
4. CDN OP, 4 juillet 2016, n° 2189.
5. Art. R. 4127-12 CSP pour les médecins, R. 4127-202 pour les dentistes ; R. 4127-302 pour les sages femmes ; R. 4235-8 pour les pharmaciens ; R. 4312-8 pour les infirmiers, R. 4321-63 pour les masseurs-kinésithérapeutes.

où l'obligation est inscrite au titre des modalités d'exercice de la profession [1]. Cette obligation est dédoublée pour le pharmacien, qui doit « veiller à ne jamais favoriser, ni par ses conseils ni par ses actes, des pratiques contraires à la préservation de la santé publique [2] ».

L'obligation ainsi posée revêt parfois une élémentaire obligation de vigilance sur les consignes données par les autorités [3], mais elle revêt essentiellement celle de ne pas déconsidérer les politiques publiques de santé. Il est parfaitement évident que les professionnels de santé qui auront, publiquement ou non, critiqué la campagne de vaccination contre le Covid-19, déconseillé le vaccin (hors raisons médicales) et qui se seront soustraits à l'obligation vaccinale, pourraient tous être sanctionnés sur ce fondement. Pour l'heure, les illustrations jurisprudentielles ne sont pas encore accessibles, et les jurisprudences disponibles portent essentiellement sur la profession de médecin et celle de pharmacien. Ainsi, commet un manquement ce médecin déconsidérant les actions publiques engagées en matière de dépistage de cancer du sein [4] ; ou ce médecin mettant en location, en dehors de l'exercice de sa profession, des logements insalubres [5] ; où cette société de médecins ne respectant pas les règles relatives à la médecine du travail pour ses employés [6], ou cette pharmacienne ayant constamment refusé de porter un masque pendant la crise sanitaire [7].

Ce manquement est finalement très proche de celui tendant à déconsidérer la profession, auquel il est le plus souvent combiné.

1. Art. R. 4322-91 CSP.
2. Art. R. 4235-10 CSP.
3. Pour un pharmacien, il faut retirer immédiatement des rayons de l'office un produit qui a fait l'objet de mesures de rappel : CDN OP, 28 mars 2023, n° AD/05841-2/CN.
4. CDN OM, 26 juin 2021, n° 14292.
5. CDN OM, 31 mai 2018, n° 13402.
6. CDN OM, 22 novembre 2011, n° 10710.
7. CDN OP, 5 juillet 2023, n° AD/06460-3/CN.

En outre, et alors que l'obligation est inscrite dans la section relative aux « règles d'exercice » de la profession, la question de l'obligation de participer à la *permanence des soins* pourrait être remontée au rang des grands devoirs généraux. Il s'agit d'assurer une véritable mission de service public [1]. Il s'agit également d'un grand devoir envers les patients, au-delà de ceux du professionnel. La permanence des soins est présentée par le Conseil national de l'Ordre des médecins comme une « organisation collective, confraternelle et mutualisée de la réponse à des demandes non programmées de soins [2] ». Quoi de plus rattachable aux principes commandant le respect de la dignité de la profession que de mettre sa compétence au service de la permanence des soins ? Pour les hospitaliers ou professionnels salariés, cette mission est notamment assurée *via* les engagements de l'établissement auprès de l'Agence régionale de santé, et les professionnels ne choisissent pas les modalités de leur participation. Pour les libéraux, et plus particulièrement les médecins [3], les chirurgiens-dentistes [4] et les masseurs-kinésithérapeutes [5], l'obligation de participation à la permanence des soins est réalisée selon les modalités qu'ils choisissent « dans le cadre des lois et des textes » qui organisent cette permanence. En l'état du droit, la permanence des soins s'effectue, pour les médecins, sur la base du volontariat [6], soit dans le cadre d'associations de permanence des soins, soit, dans le cadre de régulation médicale au Centre 15 [7]. En l'absence ou en cas d'insuffisance de médecins volontaires constatée dans le secteur concerné, le Conseil départemental de l'Ordre des médecins puis l'ARS

1. Art. L. 6314-1 CSP.
2. CNOM, commentaire sous l'art. R. 4127-77 CSP.
3. Art. R. 4127-77 CSP.
4. Art. R. 4127-245 CSP.
5. Art. R. 4321-120 CSP.
6. Cela pourrait changer au regard de la proposition de loi visant à améliorer l'accès aux soins par l'engagement territorial des professionnels, n° 1175, déposé le 28 avril 2023 à l'Assemblée nationale.
7. Art. R. 6315-1 à R. 6315-6-1 CSP.

peuvent contribuer à compléter le tableau en procédant par étapes pouvant remonter jusqu'au préfet, qui procède alors aux réquisitions nécessaires. La notion de volontariat n'est en revanche pas présente dans les dispositions réglementaires relatives à la permanence des soins dentaires, même si, à l'instar des médecins, des exemptions sont possibles [1].

Pour les médecins, l'essentiel des manquements sanctionnés par la juridiction ordinale concerne un refus de se soumettre à une réquisition. Ainsi, le médecin généraliste qui n'est certes pas volontaire mais qui refuse de signer tous les ordres de réquisition émis, contraignant la structure à ne pas l'inscrire sur le tableau de permanence, méconnaît son obligation de participer à la permanence des soins et s'expose à une interdiction d'exercer [2]. Même chose, mais avec un simple avertissement, pour le médecin qui a prévenu qu'il ne souhaitait pas être de garde un troisième réveillon de Noël de suite et a refusé de se soumettre à l'ordre de réquisition [3]. Enfin, celui qui souhaite se désengager de la permanence des soins ne doit pas se borner à ne plus payer sa cotisation auprès de l'association concernée mais doit faire connaître explicitement sa volonté. Faute de quoi, il peut demeurer inscrit au tableau de permanence et se mettre en situation de manquement pour n'avoir pas assuré sa garde [4]. Pour les chirurgiens-dentistes, la simple absence à un tour de garde conduit à méconnaître l'obligation déontologique de permanence des soins même si le praticien était malade, dès lors qu'il n'avait prévenu personne [5]. En revanche, le chirurgien-dentiste salarié dont l'employeur refuse de mettre à sa disposition les moyens pour assurer la permanence des soins ne peut pas être regardé comme s'étant délibérément abstenu de remplir son devoir [6].

1. Art. R. 6315-7 à R. 6315-9 CSP.
2. CDN OM, 19 avril 2021, n° 14116, n° 14117, n° 14118 (3 espèces).
3. CDN OM, 22 février 2017, n° 12972.
4. CDN OM, 14 février 2013, n° 11327.
5. CDN OCD, 8 septembre 2011, n° 1927.
6. CE, 29 mai 2020, n° 422956.

Pour les masseurs-kinésithérapeutes, l'obligation est inscrite dans la partie du code relative aux règles communes à tous les modes d'exercice mais n'est pas détaillée. En outre, parmi les deux seules jurisprudences disponibles rendues au visa de l'article R. 4321-120, les deux confondent « permanence des soins » et « continuité des soins » [1].

2 / Moralité

Derrière ce concept, on ne trouve en réalité que des interdictions, au sein desquels les comportements susceptibles de « déconsidérer la profession » (1), et les comportements frontalement contraires à la « moralité et à la probité » (2), dont découlent une multitude d'activités proscrites en c qu'elles tendent à instrumentaliser ou commercialiser la profession de santé (3).

1. D'abord, ne pas nuire... à la profession

A / Ne pas déconsidérer la profession

Une formule est dédiée, dans chaque code de déontologie de chaque profession de santé, à l'interdiction d'avoir un comportement de nature à *déconsidérer la profession.* Le professionnel de santé « doit s'abstenir, même en dehors de l'exercice de sa profession, de tout acte de nature à déconsidérer celle-ci [2] ». À l'instar de l'atteinte à la dignité du patient, l'atteinte à la dignité de la profession conduit nécessairement à déconsidérer la profession. Obligation supérieure, obligation balai, ou obligation corollaire ? C'est en tout cas un fondement majoritaire de sanctions ordinales, systématiquement

---

1. CDPI Rhône-Alpes, 8 décembre 2012, n° 2011-04, et CDN OMK, 5 juillet 2016, n° 039-2014.
2. Art. R. 4127-31 CSP pour les médecins, R. 4127-203 pour les chirurgiens-dentistes, R. 4127-322 pour les sages-femmes, R. 4235-3 pour les pharmaciens, R. 4312-9 pour les infirmiers, R. 4321-79 pour les masseurs-kinésithérapeutes, R. 4322-36 pour les pédicures-podologues.

combiné à d'autres, et il est difficile d'en extraire une analyse isolée. Il n'y a finalement que lorsque ce manquement est identifié en dehors de l'exercice de la profession qu'il prend un peu de substance. Comme pour cet infectiologue de l'Institut hospitalo-universitaire de Marseille s'exprimant de manière « peu correcte, discourtoise, voire agressive à l'encontre de médecins et d'autres personnes n'ayant pas cette qualité [1] ». Comme cette sage-femme qui soustrait puis communique, en qualité d'élue municipale, des informations couvertes par le secret médical [2]. Comme le masseur-kinésithérapeute qui s'inscrit finalement en dehors du cadre de sa profession en exerçant l'« ostéopathie équine [3] ». Hormis ces cas particuliers, et pour les actes commis dans le cadre thérapeutique, ce manquement est souvent associé à d'autres manquements aux autres devoirs généraux des professions de santé. La publicité des manquements contribue très nettement à déconsidérer la profession.

On peut en particulier intuitivement associer au devoir de ne pas déconsidérer la profession celui d'être prudent dans ses communications publiques [4] et celui de respecter une obligation de réserve.

B / Communication publique et « obligation de réserve »

La *communication* auprès du public est par principe libre, sous réserve de respecter les autres obligations déontologiques du code [5], d'être « loyale et honnête », de ne pas porter « atteinte à la dignité de la profession » et de ne pas induire le public en erreur [6]. Le Conseil d'État a jugé que cette exigence

1. CDPI OM Nouvelle-Aquitaine, 3 décembre 2021, n° 21-161 et n° 21-175 (blâme).
2. CDN OSF, 12 mai 2010, n° 12 (avertissement).
3. CDN OMK, 23 décembre 2020, *Mme D. c./ CD OMK du Nord*, n° 056-2019.
4. Le code de déontologie des infirmiers rappelle les deux obligations au sein d'un même article R. 4312-9.
5. Voir *infra* s'agissant de l'interdiction de la publicité et du démarchage.
6. Art. R. 4127-19-1 pour les médecins, R. 4127-215-1 pour les chirurgiens-dentistes, R. 4127-310-1 pour les sages-femmes, R. 4235-30 pour les pharmaciens, R. 4312-68-1 pour les infirmiers, R. 4321-67-1 pour les masseurs-kinésithérapeutes, R. 4322-39-1 pour les pédicures-podologues.

déontologique, qui constitue clairement une limite à la liberté d'expression, est justifiée par « l'intérêt général qui s'attache à la bonne information du public sur les questions de santé, laquelle contribue à la protection de la santé publique [1] ». Les illustrations contentieuses sont nombreuses, et ont vocation à se multiplier avec l'explosion de la communication sur les réseaux sociaux. La promotion de techniques non éprouvées et le dénigrement de la vaccination sont des terrains propices. On frôle souvent le charlatanisme mais les juridictions ordinales préfèrent sanctionner sur le terrain de la communication publique. Sont ainsi épinglés : le chirurgien ORL qui présente très favorablement dans la presse la pratique nouvelle de la radiofréquence pour soigner les nodules thyroïdiens alors qu'elle ne constitue pas une technique validée [2] ; le gastro-entérologue et hépatologue faisant état sur des sites Internet d'un traitement par « biorésonance [3] » ; la généraliste qui dénigre, lors d'un entretien dans un journal, le vaccin contre la grippe, en prônant notamment l'homéopathie et la vitamine D et déplorant le lobby pharmaceutique qui entoure ce vaccin [4] ; le très controversé Pr Joyeux, diffusant par voie électronique des messages critiquant la vaccination obligatoire, notamment sous la forme de deux invitations à signer des pétitions respectivement intitulées « Non à la vaccination massive des enfants contre les papillomavirus » et « Vaccin obligatoire : les Français piégés par la loi et par les laboratoires ! » [5] ; le non moins controversé Pr Raoult :

> Le professeur Raoult a, au travers de différents médias, et notamment de sa propre chaîne au sein du média YouTube, donné des informations qui ne s'appuyaient sur aucune donnée confirmée, sans faire preuve de la prudence nécessaire, alors qu'ont existé très rapidement de profondes incertitudes sur les

1. CE, 28 septembre 2022, n° 448293, aux *Tables*.
2. CDN OM, 17 juin 2019, n° 13480 (interdiction temporaire d'un mois).
3. CE, 21 octobre 2015, n° 381754 (un an d'interdiction).
4. CDN OM, 12 juillet 2019, n° 13704 (blâme).
5. CE, 24 juillet 2019, n° 423628 : renvoi à la CDN qui avait annulé la radiation prononcée en CDPI.

traitements appropriés au Covid-19. Il n'a pas eu par ailleurs le souci des répercussions de ses propos et de ses prises de position tranchées auprès du public touché par les médias, alors qu'il savait le crédit qu'une frange de la population lui accordait, notamment à cause de sa notoriété grandissante[1].

Les médecins sont les plus nombreux à prendre des risques en matière de communication car ils sont les plus sollicités par « l'opinion publique[2] ». La chose est plus rare pour les pharmaciens, quoiqu'ils se fassent eux aussi rattraper par des erreurs de communication. Ainsi ce pharmacien ayant annoncé, dans le cadre d'un reportage diffusé sur la chaîne TF1 à 13 heures le 25 mai 2020, que les pharmacies pouvaient désormais pratiquer des tests de dépistage Covid, et ayant été filmé en train de pratiquer un tel test sur une patiente alors que cette possibilité n'est entrée en vigueur que le 11 juillet 2020, qui a « contribué à créer la confusion et l'incompréhension du public » et méconnu son obligation « de contribuer à l'information et à l'éducation du public en matière sanitaire et sociale »[3]. On relève toutefois qu'il n'avait pas tenu de propos remettant en cause une politique de santé publique. Les autres professions ne fournissent pour l'heure pas d'illustration jurisprudentielle, mais la montée en puissance d'un discours dénigrant la vaccination par des membres de l'ensemble des corps, au demeurant corroboré par le refus des professionnels de se faire vacciner, devrait normalement nourrir les procédures ordinales. Seul l'Ordre des sages-femmes met à disposition quelques décisions des chambres disciplinaires de première instance et, déjà, des affaires émergent. Par exemple avec ce collectif de sages-femmes ayant diffusé des documents remettant en cause la

1. CDPI OM Nouvelle-Aquitaine, 3 décembre 2021, n° 21-161.
2. Guillemets de rigueur. Voir P. Bourdieu, « L'opinion publique n'existe pas », *Les Temps modernes*, n° 318, janvier 1973, p. 1292-1309, repris in *Questions de sociologie*, Les Éditions de Minuit, 1980, p. 222-235 ; P. Champagne, *Faire l'opinion*, Paris, Les Éditions de Minuit, 1990, 314 p.
3. CDN OP, 29 avril 2022, n° AD/06221-2/CN.

politique vaccinale contre le Covid-19, à destination de la profession mais également du grand public [1].

L'*obligation de réserve* est consubstantielle à la précédente, d'ailleurs inscrite au sein des dispositions relatives à la communication publique. Seuls les médecins disposent d'une disposition à part dans le code [2]. Cette obligation implique de faire preuve de grande prudence dans les milieux professionnels lorsque le professionnel évoque des procédés non éprouvés, et d'une plus grande mesure encore vis-à-vis du public. Les médecins ont d'ailleurs interdiction formelle de divulguer des hypothèses non éprouvées auprès du public non médical, et commet systématiquement un double manquement (dans sa communication publique et dans son devoir de réserve) lorsqu'il le fait. Par exemple, ce stomatologue qui incite sur son site Internet les patients à remplacer leurs traitements antidépresseur et somnifère par du magnésium, sans assortir ses propos de la moindre réserve ni appel à la prudence [3].

L'*utilisation de pseudonyme* est abordée dans les sections des codes relatifs à l'exercice de la profession mais mérite d'être intégrée dans la partie relative à la communication et au respect de la dignité de la profession. Cette utilisation dans l'exercice d'une profession médicale est une infraction pénale [4], et l'interdiction est dupliquée dans le code de déontologie des médecins [5] et des sages-femmes [6] (pas les chirurgiens-dentistes). Étendue aux infirmiers [7], masseurs-kinésithérapeutes [8] et pédicures-podologues [9], elle est en revanche autorisée « pour des activités se rattachant à sa profession », à condition d'en faire déclaration au conseil départemental de l'Ordre. Il est question d'activités artistiques ou

1. CDPI OSF, 3 mai 2022, n° 202105 (interdiction de 3 mois, sursis de 2 mois).
2. Art. R. 4127-14 CSP.
3. CDN OM 17 juillet 2018, n° 13310 (interdiction de 3 mois).
4. Art. L. 4163-5 CSP.
5. Art. R. 4127-75 CSP.
6. Art. R. 4127-310-2 CSP.
7. Art. R. 4312-50 CSP.
8. Art. R. 4321-118 CSP.
9. Art. R. 4322-47 CSP.

littéraires (par ex. Martin Winckler) et, le plus souvent désormais, il est question de l'utilisation des réseaux sociaux, pour laquelle les professionnels de santé sont appelés à un surcroît de vigilance de la part de leurs Ordres. Il est intéressant de noter que seuls les infirmiers sont concernés par une restriction supplémentaire. Il est en effet interdit à l'infirmier, « agissant à titre privé sous couvert d'un pseudonyme, et quel que soit le moyen de communication utilisé, d'arguer de sa qualité de professionnel sans dévoiler son identité [1] ». Face à l'incompréhension suscitée par cette modification apportée en 2016, le Conseil national de l'Ordre infirmier avait réaffirmé la liberté des infirmiers d'aller sur les réseaux sociaux et d'avoir des pseudonymes en indiquant que l'objectif de cette disposition était « surtout de lutter contre les usurpations du statut d'infirmier pour un usage commercial », ajoutant « on sait que certains se font passer pour des infirmiers pour échanger des conseils contre rémunération » [2]. Cette explication, peu convaincante dès lors que le terrain de l'exercice illégal de la profession d'infirmier est plus adapté, est au demeurant mise à mal par les recommandations de l'Ordre de janvier 2022, où il est écrit noir sur blanc que « l'infirmier qui intervient en cette qualité sur les réseaux sociaux (Facebook, Twitter, Instagram, YouTube...) doit faire preuve de prudence et de modération dans ses propos. Il lui est interdit de faire l'usage d'un pseudonyme [3]. » Or, l'infirmier qui intervient en qualité d'infirmier sur les réseaux sociaux (pour parler de son métier, ou commenter l'actualité ès qualités, mais « à titre privé »), n'intervient pas nécessairement pour exercer sa profession.

Des règles déontologiques beaucoup plus « administratives », quoiqu'encadrant toujours la communication publique, sont également prévues plus loin dans les codes s'agissant du référencement des professionnels dans des

1. Art. R. 4312-50 CSP.
2. C. Bélingard, « Les infirmiers pourront-ils continuer à s'exprimer sur les réseaux sociaux sous pseudonyme ? », *France Info*, 1er décembre 2016.
3. Ordre national des infirmiers, « Recommandations aux infirmiers en matière d'information et de publicité », janvier 2022, 25 p.

annuaires [1], ou de ce qui peut figurer sur leurs *plaques* [2]. Ces règles très directives ne posent pas énormément de problèmes d'interprétation, si ce n'est l'impératif de « discrétion » des plaques, mais qui est une interrogation surmontable et en tout état de cause expliquée par les Ordres [3]. Ces règles n'en sont pas moins méconnues par les professionnels, qui n'échappent pas sur ce point au contrôle des Ordres. En tenant compte de la modification intervenue avec la série de décrets de 2020 prenant acte de ce qu'il fallait adoucir l'interdiction générale et absolue de la publicité, voici quelques illustrations : une plaque « voyante » et « aux dimensions imposantes » comportant la mention en caractères rouge « centre médical d'urgentistes », n'est pas conforme [4], pas davantage qu'une signalisation « qui a la forme d'un totem de 3 mètres 50 sur 1 mètre 20 [5] » ; une plaque mentionnant « médecin esthétique et anti-âge » ne correspond pas aux qualifications reconnues et procède en outre d'un exercice commercial de la médecine [6] ; une plaque et des ordonnances mentionnant des titres que le professionnel ne possède pas sont évidemment interdites [7] ; une plaque mentionnant un

1. Art. R. 4127-80 CSP (médecins), R. 4127-217 (médecins), R. 4127-339-1 (sages-femmes), R. 4235-57 (pharmaciens), R. 4312-69 (infirmiers), R. 4321-123 (masseurs-kinésithérapeutes), R. 4322-72 (pédicures).
2. Art. R. 4127-81 CSP (médecins), R. 4127-218 (chirurgiens-dentistes), R. 4127-340 (sages-femmes), R. 4235-73 (pharmaciens biologistes), R. 4312-70 (infirmiers), R. 4321-125 (masseurs-kinésithérapeutes), R. 4322-74 (pédicures-podologues).
3. Par ex. dans son commentaire sur l'article R. 4127-81 CSP, le CNOM dit clairement que la « dimension de 30 x 25 cm est traditionnellement recommandée » ; dans ses « Recommandations aux infirmiers en matière d'information et de publicité » de janvier 2022, le Conseil national se borne en revanche à recommander « une signalétique de taille raisonnable et d'apparence discrète ». À noter que, dans sa rédaction antérieure, l'article R. 4312-70 mentionnait clairement : « Ces plaques ne peuvent dépasser 25 cm par 30 cm. » Cette précision n'existait que pour les infirmiers. Si une règle déontologique a sauté pour devenir une recommandation à laquelle la règle renvoie, quelle pirouette !
4. CDN OM, 21 octobre 2021, n° 14252.
5. CDN OM, 11 décembre 2014, n° 11126-2.
6. CDN OM, 25 octobre 2019, n° 13419.
7. CDN OM, 4 mars 2015, n° 11983.

diplôme réel mais qui « ne correspondait pas à une qualification complémentaire utile à l'information du patient », n'est pas conforme [1] ; une infirmière ne doit pas faire figurer la mention « sophrologue » sur sa plaque [2] ni apposer un logo trop imposant qui dépasserait « la dimension au plus du format standard d'un A2 (420 × 594 mm) [3] ».

2. Probité

« En toutes circonstances », le médecin doit « respecter les principes de moralité, de probité et de dévouement indispensables à l'exercice de la médecine » [4], le pharmacien doit avoir « un comportement conforme à ce qu'exigent la probité et la dignité de la profession [5] », le masseur-kinésithérapeute [6] et le pédicure-podologue [7] « les principes de moralité, de probité et de responsabilité indispensables à l'exercice » de leur profession respective. L'infirmier, quant à lui, ne doit pas « user de sa situation professionnelle » pour « commettre un acte contraire à la probité » [8]. On constate que la formule manque à l'appel dans les codes de déontologie du chirurgien-dentiste et de la sage-femme, c'est-à-dire pour les deux autres professions médicales. L'article L. 4121-2 du Code de la santé publique charge pourtant les conseils départementaux des professions médicales de veiller au respect des obligations déontologiques et « au maintien des principes de moralité, de probité ». Aucune jurisprudence ordinale des chirurgiens-dentistes ne mentionne jamais le concept de moralité ou de probité. En revanche, et c'est la preuve qu'il

1. CE, 7 octobre 2022, n° 456454, à propos d'un DU d'orthodontie sur la plaque d'un chirurgien-dentiste.
2. CDN OI, 23 novembre 2021, n° 88-2020-00315.
3. La juridiction est ici extrêmement précise dans son argumentation : CDN OI, 31 mars 2022, n° 87-2019-00258.
4. Art. R. 4127-3 CSP.
5. Art. R. 4235-3 CSP.
6. Art. R. 4321-54 CSP.
7. Art. R. 4322-33 CSP.
8. Art. R. 4312-54 CSP.

est vain de rechercher la substance exacte de la moralité ou de la probité, et qu'il s'agit encore là d'un principe matriciel consubstantiel à l'exercice d'une profession de santé, les instances ordinales des sages-femmes ont pu invoquer ces principes, même en l'absence de support dans le code de déontologie [1]. Il n'en demeure pas moins que les autres professions de santé ont toutes repris la formule, et qu'à défaut de définir isolément la moralité, les manquements à la probité (et, par extension, à la moralité), ne manquent pas d'illustrations.

Presque par définition, et en tout cas corrélativement, un manquement déontologique, de quelque ordre qu'il soit, est un manquement à la moralité, et de très nombreuses décisions portant sanction ordinale font mention d'un manquement à la moralité [2]. On trouve néanmoins quelques décisions disciplinaires prises au visa spécifique de ce devoir déontologique. Il n'est pas rare qu'en pareil cas, le manquement constitue purement et simplement une infraction pénale. Après avoir rappelé que le cumul de sanctions pénales et ordinales est parfaitement possible [3], il convient de donner quelques désolantes illustrations. Des sanctions ont été prises à l'encontre d'un médecin qui participait à une vaste opération d'escroquerie consistant à délivrer des ordonnances de complaisance « à partir de listes préétablies de médicaments » pour partager (avec d'autres, dont un pharmacien), « des montants fictifs de remboursement de dépenses de santé » [4] ; à l'encontre d'un pharmacien qui escroquait la CPAM [5] ; à l'encontre du médecin exigeant 10 % du montant de l'indemnisation à venir pour rédiger une expertise médicale [6] ; à

1. Mais en citant tout de même l'art. L. 4121-2 CSP. Voir par ex. CDPI OSF, 25 mai 2020, n° 201902.

2. C'est systématique en cas de relations intimes avec un(e) patient(e), de harcèlement, ou d'agression sexuelle.

3. CE, 27 janvier 2016, *D.*, n° 383514.

4. CDN OM, 13 janvier 2020, n° 13973 (radiation).

5. Infraction retenue par un tribunal correctionnel : CDN OP, 26 janvier 2010, n° 98-D.

6. CDN OM 16 juill. 2018, n° 13110 (interdiction d'exercice de 3 mois, dont 2 avec sursis).

l'encontre d'un médecin généraliste s'affichant qualifié en chirurgie plastique et pratiquant cette spécialité [1] ; à l'encontre d'un médecin généraliste facturant deux fois les mêmes consultations sans remettre ni reçu ni feuille de soin [2] ; à l'encontre d'une sage-femme qui, alors qu'interdite par le juge pénal d'exercer à titre libéral toute profession médicale ou paramédicale suite à des malversations, a continué d'exercer [3] ; un masseur-kinésithérapeute inscrit à l'Ordre avec un faux diplôme [4] ; un infirmier qui profite des troubles cognitifs d'une ancienne patiente à qui il rend visite en Ehpad pour tenter l'établissement d'une donation ou legs par testament olographe [5]. Mention spéciale au médecin membre et trésorier d'un conseil départemental de l'Ordre détournant des fonds au profit du président du même conseil [6].

Le manquement à la probité et à la moralité est également sanctionné pour des comportements tenus en dehors de l'exercice de la profession, pouvant aller du défaut de règlement spontané d'une condamnation [7] ou du non-paiement d'une pension alimentaire [8] à de fausses déclarations relatives à un cambriolage qui n'a pas eu lieu [9] ou à des détournements de fonds au détriment d'un tiers [10].

3. Commercialisation et instrumentalisation

Dans la continuité de l'interdiction de manquer à la moralité et à la probité, de nombreuses dispositions déontologiques interdisent de pratiquer la santé comme un commerce

1. CDN OM, 19 janvier 2022, n° 14238 (interdiction d'un an).
2. CDN OM 27 juin 2017, n° 12874 : interdiction temporaire de 6 mois dont 4 avec sursis.
3. CDPISF, 22 mai 2020, n° 201902 (interdiction totale de 3 ans sans sursis).
4. CDN OMK, 17 janvier 2022, *CN OMK et ARS Pays de la Loire c./ M. V.*, n° 038-2020 et 042-2020 (radiation).
5. CDN OI, 23 janvier 2023, n° 49-2021-00341 (interdiction d'un an, sans sursis).
6. CE 21 janvier 2015, T., n° 370069 (interdiction d'exercer pendant un an).
7. CDN OM, 11 mars 2022, n° 15065 ((interdiction de 2 mois, sursis total).
8. CDN OM 15 mai 2013, n° 11554 (blâme).
9. CE 18 octobre 1989, n° 96417.
10. En l'occurrence, son propre père, vulnérable et décédé depuis : CDN OM, 27 septembre 2019, n° 13813 (interdiction d'un an dont 6 mois avec sursis).

(sauf pour les pharmaciens) (A), et de l'instrumentaliser dans ce même esprit de lucre, voire de fraude (B).

A / Commercialisation de la santé

À l'exception des pharmaciens, l'interdiction d'exercer la profession comme un commerce est commune à tous les Ordres [1]. Par extension, il est également interdit de pratiquer sa profession dans un local commercial et dans tout local « où sont mis en vente des médicaments, des produits ou des appareils [2] » prescrits ou utilisés par eux, de vendre (et même de délivrer) des médicaments ou des appareils [3], de faire usage de leur mandat électif ou fonction administrative pour accroître leur « clientèle [4] » et, surtout, de se livrer à de la *publicité* et au *démarchage*. Ranger cette interdiction au rang des principes protégeant la dignité de la profession est peut-être suranné, et l'on peut y voir avant tout un objectif de protection de la santé publique à travers la loyauté de l'information. Mais la rédaction des codes et les commentaires des codes de déontologie par certains Ordres véhiculent cette vision d'une santé qui ne saurait jamais être entendue comme

1. Art. R. 4127-19 CSP pour les médecins, R. 4127-215 pour les chirurgiens-dentistes, R. 4127-310 pour les sages-femmes, R. 4312-76 pour les infirmiers, R. 4321-67 pour les masseurs-kinésithérapeutes, R. 4322-39 pour les pédicures-podologues.
2. Art. R. 4127-25 CSP pour les médecins, R. 4127-223 pour les chirurgiens-dentistes, R. 4127-321 pour les sages-femmes, R. 4312-77 pour les infirmiers, R. 4321-73 pour les masseurs-kinésithérapeutes, R. 4322-44 pour les pédicures-podologues.
3. Art. R. 4127-21 CSP pour les médecins, R. 4127-311 pour les sages-femmes, R. 4312-31 pour les infirmiers, R. 4321-69 pour les masseurs-kinésithérapeutes (sauf dérogation par le CNOMK), R. 4322-45 pour les pédicures. Les chirurgiens-dentistes, eux, doivent seulement éviter que des personnes non autorisées aient accès aux médicaments et produits qu'ils utilisent (art. R. 4127-231).
4. Le terme « clientèle » est bien celui qui est utilisé, sans doute à dessein, dans les dispositions des codes de déontologie : art. R. 4127-27 CSP pour les médecins, R. 4127-228 pour les chirurgiens-dentistes, R. 4127-323 pour les sages-femmes, R. 4312-78 pour les infirmiers, R. 4321-75 pour les masseurs-kinésithérapeutes, R. 4322-49 pour les pédicures-podologues. Cette interdiction trouverait meilleure place dans des développements consacrés aux conflits d'intérêts.

un vulgaire service lorsqu'il s'agit d'un « contrat moral [1] » et qu'il en va de la « dignité de la profession ». Il s'agit tout de même d'un travail et d'une source de revenu, dans un champ économique qui ne peut pas être totalement détaché du jeu de la concurrence [2].

L'interdiction de la publicité, générale et absolue, a fait couler beaucoup d'encre et fait tomber de nombreuses et parfois lourdes sanctions disciplinaires. Mais le droit de l'Union européenne a permis d'interroger une interdiction aussi totale [3], ce que la jurisprudence de la Cour de justice de l'Union européenne confirmait en 2017 en estimant qu'une telle interdiction était contraire au droit de l'Union européenne [4]. Cela a conduit les formations consultatives du Conseil d'État à anticiper une remise en cause de la réglementation française [5], puis ses formations contentieuses à entériner la nécessité de modifier les textes [6]. L'Autorité de la concurrence concluait pour sa part à la même chose [7]. Entretemps, la Cour de justice de l'Union jugeait clairement que la prohibition générale et absolue de la publicité établie par le droit français était contraire au droit de l'Union européenne [8]. Tous les codes de déontologie ont été modifiés par

1. C'est le cas de l'Ordre des médecins (commentaire de l'article 19 dans : Ordre national des médecins, *Code de déontologie médical et ses commentaires*, juin 2022, p. 95). C'est moins le cas de l'Ordre des masseurs-kinésithérapeutes, qui évoque que l'activité est tout de même une source de revenu (commentaire en ligne de l'article R. 4321-67).

2. CJUE, 12 sept. 2000, *Pavel Pavlov et al. et Stiching Pensioenfonds Medische Specialisten* (aff. jointes C-180/98 à C-184/98) ; Conseil de la concurrence, « Droit de la concurrence et santé », *Rapport annuel 2008*, p. 85-144.

3. J. Moret-Bailly, « Publicité et déontologie », *Les Tribunes de la santé*, 2014/4 (n° 45), p. 31-36.

4. CJUE, 4 mai 2017, *Luc Vanderborght*, C-339/15.

5. Conseil d'État, *Règles applicables aux professionnels de santé en matière d'information et de publicité*, Étude, 3 mai 2028, 138 p.

6. CE, 6 novembre 2019, n° 416948, aux *Tables*.

7. ADLC, décisions n° 19-D-01 (médecins) et n° 19-D-02 (dentistes), 15 janvier 2019.

8. Notamment article 56 du traité sur le fonctionnement de l'Union européenne et directive 2000/31/CE du 8 juin 2000 dite « commerce électronique CJUE,

une série de décrets du 22 décembre 2020, et tous encadrent désormais la communication publique. Le principe est désormais celui de la liberté de communication (voir *supra*), modérée par la loyauté et l'honnêteté, ainsi que l'interdiction de faire appel à des témoignages de tiers, de se comparer à d'autres professionnels du même corps, de promouvoir un recours inutile à des actes de prévention ou de soins, et ne pas induire le public en erreur. La formule relative à l'« interdiction de la publicité » n'apparaît plus dans les codes, mais la publicité commerciale et le démarchage restent logiquement interdits. De plus, toutes les dispositions déontologiques récemment toilettées ajoutent que la communication du professionnel tient « compte des recommandations émises par le Conseil national de l'Ordre ». Tous les conseils nationaux des Ordres prohibent très fermement la publicité commerciale mais donnent des pistes pour promouvoir la faculté de rendre publiques des informations autorisées [1].

La modification de la réglementation aura finalement bien peu d'incidence sur les sanctions disciplinaires, qui seront très probablement identiques à celles qui illustraient le droit antérieur, du temps où la communication était encore plus limitée. Une publicité commerciale, agressive ou subtile, de même qu'une communication imprudente, seront constitutives de manquements déontologiques. Sont des manquements : le fait d'avoir des cartes de visite sans contenu médical mais à seule portée commerciale avec la mention « Médecine esthétique /

4 mai 2018, Aff. C-339/15 et CJUE, 23 octobre 2018, RG, aff. C-296/18 : en l'espèce pour les chirurgiens-dentistes.

1. « Recommandations du Conseil national de l'Ordre des médecins sur les informations susceptibles d'être portées à la connaissance du public par les médecins », février 2021, 7 p. ; Communication professionnelle des chirurgiens-dentistes : « Recommandations et explicitations du Conseil national de l'Ordre des chirurgiens-dentistes », mai 2021, 13 p. ; Ordre national des sages-femmes, « Recommandations relatives à l'information délivrée par la sage-femme », janvier 2021, 13 p. ; Ordre national des infirmiers, « Recommandations aux infirmiers en matière d'information et de publicité », janvier 2022, 25 p. ; Ordre national des masseurs-kinésithérapeutes, « Recommandations relatives à la communication du masseur-kinésithérapeute », avril 2021, 44 p.

Paris et région parisienne », ou de faire figurer sur un site Internet une offre de ristourne avec un lien renvoyant vers le site Internet du professionnel [1]. Même chose pour le chirurgien esthétique qui publie sur son site Internet de nombreuses photos à caractère publicitaire incitant le public à faire appel à ses services ainsi que de nombreuses mentions vantant ses résultats [2], ou pour le praticien tenant un site Internet vantant les « techniques performantes », le « résultat naturel et indétectable » et proposant un premier bilan et une première consultation « gratuits », en s'appuyant sur des photos présentant l'état des patients « avant » et « après » l'intervention [3].

Les pharmaciens ont le droit de faire de la publicité commerciale « lorsqu'elle est autorisée » et à condition qu'elle soit « véridique, loyale et formulée avec tact et mesure [4] ». Il leur est en outre interdit de « solliciter la clientèle par des procédés et moyens contraires à la dignité de la profession [5] ». Cela vise ici les produits qui n'entrent pas dans le monopole pharmaceutique. Les vitrines d'officine sont particulièrement contrôlées s'agissant de la taille et du contenu des affiches promotionnelles, qui ne doivent pas présenter un caractère « excessif », ni porter atteinte à la dignité de la profession. Ce sera le cas d'affiches « recouvrant presque entièrement la surface de celle-ci et comportant des slogans tels que "Trouver moins cher ? Mission impossible" ou annonçant "Les jolis petits prix de mars", "Prix très bas sur toute la ligne" [6] ».

Enfin, la loi n° 2023-451 du 9 juin 2023 visant à encadrer *l'influence commerciale* et à lutter contre les dérives des

1. CDN OM, 17 septembre 2019, n° 13395 (interdiction temporaire d'exercer de 6 mois).
2. CDN OM, 11 mai 2017, n° 13167 (interdiction temporaire de 1 mois dont 15 jours avec sursis).
3. CDN OM, 10 mars 2016, n° 12345 (blâme).
4. Art. R. 4235-30 CSP.
5. Art. R. 4235-22 CSP.
6. CDN OP, 10 mars 2009, n° 220-D.

influenceurs sur les réseaux sociaux est venue encadrer des pratiques qui, normalement, étaient toutes déjà prohibées pour les professionnels de santé puisqu'il s'agit d'une activité commerciale. Elle permet en revanche de s'attaquer aux influenceurs qui ne sont pas des professionnels de santé (loin de là) et qui prônent sur Internet les vertus de méthodes ou produits ayant un lien avec la santé. La loi interdit et réprime en outre formellement de faire la promotion de la chirurgie esthétique à visée purement esthétique et de faire la promotion de l'abstention thérapeutique. Si un professionnel de santé fait, *es qualité*, la promotion interdite d'une méthode ou d'un produit, il double son manquement déontologique d'une infraction pénale.

B / Instrumentalisation de la profession

Dans la continuité de l'interdiction de pratiquer la profession de santé comme un commerce, un certain nombre de dispositions viennent interdire les dérives frauduleuses.

USAGE DU NOM ET DE SA QUALITÉ. – Le médecin [1], le masseur-kinésithérapeute [2] et le pédicure-podologue [3] doivent veiller à l'usage qui est fait de leur nom, qualité et déclarations, surtout pour ne pas prêter, volontairement ou non, le flanc à un usage commercial de ceux-ci. Par exemple, le médecin actionnaire unique d'une société qui commercialise une ligne de produits cosmétiques sous la marque « Dr Vincent A… », indiquant que ces produits avaient été mis au point par le chirurgien et mentionnant l'adresse de la clinique où il exerce et comportant sa photographie, méconnaît le code de déontologie [4]. Avant que les règles ne changent sur la communication publique (voir *supra*), un généraliste avait reçu un blâme pour n'avoir pas été assez vigilant sur l'utilisation de la mention « cardiologue » faite à son sujet dans un document. En effet,

1. Art. R. 4127-20 CSP.
2. Art. R. 4321-74 CSP.
3. Art. R. 4322-40 CSP.
4. CDN OM, 10 mai 2016, n° 12403 (interdiction temporaire d'exercer de 2 ans dont un avec sursis).

s'il était compétent en cardiologie en Suisse et au Canada mais pas titulaire de la qualification en cardiologie selon les règles applicables aux médecins inscrits en France au tableau de l'Ordre, une telle mention ne devait pas être [1]. Il est fort probable qu'une telle sanction soit toujours d'actualité.

Parmi les autres devoirs généraux des professionnels de santé, le *partage d'honoraires* [2] et l'interdiction du *compérage* [3] (entente entre les auteurs pour commettre une tromperie) sont interdits, la première pratique étant souvent mère de la deuxième. Les pharmaciens ne sont pas soumis à l'interdiction du partage d'honoraires mais ne doivent naturellement pas se livrer à quelque forme de compérage [4].

Pour illustrations du partage d'honoraires interdit, au demeurant constitutifs de compérage, le cas de ce médecin qui accepte plus de rendez-vous qu'il n'en assure, se fait remplacer par un confrère, et exige le règlement de l'ensemble des consultations auprès des patients en invoquant l'existence d'une rétrocession [5], ou encore le cas de ce masseur-kinésithérapeute faisant réaliser des actes par un ergothérapeute de son immeuble [6]. Sont particulièrement constitutifs de compérages le fait pour un médecin de mentionner sur des ordonnances le nom du pharmacien devant les exécuter sans que cela soit justifié par la nature des prescriptions [7], ou d'indiquer (avec la complicité du pharmacien) ses horaires sur la

1. CDN OM, 20 décembre 2018, n° 13424 (blâme).
2. Art. R. 4127-22 CSP (médecins), R. 4127-221 (chirurgiens-dentistes), R. 4127-347-1 (sages-femmes), R. 4312-82 (infirmiers), R. 4321-70 (masseurs-kinésithérapeutes), R. 4322-69 (pédicures-podologues).
3. Art. R. 4127-23 CSP (médecins), R. 4127-224 (chirurgiens-dentistes), R. 4127-347-1 (sages-femmes), R. 4312-82 (infirmiers), R. 4321-71 (masseurs-kinésithérapeutes), R. 4322-89 (pédicures-podologues).
4. Art. R. 4235-27 CSP.
5. Cette pratique est également un manquement à l'interdiction de compérage (CDN, 24 octobre 2018, n° 13385 : interdiction temporaire d'exercer de 3 mois, dont 2 avec sursis).
6. CDPI MK Languedoc-Roussillon, 25 octobre 2010, n° 16/37/10 (interdiction 5 mois, dont 3 avec sursis).
7. CDN OM, 27 juin 2017, n° 12874 (interdiction temporaire de 6 mois dont 4 avec sursis, car autres manquements en jeu).

vitrine de la pharmacie voisine dont la croix lumineuse mentionne au demeurant « cabinet médical ouvert [1] », ou de faire exécuter des actes qu'il facture par un chirurgien-dentiste [2] ; ou encore le fait d'effectuer des liposuccions dans une clinique belge et de contracter avec le site Groupon pour proposer une réduction sur leur prix en partageant les sommes versées entre la société Groupon et le médecin [3]. De manière générale, pour toutes les professions de santé, le partage de locaux est un catalyseur de risque de compérage.

Tout document « *de complaisance* » (rapport, attestation, facture, certificat) relève d'une instrumentalisation de la profession rigoureusement interdite [4]. Il est par ailleurs susceptible d'accorder un *avantage injustifié*, également rigoureusement interdit pour l'ensemble des professions de santé [5]. Par exemple, pour un médecin, le fait d'émettre un certificat ne faisant état d'aucune constatation médicale, se prononçant sur le droit de la patiente à l'obtention d'un avantage social telle qu'une aide-ménagère [6], ou de délivrer des arrêts de travail sans même rencontrer le patient [7], ou de mentionner sur une prolongation d'arrêt de travail des éléments ne relevant d'aucune constatation médicale et mettant en cause

1. CNOM, 25 janvier 2022, n° 13549 (interdiction temporaire de 1 an).
2. En l'espèce sanctionné par la Section des assurances sociales : CE, 22 mars 2000, *Papy*, n° 195615 (cassation).
3. CDN OM, 15 mars 2016, n° 12596 (interdiction d'exercer pendant 6 mois dont 3 avec sursis).
4. Art. R. 4127-28 CSP (médecins), R. 4127-213 (chirurgiens-dentistes), R. 4127-335 (sages-femmes, devoirs envers les patientes), R. 4235-3 (pharmaciens, R. 4312-23 (infirmiers), R. 4321-76 (masseurs-kinésithérapeutes), R. 4322-50 (pédicures-podologues).
5. Art. R. 4127-24 CSP (médecins), R. 4127-221 (chirurgiens-dentistes), R. 4127-319 (sages-femmes), R. 4312-24 (infirmiers), R. 4321-72 (masseurs-kinésithérapeutes), R. 4322-43 (pédicures-podologues), à l'exception des pharmaciens, sauf pour les actes de biologie médicale dont les tarifs sont réglementés (art. R. 6211-22).
6. CDN OM, 10 mai 2016, n° 12434 (interdiction temporaire de 2 mois dont un avec sursis).
7. CDN OM, 10 mars 2022, n° 14850 (radiation, mais d'autres manquements graves).

l'employeur (« *burn-out* sur épuisement moral et harcèlement moral ressenti [1] »), ou encore de prescrire des bons de transport en véhicule sanitaire sans que la pathologie le justifie [2]. Pour une sage-femme, le fait de délivrer un certificat de virginité constitue un document tendancieux car, en 2021, la loi a inséré dans le Code de la santé publique [3] l'interdiction pour tout professionnel de santé de délivrer des certificats de virginité [4]. Dans la catégorie des avantages injustifiés, on trouve également l'interdiction de toute *ristourne*, ou toute *commission* de quelque ordre que ce soit, ainsi que l'interdiction, pour les professionnels de santé, de *solliciter ou d'accepter un avantage* injustifié. Cette interdiction déontologique a été considérablement renforcée par la loi « anti-cadeau ».

Toute *fraude* et *abus de cotation* d'actes sont interdits [5] et tombent à ce titre dans le champ d'application des sanctions disciplinaires, techniques, voire pénales.

Pour terminer, figurent au nombre des « devoirs généraux » l'interdiction d'« aide à l'exercice illégal » d'une profession de santé [6], laquelle est constituée par exemple lorsqu'un médecin laisse son assistante pratiquer un acte médical [7] ou son conjoint étudiant en médecine utiliser ses

1. CDN OM, 3 février 2022, n° 14875 (avertissement).
2. En l'espèce sanctionnée par CNOM, SAS, 12 février 2015, n° 5116 (interdiction temporaire de 3 mois de donner des soins aux assurés sociaux, avec un sursis de 2 mois et demi).
3. Art. L. 1110-2-1 issu de la loi n° 2021-1109 du 24 août 2021 confortant le respect des principes de la République.
4. CDPI OSF, 28 décembre 2022, n° 202267 (interdiction temporaire de 3 mois - antécédent de certificat de complaisance).
5. Art. R. 4127-337 CSP (médecins), R. 4127-337 (sages-femmes), R. 4312-81 (infirmiers), R. 4321-77 (masseurs-kinésithérapeutes), R. 4322-43 (pédicures-podologues). Les chirurgiens-dentistes ont été oubliés.
6. Art. R. 4127-30 CSP (médecins), R. 4127-222 (chirurgiens-dentistes), R. 4127-320 (sages-femmes), R. 4235-26 (pharmaciens), R. 4321-78 (masseurs-kinésithérapeutes), R. 4322-99 (pédicures podologues dans le chapitre « dispositions diverses »). Les infirmiers ont été oubliés.
7. En l'espèce, une épilation laser ayant causé une brûlure au second degré : CDN OM, 6 septembre 2017, n° 13036 (3 mois d'interdiction temporaire).

feuilles de soins, son ordonnancier, son cachet et sa carte professionnelle [1] ; ou lorsqu'un masseur-kinésithérapeute fait réaliser des actes en Ehpad par ses deux secrétaires ne disposant évidemment d'aucune qualification [2]. Le Conseil national de l'Ordre des médecins précise que le médecin ne doit pas non plus adresser ou recevoir des patients en présence de radiesthésiste, magnétiseur ou autre guérisseur, ni se faire lui-même soigner par eux [3]. Un lien avec cette interdiction peut être fait avec une jurisprudence d'une chambre disciplinaire de l'Ordre des sages-femmes : au visa de l'interdiction de l'aide à l'exercice de la profession, une sage-femme a été sanctionnée pour avoir (entre autres) indiqué sur son site Internet les coordonnées d'intervenants en tarot de Marseille, psychogénéalogie, sophrologie, et yoga tibétain, massages ayurvédiques, ostéopathie douce, relaxation coréenne et danse orientale en prénatal [4].

À retenir

Une profession de santé est une dignité, une haute fonction.

Elle exige de ceux qui l'exercent un total engagement dans leurs compétences, qui doivent être affûtées et mises au service de la santé publique. Elle exige une attitude qui doit être irréprochable et mesurée, ainsi qu'une communication prudente en public.

Agir en dehors de ses compétences, utiliser les honneurs de la profession à mauvais escient en manquant de moralité ou de probité, revient à la déconsidérer et à porter atteinte à la dignité de la profession et à commettre une faute déontologique majeure.

1. CDN OM, 1er février 2016, n° 12232 (un an d'interdiction dont 9 mois avec sursis).
2. Le manquement est dédoublé en l'espèce par une fraude et un abus de cotation : CDPI pl, 8 juin 2012, n° 04.10.2011.
3. CNOM, « Commentaire du code », juin 2022, p. 117. Pas d'illustration jurisprudentielle.
4. CDPI OSF, 9 juillet 2012, n° 0211.

QUATRIÈME PARTIE

DEVOIRS ENVERS LES PATIENTS

Le respect de la dignité du patient ayant été fixé comme devoir général des professionnels de santé, il restait aux codes de déontologie à préciser, peut-être plus concrètement, les devoirs envers les patients. Tous construits de la même façon (à l'exception du code de déontologie des pharmaciens, qui évoque au demeurant la « clientèle [1] », le « public » ou le « patient » [2]), ils comportent chacun une section consacrée aux « devoirs envers les patients ». Celui des sages-femmes est intitulé « Devoirs envers les patientes et les nouveau-nés », jusqu'à ce que, peut-être, un changement sémantique soit exigé [3].

Les « devoirs envers les patients », qui ont pris un tournant législatif majeur en 2002, en devenant pour beaucoup des « droits des patients », s'articulent essentiellement autour de l'exigence de la qualité des soins (chapitre 1) et de celle de la loyauté des soins (chapitre 2).

1. Art. R. 4235-21 et s. CSP.
2. Art. R. 4235-61 et s. CSP.
3. Juridiquement, la filiation ne change pas pour une femme devenue homme, accouchant d'un enfant : voir S. Paricard, « L'enfant biologique de la personne ayant changé de sexe (suite...) : pour rester mère, père tu deviendras ! », *D.* 2020, p. 2096. Mais le terme « patient » n'est pas lié à la filiation.

CHAPITRE 1

QUALITÉ DES SOINS

La qualité des soins est un tout. Elle ne tient évidemment pas qu'à la compétence technique. Il est attendu des professionnels de santé une véritable philosophie du soin, alliant maîtrise, humanité et conscience.

1 / Humanité

On aurait pu intituler ce développement « qualité des soins et humanisme », car ce mot prend parfois forme dans le langage médical et juridique. Selon l'Académie française, l'humanisme est une « doctrine, attitude philosophique, mouvement de pensée qui prend l'homme pour fin et valeur suprême, qui vise à l'épanouissement de la personne humaine et au respect de sa dignité [1] ». C'est un bien grand mot pour la médecine, car il convoque d'autres concepts tels que l'empathie, l'humanité ou la compassion [2]. Chez les juristes, qui n'ont pas toujours assez peur des trop grands mots, l'expression apparaît en 1956 en droit de la responsabilité médicale avec la formule « faute contre

1. Dictionnaire de l'Académie française, en ligne : https://www.dictionnaire-academie.fr/
2. J. Ferry-Danini, *Une critique de l'humanisme en médecine. La « médecine narrative » et la « phénoménologie de la médecine » en question*, thèse, philosophie, Paris 1, juin 2019, 339 p.

l'humanisme [1] ». Elle demeure d'ailleurs davantage dans le giron de la responsabilité médicale que dans celui de la déontologie médicale, et n'est au demeurant utilisée que par les juristes de droit privé [2] et par le juge judiciaire [3] (pas par le juge administratif et peu par la doctrine publiciste). Dans le droit de la responsabilité médicale, elle est systématiquement opposée à la faute « technique » et renvoie aux manquements aux devoirs inhérents au ministère du médecin et à la violation des droits subjectifs du patient [4], c'est-à-dire « à la violation du respect de la personne humaine et de sa dignité, plus généralement donc à la violation du devoir de conscience [5] ». Pour la doctrine, le manquement au devoir d'information du médecin (devenu droit à l'information du patient en 2002 [6]) est la faute d'humanisme par excellence [7]. Curieusement, les Ordres s'approprient assez peu le terme alors qu'ils sont pourtant plutôt à l'aise avec l'abstraction. Le site Internet de l'Ordre des médecins ne l'emploie qu'une

1. R. Savatier, J.-M. Auby, J. Savatier *et al.*, *Traité de droit médical*, Librairies techniques, 1956, p. 476.

2. M. Harrichaux, « Responsabilité médicale, fautes contre l'humanisme », Traité de droit médical, fasc. 18-1, 2005, spéc. n° 40. ; S. Porchy, « Redéfinition par la Cour de cassation des critères de l'information médicale », *D.* 1999, p. 145 ; F. Vialla, « La faute d'humanisme », RGDM, n° 17, 2013, p. 61-81. ; B. Muller, « Les fautes techniques et les fautes d'humanisme dans la jurisprudence de la Cour de cassation », *in* F. Vlalla (dir.), *Les Grandes Décisions du droit médical*, LGDJ, 2009, p. 519.

3. CA Paris, 20 février 1992, *D.* 1993, somm. 30 ; CA Angers, 21 novembre 2017, n° 15/01362 ; TGI Toulouse, Pôle civil, fil 8, 18 décembre 2017, n° 16/01792.

4. M. Lannoy, « Corps à corps : la personne humaine en droit de la responsabilité hospitalière », *RDSS* 2015, p. 117.

5. A. Laude, B. Mathieu, D. Tabuteau, *Droit de la santé*, Puf, 2012, p. 453 et s. ; A. Laude, D. Tabuteau, *Les Droits des malades*, Puf, « Que sais-je ? », 2018, p. 100-118.

6. F. Alt-Maes, « Les deux faces de l'information médicale : vers un nouvel équilibre des relations médecin-malade après la loi du 4 mars 2002 ?», *Gaz. Pal.*,16 décembre 2003 n° 350, p. 3 ; P-L. Vidal, « L'information du patient : le devoir devient un droit ! », *Droit et Santé*, 2001, n° 43, obs. sur CA Poitiers, 23 mars 2011, n° 07/00912, p.529 et s.

7. S. Hocquet-Berg, « La place du défaut d'information dans le mécanisme d'indemnisation des accidents médicaux », *Responsabilité civile et assurances* n° 5, mai 2010, étude 5.

seule fois, au détour d'un document sur la télémédecine, en précisant que « dans ce "nouveau monde numérique", l'Ordre est présent pour y porter d'abord les valeurs de l'humanisme médical[1] ». Celui de l'Ordre des infirmiers évoque, au détour d'un billet de 2009 relatif à la réforme des études, les « valeurs, exigence, performance, professionnalisme et humanisme, qui sont celles des infirmiers et infirmières et qui les animent au quotidien[2] ». Les autres Ordres n'utilisent pas ce terme. L'Académie nationale de médecine, en revanche, l'utilise et le définit très largement comme une « pratique de la médecine et des soins, absolument respectueuse à tout égard de la personne humaine, dans toutes ses dimensions physiques et métaphysiques[3] ». Nous retiendrons ici une déontologie médicale mettant l'humanité du patient au cœur de la relation de soins, laquelle requiert de tenir comme devoirs absolus le respect du consentement et son prérequis, le devoir d'information (1), ainsi que l'accompagnement du patient (2).

1. Information et consentement

L'évolution de la responsabilité médicale a largement contribué à l'affinement des règles déontologiques relatives au recueil du consentement et au devoir d'information. Parfaitement absents dans les codes de déontologie médicale de 1947 et de 1955[4], pas davantage que dans celui de

1. Ordre national des médecins, *Vade-mecum Télém*édecine, septembre 2014, 22 p.
2. Ordre national des infirmiers, « L'Ordre des infirmiers se positionne sur la réforme Licence-Master-Doctorat : reconnaître et prendre en compte l'expertise de la profession », 11 mai 2009.
3. F.-B. Michel, D. Loisance, D. Couturier, B. Charpentier, « Un humanisme médical de notre temps », Académie nationale de Médecine, *Bull.* 2011, 195, n° 6, 1345-1368.
4. Sauf s'agissant de la nécessité de recueillir le consentement des parents pour intervenir sur un mineur, ou celui de la femme majeure pour pratiquer un avortement thérapeutique, ou celui du mari (ou autres « membres de la famille exerçant la puissance paternelle ») pour pratiquer un tel avortement sur une mineure.

1979[1], le manquement au recueil de consentement était pourtant déjà sanctionné par les juridictions civiles[2]. En 1995, le code de déontologie énonce enfin que « le consentement de la personne examinée ou soignée doit être recherché dans tous les cas[3] » et que le médecin « doit à la personne qu'il examine, qu'il soigne ou qu'il conseille, une information loyale, claire et appropriée sur son état[4] », mais il laisse encore une large marge d'appréciation au médecin qui, « dans l'intérêt du malade et pour des raisons légitimes que le praticien apprécie en conscience, un malade peut être tenu dans l'ignorance d'un diagnostic ou d'un pronostic graves[5] ». Il a fallu attendre une modification de 2012 pour que cette exception illégale[6] disparaisse[7].

En ce qui concerne le devoir d'information, et le recueil du consentement à un acte de soins, les codes divergent ici beaucoup, ce qui est suffisamment rare pour être relevé.

C'est la loi, bien davantage que les codes, qui a fixé les règles en 2002. S'agissant de l'information, l'article L. 1111-2 du Code de la santé publique prescrit que « toute personne a le droit d'être informée sur son état de santé ». La loi précise, que « cette information porte sur les différentes investigations, traitements ou actions de prévention qui sont proposés, leur utilité, leur urgence éventuelle, leurs conséquences, les risques fréquents ou graves normalement prévisibles qu'ils comportent ainsi que sur les autres solutions possibles et sur

1. Sauf dans le cas d'une « mutilation » pour motif médical, laquelle requiert l'information des intéressés ainsi que leur consentement.
2. Cass. civ., 28 janvier 1942, *Teyssier, D.* 1942, jur. p. 63 ; *Gaz. Pal.* 1942, 1, jur. p. 177.
3. Décret n° 95-1000 du 6 septembre 1995 portant code de déontologie médicale, art. 36.
4. Art. R. 4127-35 CSP.
5. Décret n° 95-1000 du 6 septembre 1995 portant code de déontologie médicale, art. 35.
6. J. Moret-Bailly, « Les évolutions récentes des règles d'exercice des professions de santé », *RDSS* 2005, p. 593.
7. Décret n° 2012- 694 du 7 mai 2012 portant modification du code de déontologie médicale.

les conséquences prévisibles en cas de refus », et que l'obligation « incombe à tout professionnel de santé dans le cadre de ses compétences et dans le respect des règles professionnelles qui lui sont applicables ». Cette précision implique nécessairement que le médecin donne l'information médicale, l'infirmier donne l'information relative aux actes infirmiers, le masseur-kinésithérapeute l'information relative aux actes de masso-kinésithérapie, etc. La loi Touraine de 2016 a considérablement encadré le fait que l'information doit également porter sur le coût des soins [1]. Le RGPD, quant à lui, a rendu impérative l'information des patients quant au recueil de leurs données personnelles [2].

En ce qui concerne le consentement, l'article L. 1111-4 du Code de la santé publique prescrit qu'« aucun acte médical ni aucun traitement ne peut être pratiqué sans le consentement libre et éclairé de la personne et ce consentement peut être retiré à tout moment ». Chaque disposition prévoit également un aménagement pour chacun de ces droits, en cas d'impossibilité ou d'urgence.

À noter que, pour être « libre et éclairé », le consentement est nécessairement donné après une information complète, ce qui explique la proximité de ces deux droits du patient et de ces deux devoirs déontologiques. Une fois n'est pas coutume, les codes de déontologie n'ont pas tous nécessairement dupliqué ou maintenu ce que la loi avait prescrit. Le code des médecins a conservé la concision du texte de 1995 s'agissant de l'information [3] comme du consentement [4], mais tous les autres ont composé avec l'intervention de la loi de 2002.

Le code des chirurgiens-dentistes n'aborde pas le devoir d'information, et se borne à renvoyer aux dispositions légales

1. Art. L. 1111-3 (modifié) et L. 1111-3-1 à L. 1111-3-5 CSP (créés).
2.. Art. 13 du RGPD.
3. Art. R. 4127-35 CSP, précité.
4. Art. R. 4127-36 CSP : « Le consentement de la personne examinée ou soignée doit être recherché dans tous les cas. »

relatives à l'information sur le coût des soins [1] et au consentement [2]. Il omet de renvoyer à l'article L. 1110-2 s'agissant du devoir d'information quant aux soins *stricto sensu* [3], mais cela ne change rien au fait que les chirurgiens-dentistes sont soumis à une telle obligation, puisqu'elle est légale et qu'elle concerne tout professionnel de santé. De même, le code de déontologie des chirurgiens-dentistes maintient la possibilité de laisser un patient dans l'ignorance d'un diagnostic ou d'un pronostic grave [4], mais il n'y a aucune raison de penser que le droit du patient inscrit dans la loi ne l'emporte pas sur l'anachronisme déontologique. Nous avons là un exemple de ce que le code de déontologie peut être silencieux sans que les devoirs déontologiques disparaissent. La juridiction de l'Ordre des chirurgiens-dentistes sanctionne d'ailleurs fréquemment le défaut d'information (le plus souvent associé à un défaut de recueil de consentement), par exemple pour avoir dévitalisé une dent sans prévenir [5], ou pour avoir changé de traitement en cours de soins [6], ou posé une couronne plutôt qu'une autre, la circonstance que les soins soient gratuits ou identiquement pris en charge n'étant « pas de nature à délier le praticien de son devoir d'information et de son obligation de recueillir le consentement de la patiente [7] ».

---

1. Art. R. 4127-240 CSP : « Le chirurgien-dentiste se conforme aux dispositions des articles L. 1111-3-2 et L. 1111-3-3 en ce qui concerne l'information du patient sur les frais. »
2. Art. R. 4127-236 CSP : « Le consentement de la personne examinée ou soignée est recherché dans tous les cas, dans les conditions définies à l'article L. 1111-4. »
3. C'était le cas jusqu'à une modification en 2021, mais c'était une erreur car l'article R. 4127-236 CSP disait : « Le consentement de la personne examinée ou soignée est recherché dans tous les cas, dans les conditions définies à l'article L. 1111-2 » (c'est l'article L. 1111-4 sur le consentement). À noter toutefois qu'aucune jurisprudence postérieure à cette modification n'est disponible au moment de la présente rédaction mais il n'y a aucune raison de ne pas en retrouver par la suite.
4. Art. R. 4127-239 CSP (aucune jurisprudence).
5. CDN OCD, 26 octobre 2016, n° 2394 (avertissement).
6. CDN OCD, 31 mai 2017, n° 2490 (blâme).
7. CE, 12 février 2020, n° 425722, aux *Tables*.

Le code de déontologie des sages-femmes n'aborde pas l'information ni le consentement, et comporte même quelques anachronismes illégaux. Il a par exemple également conservé l'exception à laquelle les médecins ont renoncé, en prévoyant que « pour des raisons légitimes que la sage-femme apprécie en conscience, une patiente peut être laissée dans l'ignorance d'un diagnostic ou d'un pronostic grave la concernant [1] ». De même, mais cela s'explique mieux, il prévoit que « la volonté de la patiente doit être respectée dans toute la mesure du possible [2] ». « Dans la mesure du possible » renvoie à l'idée de composer avec la volonté de la patiente, ce qui parait parfaitement incompatible avec la loi de 2002. Toutefois, on comprend la dimension inéluctable d'un accouchement, et l'impossibilité de respecter par exemple, le refus de certains actes indispensables, voire de recueillir le consentement pour chacun d'eux. Certaines jurisprudences sont même très souples sur les obligations. Ainsi, une chambre de première instance estime que « les règles concernant l'information et le consentement de la parturiente édictées par le Code de la santé publique doivent être appréciées avec souplesse au moment de l'accouchement », et que « le bon sens ne saurait exiger que l'intéressée ait été appelée à donner expressément son consentement sur chacun des actes médicaux pratiqués au cours du travail d'expulsion » [3]. Mais les circonstances de l'accouchement ne devraient pas assouplir le devoir d'information [4], en dehors des exceptions légalement prévues, telles que l'urgence. En tout état de cause, l'absence de dispositions spécifiques dans le code de déontologie des sages-femmes

1. Art. R. 4127-330 CSP. L'article précise « sous réserve des dispositions de l'article L. 1111-7 » mais cet article concerne le droit des patients à accéder à son dossier médical.
2. Art. R. 4127-306 CSP.
3. CDPI OSF, 5 janvier 2018, n° 2017-02.
4. Ce que la CDPI citée sanctionne d'ailleurs en infligeant un blâme à la sage-femme qui aurait dû informer de la pratique d'une épisiotomie, « eu égard au caractère invasif de ce geste, indépendamment même de l'appréciation de sa nécessité ».

n'empêche néanmoins toujours pas les juridictions ordinales de sanctionner le défaut d'information ou de recueil de consentement, sur le fondement des dispositions de la loi s'il le faut [1].

Le code des infirmiers, rédigé le plus récemment, a choisi de renvoyer à la loi tout en la dupliquant. Après avoir prescrit que « l'infirmier met en œuvre le droit de toute personne d'être informée sur son état de santé dans le respect de ses compétences professionnelles », ce qui pouvait suffire, l'article R. 4312-13 décline les modalités et le contenu de cette information. En ce qui concerne le consentement, il reprend la formule du code de déontologie des médecins : « Le consentement libre et éclairé de la personne examinée ou soignée est recherché dans tous les cas [2]. » Aucune jurisprudence ordinale portant sur un manquement à l'une ou l'autre de ces obligations n'est à ce jour accessible.

Le code des masseurs-kinésithérapeutes paraphrase la loi, en prescrivant que, « dans les limites de ses compétences », il « doit à la personne qu'il examine, qu'il soigne ou qu'il conseille, une information loyale, claire et appropriée sur son état, et les soins qu'il lui propose » [3], et reprend également la formule de code de déontologie des médecins en ce qui concerne le consentement [4]. Il renvoie par ailleurs à la loi s'agissant de l'information sur le coût des soins [5]. Pour illustration sur ce dernier point, un masseur-kinésithérapeute qui ne précise pas la part des actes de kinésithérapie (remboursés) et d'ostéopathie (facturées hors nomenclature) dans le traitement mis en œuvre ni quelles manipulations relève de l'une ou de l'autre commet un manquement [6]. Plus généralement,

1. CDN OSF, 4 juin 2019, n° DC39 (pas de manquement retenu en l'espèce).
2. Art. R. 4312-14 CSP.
3. Art. R. 4321-83 CSP.
4. Art. R. 4321-84 CSP.
5. Art. R. 4321-98 CSP.
6. Et bien d'autres en l'espèce, notamment en ce qui concerne la pratique de l'ostéopathie : CDN OMK, 24 juin 2022, n° 019-2021, 020-2021 (interdiction temporaire, sursis de 3 mois).

les actes de masso-kinésithérapie impliquent par définition des manipulations, du toucher, et il est particulièrement important pour les praticiens d'informer sur les modalités et finalités des gestes qu'il effectue. Ainsi, une action thérapeutique sur la région sacro-iliaque peut impliquer de baisser un vêtement ou écarter un sous-vêtement et nécessite évidemment une information [1]. Bien évidemment, un masseur-kinésithérapeute ne doit pas manipuler un enfant chez qui il croit voire une boîterie pour laquelle il n'est même pas consulté et chez lequel il se rend en tant que voisin en l'absence des parents, sans évidemment informer les parents ni recueillir leur consentement [2].

Le code des pédicures-podologues a également paraphrasé la loi, en prescrivant que « toute personne a le droit d'être informée par le pédicure-podologue des examens et bilans qu'il envisage de pratiquer ou de faire pratiquer ainsi que des différentes investigations, traitements ou actions de prévention qu'il lui propose de réaliser. Le pédicure-podologue doit notamment l'informer sur leur utilité, leurs conséquences, les risques envisageables normalement prévisibles qu'ils comportent, les autres solutions et les conséquences possibles en cas de refus [3] » et renvoie à celle-ci s'agissant de l'information sur les coûts des soins. Aucune mention, en revanche, du recueil de consentement, ni d'ailleurs aucune jurisprudence ordinale disponible sur ces deux devoirs déontologiques mais, à l'instar des autres professions de santé, il est évident que les juridictions ordinales pourront prononcer des sanctions au visa de la loi.

Il est intéressant d'observer la disparité des codes de déontologie sur des questions aussi centrales de la relation de soin, et il est important d'admettre que la loi, lorsqu'elle a

1. CDN OMK, 19 septembre 2002, n° 047-2021 (avertissement).
2. CDN OMK, 25 janvier 2019, n° 011-2018 et 012-2018 (radiation : le lecteur doit comprendre qu'il s'agit là de la moins grave des fautes déontologiques commises par le praticien).
3. Art. R. 4322-55 CSP.

proclamé un droit du patient à partir d'un devoir du professionnel, permet d'encadrer, de préserver et de faire contrôler les règles déontologiques.

2. Accompagnement

Le monde de la santé a longtemps tenu la douleur, autant que l'agonie, dans le mépris. L'absence de pathologie *stricto sensu* associée à ces deux phénomènes ne présentait aucun intérêt. Le droit en a fait de même et a même contribué à retarder sa prise en compte avec la loi de 1916 sur les stupéfiants [1], qui a diabolisé les antalgiques puissants. Le Conseil national de l'Ordre des médecins évoque également, dans son commentaire du code de déontologie, une certaine doctrine du dolorisme et la volonté de respecter la « douleur symptôme » alors nécessaire au diagnostic. Il a fallu attendre les années 1990 pour que le législateur intervienne. D'abord en prescrivant en 1995 que les établissements de santé (publics seulement) « mettent en œuvre les moyens propres à prendre en charge la douleur des patients qu'ils accueillent [2] », puis avec la loi de 1999 relative aux soins palliatifs visant « à soulager la douleur, à apaiser la souffrance psychique, à sauvegarder la dignité de la personne malade et à soutenir son entourage [3] ». Les soins palliatifs ont permis de considérer la souffrance et le confort comme un tout, incluant la dimension physique et la dimension psychique. Le code de déontologie médical de 1995 avait pris acte de la tendance à l'article 37, en indiquant que « en toutes circonstances, le médecin doit s'efforcer de soulager les souffrances de son malade, l'assister moralement ». Le soulagement des souffrances est néanmoins pensé dans la seule fin de vie. Ce n'est qu'avec la loi de 2002

---

1. Loi du 12 juillet 1916 concernant l'importation, le commerce, la détention et l'usage des substances vénéneuses, notamment l'opium, la morphine et la cocaïne, *JORF* 14 juillet 1916, p. 6254.
2. Loi n° 95-116 du 4 février 1995 portant diverses dispositions d'ordre social.
3. Loi n° 99-477 du 9 juin 1999 visant à garantir le droit à l'accès aux soins palliatifs.

que le droit de ne pas souffrir est étendu à tous. Même ceux qui ne vont pas mourir. Aux termes de l'article L. 1110-5, alinéa 4, du Code de la santé publique : « Toute personne a le droit de recevoir des soins visant à soulager sa douleur. Celle-ci doit être en toute circonstance prévenue, évaluée, prise en compte et traitée. »

Pour reprendre le serment d'Hippocrate, le patient doit être accompagné dans ses souffrances et dans sa fin de vie, sans obstination déraisonnable.

A / Accompagnement dans les souffrances

Les médecins, les infirmiers et les masseurs-kinésithérapeutes sont déontologiquement tenus, par leurs codes respectifs [1], de soulager la souffrance en toutes circonstances. Très curieusement, les codes des chirurgiens-dentistes et des sages-femmes ne comportent pas une telle prescription alors qu'ils pratiquent des soins qui, dans l'imaginaire collectif, sont les plus douloureux. Le code des pédicures-podologues ne mentionne pas non plus un tel devoir. Toutefois, à l'instar du devoir d'information et du recueil du consentement, le droit de ne pas souffrir est devenu un droit du patient, et tous les professionnels de santé sont soumis à ce devoir déontologique.

Un chirurgien-dentiste qui inflige des souffrances ou ne les prévient pas commet une faute déontologique et sera condamné, soit sur le fondement de la loi, soit sur le fondement d'autres obligations déontologiques plus larges telles que celle d'assurer des soins consciencieux [2]. Bien souvent, d'ailleurs, les souffrances émanent de soins dentaires de mauvaise qualité [3]. Il en va de même pour les sages-femmes. En

1. Art. R. 4127-37 CSP pour les médecins, R. 4312-19 pour les infirmiers, R. 4321-85 pour les masseurs-kinésithérapeutes.
2. CDN CD, 16 mars 2015, n° 2277 : retard à « remédier à la forte douleur réactionnelle » consécutive à un défaut de protection de la racine des dents (interdiction d'exercer de 2 mois avec sursis).
3. CDN CD, 17 décembre 2009, n° 1788 : ensemble de gestes mal réalisés, bridges descellés, racine irritée (interdiction 6 mois dont 3 avec sursis).

dépit du silence de leur code sur la prévention et le soulagement des souffrances, elles sont soumises à la loi et les juridictions ordinales sanctionnent les manquements sur ce fondement, ainsi que sur des devoirs déontologiques plus généraux, tels que le respect de la dignité [1]. Aucune jurisprudence n'émerge pour les pédicures-podologues ou pour les infirmiers.

Au visa des dispositions des codes de déontologie qui le prévoient, les illustrations jurisprudentielles ne manquent pas pour les masseurs-kinésithérapeutes ou les médecins. Un masseur-kinésithérapeute réalisant des soins avec un appareil qui occasionne des brûlures sans jamais répondre aux appels de la patiente, puis sans prendre en charge ces brûlures, ni même tenter d'apposer du froid, commet un manquement [2]. Même chose pour le praticien qui non seulement n'intervient pas, mais s'amuse de la vive douleur ressentie par un patient, danseur professionnel, lors d'un exercice. En sous-évaluant « l'impact des soucis de M. A. sur son état psychologique, la douleur provoquée par le dernier exercice réalisé par celui-ci et l'inquiétude de ce dernier de s'être blessé », le masseur-kinésithérapeute a manqué à ses obligations d'accompagnement [3]. Un médecin qui n'opte pas pour le mode anesthésique adapté et poursuit les soins sur une patiente exprimant de vives douleurs manque à son obligation d'accompagnement de la douleur physique [4]. Celui qui refuse de façon discourtoise de répondre aux demandes relatives au moyen de soulager les souffrances d'un patient suite à l'annonce de son cancer et se bornant à l'orienter vers d'autres professionnels pour obtenir ces informations méconnaît son obligation de s'efforcer de soulager les souffrances du malade par des

1. CDN OSF, 12 octobre 2020, n° 44 : accouchement à domicile catastrophique et soulagement de la douleur avec de l'homéopathie (interdiction d'exercer pendant 2 ans).
2. CDN OMK, 14 juin 2021, n° 007-2019.
3. CDN OMK, 27 juin 2022, n° 044-2020 (blâme).
4. CDN OM, 20 novembre 2012, n° 11299 (avertissement).

moyens appropriés à son état et de l'assister moralement en toutes circonstances [1].

En matière déontologique, l'accompagnement des souffrances ne vise pas tellement à l'empêcher (c'est parfois impossible), mais à la prendre en considération et à la maîtriser.

B / Accompagnement dans la fin de vie

LES SOINS PALLIATIFS. – L'accompagnement de la fin de vie au sens large fait potentiellement intervenir tous les professionnels de santé, notamment dans le cadre des soins palliatifs qui sont, aux termes de la loi, des « des soins actifs et continus » visant « à soulager la douleur, à apaiser la souffrance psychique, à sauvegarder la dignité de la personne malade et à soutenir son entourage » [2]. On peut exclure les sages-femmes, mais tous les autres professionnels de santé sont concernés par le confort recherché dans les soins palliatifs. Pourtant, seuls les codes de déontologie des infirmiers et des médecins abordent la question de la fin de vie, du mourant, et de ses derniers instants. L'infirmier et le médecin doivent aider le patient à accéder aux soins palliatifs et s'efforcer d'accompagner son entourage [3]. Ils doivent plus largement accompagner la personne « jusqu'à ses derniers moments, assurer par des soins et mesures appropriés la qualité d'une vie qui prend fin, sauvegarder la dignité de la personne soignée et réconforter son entourage [4] ». Enfin, il leur est interdit (pour l'heure ?) de « provoquer délibérément la

1. CDN OM, 26 juin 2019, n° 13664 (interdiction temporaire de 2 mois).
2. Art. L. 1110-10 CSP.
3. Art. R. 4127-37-4 CSP pour les médecins (même si le terme « palliatif » n'est pas utilisé), R. 4312-20 pour les infirmiers. Pas d'illustration contentieuse de cette obligation créée par le n° 2016-1066 du 3 août 2016 modifiant le code de déontologie médicale et relatif aux procédures collégiales et au recours à la sédation profonde et continue jusqu'au décès prévus par la loi n° 2016-87 du 2 février 2016 créant de nouveaux droits en faveur des malades et des personnes en fin de vie.
4. Art. R. 4127-38 CSP pour les médecins, R. 4312-21pour les infirmiers.

mort[1] ». La jeune juridiction ordinale des infirmiers ne propose pas d'illustration contentieuse pour chacune de ces prescriptions déontologiques. La jurisprudence ordinale de l'Ordre des médecins n'en propose qu'une, qui porte sur une affaire d'euthanasie[2].

LES DÉCISIONS LATA. – Les décisions de limitation et arrêt des thérapeutiques actives introduites par le législateur en 2005 et 2016 sont encadrées par une procédure inscrite dans le code de déontologie médicale[3]. Cette procédure parfaitement détaillée déroule les cas d'espèce et la conduite à tenir selon que le patient est en état d'exprimer sa volonté, qu'il est hors d'état d'exprimer sa volonté mais a rédigé des directives anticipées, et – le cas le plus fréquent en pratique – qu'il est hors d'état d'exprimer sa volonté et ne l'a pas fait connaître auparavant. Au terme d'une procédure qui doit être collégiale et qui doit inclure la personne de confiance et/ou les proches pour témoigner de ce que serait la volonté du patient, la décision qui est prise est une décision individuelle du médecin en charge du patient. Le contentieux de ces décisions amène le juge administratif sur des terrains profondément éthiques[4].

C / Accompagnement sans obstination déraisonnable

Cette grande obligation déontologique est réservée aux médecins. Il s'agit de l'interdiction de se livrer à une « obstination déraisonnable », que l'on retrouve depuis 2005 dans la loi comme droit du patient de ne pas subir une telle obstination[5]. Le contentieux de la décision médicale s'est installé devant le juge administratif depuis la célèbre affaire *Lambert*, et ne met en scène que des contestations de décisions de limitation ou d'arrêt des thérapeutiques actives. Le devoir déontologique préexistait à la loi puisqu'il était inscrit, dans les

1. Mêmes articles.
2. CE, 30 décembre 2014, *Bonnemaison*, n° 381245.
3. Art. R. 4127-37-1 à R. 4127-37-3 CSP.
4. Sur cette procédure, voir C. Lantero, « Décisions de limitation et d'arrêt des thérapeutiques actives : les enseignements du contentieux », *RDP* 2023, p. 945.
5. Art. L. 1110-5-1 CSP.

mêmes termes, à l'article 37 du code de déontologie dès 1995. Il n'est pas rare que la juridiction ordinale salue le respect de ce devoir déontologique pour conclure à une absence de manquement du médecin dans la prise en charge d'un patient [1]. Sa méconnaissance existe, mais les illustrations disponibles ne concernent pas la fin de vie. Elles permettent de rappeler que l'interdiction pèse « en toute circonstances ». Par exemple, ce médecin visé par vingt-six plaintes, ayant pratiqué « des interventions itératives dans des cas où l'indication chirurgicale était discutable et même imprudente », a été condamné sur le fondement de l'article 37 du code [2]. Le même, cinq ans plus tard, visé par cent douze plaintes, pour avoir mal opéré et sur-opéré des dizaines de patients [3].

2 / Conscience

Le professionnel de santé doit non seulement s'assurer que les soins qu'il pratique sont consciencieux (1), mais il doit également s'inscrire dans une dynamique de santé publique et de continuité des soins qui dépasse sa seule relation au patient (2), et se garder, naturellement, de s'éloigner des données acquises de la science (3).

1. Soins consciencieux

A / Un devoir pivot

L'obligation d'assurer des soins consciencieux fondés sur les données acquises de la science, en faisant le cas échéant appel à des tiers compétents [4], est très générale, et a d'ailleurs

1. CDN OM, 28 avril 2017, n° 12903 : personne grabataire de 98 ans et présentant un état général très altéré, admise en médecine interne pour être hydratée et soulagée, oxygénée et bénéficier de soins de kinésithérapie plutôt que de lui faire subir des examens et soins invasifs.
2. CDN OM, 16 mars 2000, n° 7325 (6 mois d'interdiction).
3. CDN OM, 13 avril 2005, n° 8956 (radiation).
4. Art. R. 4127-32 CSP pour les médecins, R. 4127-233 pour les chirurgiens-dentistes, R. 4312-10 pour les infirmiers, R. 4321-80 pour les masseurs-kinésithérapeutes, R. 4322-53 pour les pédicures-podologues.

été citée dans le développement relatif aux devoirs généraux des professionnels de santé et l'obligation de compétence, ainsi que dans le développement relatif à l'attitude professionnelle.

Ce devoir envers les patients est une obligation pivot pour les professionnels de santé, et l'activité jurisprudentielle ordinale montre que presque tout manquement déontologie, de quelque ordre que ce soit, est associé à un manquement au devoir d'assurer des soins consciencieux. Toute négligence dans le suivi de signes évocateurs d'un problème [1], tout entêtement dans l'erreur [2], toute absence manifeste de compassion et de respect [3], tout soin inutile et voué à l'échec [4], tout défaut de surveillance [5], toute pratique non éprouvée [6], etc., est constitutif d'un manquement à l'obligation de délivrer des soins consciencieux.

Participent de cette obligation un certain nombre de devoirs qui viennent d'ailleurs la concrétiser, voire la pragmatiser.

B / Élaboration du diagnostic

Les professionnels médicaux doivent naturellement élaborer leur diagnostic avec le plus grand soin, ce que prévoient

1. CDN OM, 24 novembre 2014, n° 11944 : anesthésiste quittant l'établissement alors que les signes d'une hémorragie sont là.
2. CDN, 26 septembre 2014, n° 11656 : praticien qui, devant les douleurs abdominales dont souffrait sa patiente, a fait pratiquer un premier scanner en janvier 2009, alors que le radiologue estimait qu'un examen endoscopique devait être pratiqué et n'a pas suivi cette recommandation, n'a sollicité aucun avis de spécialiste qui aurait pu l'éclairer sur le cas en présence et la conduite à tenir. Un examen pratiqué par la suite a fait alors apparaître une tumeur colique occlusive avec métastases hépatiques et multifocales dont la patiente devait décéder peu après (8 jours avec sursis).
3. CDN OM, 24 septembre 2014, n° 11502 (avertissement).
4. CDN OCD, 4 novembre 2022, n° 3166 : pose, mal réalisée, d'un bridge sur une dent très fragile.
5. CDN OSF, 14 octobre 2016, n° 32 : sage-femme s'en remettant aux seules alertes d'un appareil sans assurer elle-même la surveillance.
6. CDN OMK, 21 juin 2016, n° 055-2014.

le code de déontologie des médecins [1] et celui des sages-femmes [2], en rappelant que le concours des tiers est le bienvenu s'il y a lieu. Il s'agit d'une obligation de moyens, et l'erreur de diagnostic n'est pas en elle-même une faute déontologique. Le fait de ne pas se donner les moyens de faire un bon ou un meilleur diagnostic est en revanche fautif. Commet un manquement déontologique le médecin qui s'abstient de prescrire des examens indispensables et urgents [3], qui n'est pas alerté par une lésion inquiétante alors qu'il est sollicité pour autre chose [4], qui s'abstient de tout diagnostic en prescrivant à distance et sans examen clinique des médicaments dangereux [5]. Ce manquement est fréquemment retenu pour les sages-femmes qui commettent des erreurs fautives de contrôle ou d'interprétation du rythme cardiaque fœtal [6]. Il l'est inévitablement à l'encontre d'une sage-femme qui ne prend pas les constantes ni ne réalise d'examen clinique ni n'installe d'enregistrement du rythme cardial fœtal [7], ou qui ne mesure pas que, en présence d'un dépassement de 42 semaines d'aménorrhée et de suspicion de macrosomie, l'accouchement à domicile est proscrit [8], ou qui n'appelle pas les médecins lorsque la situation l'exige, voire qui pratique des accouchements à domicile et ne sont en contact avec

1. Art. R. 4127-33 CSP.
2. Art. R. 4127-326 CSP.
3. CDN OM, 13 novembre 2015, n° 12346 : eu égard à l'âge de la patiente (71 ans) et aux symptômes présentés, il aurait été justifié de prescrire immédiatement une coloscopie et des analyses sanguines dont les résultats auraient permis un diagnostic plus précoce de la grave affection dont elle souffrait. Ni le caractère invasif et traumatisant de l'examen ni son coût n'auraient dû dissuader le praticien d'une prescription dès la première consultation (blâme).
4. CDN OM, 3 décembre 2013, n° 11583 : médecin du travail qui apprécie l'adaptation du salarié à son poste de travail et aux tâches qui lui sont confiées mais ne s'inquiète pas d'une lésion au bras d'une surface importante et d'un aspect inquiétant, alors que l'agent va finalement décéder d'un mélanome malin.
5. CDN, 7 janvier 2005, n° 8947 (interdiction de 3 mois).
6. De nombreuses jurisprudences en CDPI disponibles sur le site Internet de l'OSF, mais sans mention de l'Ordre départemental concerné.
7. CDN OSF, 13 mars 2019, n° 38.
8. CDN OSF, 6 novembre 2020, n° 44.

aucun médecin ou établissement de type hospitalier[1]. Ce manquement est également retenu lorsque les sages-femmes commettent un défaut de surveillance, lequel concourt au défaut de diagnostic, mais relève plus logiquement du manquement à l'obligation de soins consciencieux que d'un manquement dans l'élaboration du diagnostic, et démontre l'utilité relative du second[2].

On relève que le code des chirurgiens-dentistes ne fait pas mention, pas davantage et à aucun moment, de l'intérêt de solliciter des avis extérieurs au besoin, ce qui est à nouveau peu compréhensible, sauf à admettre que le devoir de se donner les moyens d'élaborer un bon diagnostic relève bien évidemment de celui de donner des soins consciencieux.

Les masseurs-kinésithérapeutes ont les mêmes obligations que les médecins et les sages-femmes s'agissant de l'élaboration de leur diagnostic kinésithérapique, et de s'aider des concours appropriés s'il y a lieu[3]. Le praticien qui ne procède pas à un bilan préalable manque à cette obligation[4], tout comme celui qui n'oriente pas une patiente vers un médecin lorsque les soins ont occasionné des brûlures[5].

Les infirmiers doivent quant à eux tout mettre en œuvre pour concourir à l'élaboration du diagnostic du médecin[6], tandis que rien n'est prévu pour les pédicures-podologues et que les pharmaciens ont, quant à eux, interdiction stricte de formuler un diagnostic sur la maladie au traitement de laquelle ils sont appelés à collaborer[7].

---

1. CDN OSF, 22 décembre 2014, n° 23.
2. CDN OSF, 14 octobre 2016, n° 32.
3. Art. R. 4321-81 CSP.
4. CDN OMK, 10 octobre 2014, n° 035-2013.
5. CDPI LR OMK, 23 décembre 2013, n° 46. En l'espèce, le masseur-kinésithérapeute pratiquait de l'épilation réservée aux docteurs en médecine et avait donc commis bien d'autres manquements.
6. Art. R. 4312-41 CSP (pas de jurisprudence).
7. Art. R. 4235-63 CSP (pas de jurisprudence).

C / Clarté des prescriptions

Cette obligation se retrouve dans celle de délivrer une information loyale et complète, et se retrouve dans le droit des patients à une telle information. Mais les codes la précisent. Le médecin doit « formuler ses prescriptions avec toute la clarté indispensable, veiller à leur compréhension par le patient et son entourage et s'efforcer d'en obtenir la bonne exécution [1] », le chirurgien-dentiste doit les rédiger en langue française et proposer une tradition dans la langue du patient [2]. La sage-femme doit respecter ces deux obligations [3]. Le masseur-kinésithérapeute également, mais sans obligation de traduire dans la langue du patient [4]. Il n'y a aucune mention dans le code des pédicures-podologues de telles obligations, alors qu'il dispose lui aussi d'un pouvoir et d'une liberté de prescription [5]. Les indications très détaillées que doit comporter une prescription sont précisées à l'article R. 5132-3 du Code de la santé publique, tandis que les indications tout aussi détaillées que doivent comporter les feuilles d'ordonnance et documents professionnels sont prévues par d'autres dispositions déontologiques [6]. Une ordonnance incomplète, peu lisible et qui ne s'accompagne pas d'informations précises concernant notamment les conditions d'absorption de ce médicament est un manquement déontologique et ne participe évidemment pas de soins consciencieux [7].

1. Art. R. 4127-33 CSP. L'obligation de clarté et de lisibilité est purement dupliquée en fin de code, dans les règles d'exercice de la médecine, à l'article R. 4127-76, qui précise qu'une traduction peut être remise dans la langue du patient.
2. Art. R. 4127-230 CSP.
3. Art. R. 4127-333 et R. 4127-334 CSP.
4. Art. R. 4312-42 et R. 4321-119 CSP.
5. Art. R. 4322-37 CSP.
6. Au titre des règles d'exercice de la profession pour les médecins (art. R. 4127-79 CSP), les sages-femmes (R. 4127-339), les infirmiers (R. 4312-56), les masseurs-kinésithérapeutes (R. 4321-122), et les pédicures-podologues (R. 4322-71) ; au titre des devoirs généraux pour les chirurgiens-dentistes (R. 4127-216).
7. CDN OM 16 mars 2009, n° 10089 (blâme).

Il est ici important de relever que le pharmacien doit bien évidemment procéder à une analyse pharmaceutique de la prescription [1] et peut refuser de dispenser un médicament, même s'il est prescrit, à condition d'en informer le prescripteur [2]. L'infirmier doit quant à lui appliquer et respecter la prescription et vérifier tout élément d'information utile auprès du prescripteur ou toute personne qualifiée pour l'aider dans sa vérification et, *in fine*, peut adopter « l'attitude qui permet de préserver au mieux la santé du patient, et ne fait prendre à ce dernier aucun risque injustifié [3] ».

D / Hygiène et prophylaxie

Porter un masque et des gants, insister sur le lavage des mains auprès de la population (pas très efficace contre un virus aéroporté mais très efficace contre une épidémie de gastroentérite), relèvent des missions générales de santé publique des professionnels de santé. Tous ont l'obligation, parfois inscrite dans les devoirs généraux, parfois dans les règles d'exercice de la profession, de tenir des locaux conformes à leur destination, en veillant au respect des procédures réglementaires relatives à la stérilisation, décontamination et gestion des déchets. Ces prescriptions s'inscrivent bien au-delà de la déontologie, au sens de l'éthique professionnelle. Par exemple, une pharmacie en désordre où des cartons sont stockés dans l'espace public, sans distinction entre ceux qui sont périmés et les autres, où les médicaments retournés sont posés sur le comptoir et les vaccins placés dans le réfrigérateur avec les aliments, pose un sérieux problème de qualité et la sécurité des dispensations et méconnaît gravement les dispositions du code de déontologie [4]. Certaines professions ont en outre l'obligation de tout mettre en œuvre pour obtenir de leurs

1. Art. R. 4235-48 CSP.
2. Art. R. 4235-61 CSP.
3. Art. R. 4312-42 CSP.
4. En particulier les art. R. 4235-12, R. 4235-55, R. 5125-9 et R. 5125-10 CSP : CDN OP, sect. A, 11 juin 2015, n° 2190.

patients les règles d'hygiène et de prophylaxie [1], en les sensibilisant et les informant. Il va sans dire qu'ils doivent eux-mêmes respecter les règles d'hygiène élémentaires dans la pratique de leur soin. Le médecin qui pratique une amniocentèse sans s'assurer que la patiente a pris une douche préalablement à l'intervention et qui, au surplus, n'avait pas installé de champ stérile ou retiré la protection de la sonde d'échographie préalablement à l'intervention chirurgicale, commet un manquement grave [2]. Il n'est pas rare que des infirmiers fassent l'objet de plaintes de la part de patients reprochant des manquements aux règles d'hygiène. Que ces plaintes soient fondées ou non [3], leur occurrence est inquiétante et, lorsque la sanction tombe, le manquement aux règles d'hygiène est rattaché à l'absence de soins consciencieux [4].

2. Continuité des soins

Il s'agit, là encore, d'un grand principe de politique de santé publique. À échelle déontologique, l'obligation est notamment formulée pour certaines professions de santé dans le cadre de l'interdiction d'abandonner ses patients, même en cas de danger public [5]. Elle l'est surtout dans le cadre du refus de soins, qui est admis, mais sous la stricte réserve de toujours s'assurer de la continuité des soins du patient [6]. En dehors des cas de refus de soins discriminatoires, certains professionnels sont sanctionnés pour avoir par exemple pris des rendez-vous qu'ils savaient ne pas pouvoir honorer, y compris *via*

1. Art. R. 4127-49 CSP pour les médecins, R. 4312-37 pour les infirmiers, R. 4321-94 pour les masseurs-kinésithérapeutes.
2. CDN OM, 24 avril 2015, n° 12112 (interdiction temporaire de 3 mois dont 2 mois avec sursis).
3. CDN OI, 18 décembre 2017, n° 63-2017-00166.
4. CDN OI, 21 décembre 2017, n° 42-2016-00125.
5. Art. R. 4127-48 CSP (médecins), R. 4127-212 (chirurgiens-dentistes), R. 4127-329 (sages-femmes), R. 4321-93 (masseurs-kinésithérapeutes).
6. Art. R. 4127-47 CSP pour les médecins, R. 4127-232 pour les chirurgiens-dentistes, R. 4127-328 pour les sages-femmes, R. 4312-12 pour les infirmiers, R. 4321-92 pour les masseurs-kinésithérapeutes, R. 4322-54 pour les pédicures-podologues.

un remplaçant [1], ou pour avoir délégué irrégulièrement une de leur mission à quelqu'un qui n'a pas les qualités pour l'assurer [2], ou plus généralement pour ne pas s'être assuré correctement du suivi des soins en ne répondant pas aux inquiétudes postopératoires [3]. Les sages-femmes sont également sanctionnées sur ce fondement pour ne pas s'être assurées d'un relais médical ou hospitalier dans le cadre des accouchements à domicile, et ne pas avoir assuré des soins de premiers secours lorsqu'ils se sont avérés nécessaires [4]. Même manquement pour la sage-femme témoin de Jéhovah refusant à ce titre de pratiquer une transfusion sans s'être assurée de ce que quelqu'un pouvait le faire, sans en avoir informé la patiente, et sans avoir reçu de formation pour le faire en cas d'urgence vitale (situation dans laquelle le refus de soins est interdit) [5].

Il existe par ailleurs d'autres obligations déontologiques dont le manquement porte également atteinte à la continuité des soins. Le professionnel de santé intervient parfois dans un parcours de soins plus général, ou se fait remplacer par un autre, ou est délaissé pour un autre, et il lui appartient d'assurer la communication et la transmission des informations nécessaires au bon suivi du patient. Cela passe, pour les médecins, par la tenue de *fiches personnelles* [6] non communicables, sauf à un autre praticien et à la demande du patient [7]

1. Au sujet d'un médecin frappé d'interdiction d'exercice : CDN OM, 9 avril 2019, n° 13478.
2. Au sujet d'un médecin régulateur du SAMU se déchargeant sur sa permanencière : CDN OM, 25 novembre 2014, n° 11886.
3. CDN OM, 24 octobre 2018, n° 13235.
4. CDN OSF, 22 octobre 2021, n° 53.
5. CDPI OSF, 9 décembre 2021, n° 202160.
6. Art. R. 4127-45 CSP.
7. Ce qui est, là encore, *contra legem* a été vivement critiqué (C. Debost, N. Giraudeau, P. Véron, F. Vialla, « La réforme du code de déontologie médicale », *Revue générale de droit médical*, n° 44, sept. 2012, p. 239-266 ; A. Laude, « Le code de déontologie médicale enfin modifié ! », *D.* 2012, p. 1694 ; J. Moret-Bailly, « La déontologie médicale de la résistance à la contre-offensive (à propos du décret du 7 mai 2012 portant modification du code de déontologie médicale) », *RDSS* 2012, p. 1074) et ne résiste pas à la comparaison avec le troisième volet du dossier médical hospitalier, qui n'est pas non plus communi-

et, pour l'ensemble des professionnels de santé [1], par une excellente tenue du *dossier médica*l ou *paramédical.* Leur existence est prévue par la loi, de même que le droit à communication pour les patients [2]. Les dispositions déontologiques mettent davantage l'accent sur le fait que les dossiers sont conservés sous la responsabilité du praticien. Un dossier non tenu, mal tenu, mal conservé ou non transmis, entraînera évidemment la responsabilité ordinale du praticien. Pour illustration d'un tel manquement, le cas de ce spécialiste en chirurgie viscérale, dont la tenue du dossier et des fiches personnelles est si lacunaire qu'elle ne permettait au demeurant pas de retracer l'information donnée au patient [3]. Cette incurie dans la tenue du dossier conduit parfois à des sanctions dans le contentieux technique [4], et à ne pas pourvoir établir la qualité des soins [5], mais elle conduit surtout à nuire à la bonne continuité des soins.

Un gynécologue a ainsi méconnu ses obligations déontologiques en ne prévenant pas sa patiente d'une anomalie du fœtus et en ne l'envoyant pas spontanément à l'hôpital, où elle se rend finalement de sa propre initiative et en étant incapable de restituer un dossier médical complet puisque le praticien ne rédigeait pas de compte-rendu de ses consultations, ni n'établissait de fiche d'observation, ni n'effectuait de tirage des échographies qu'il pratiquait [6].

---

cable mais qui comporte les informations recueillies auprès de tiers ou au sujet de tiers.

1. Les pédicures-podologues n'ont pas une telle obligation, et les pharmaciens tiennent quant à eux un dossier pharmaceutique.

2. Art. R. 4127-45 CSP (médecins), R. 4127-255 (chirurgiens-dentistes), R. 4127-303 (sages-femmes), R. 4312-35 (infirmiers), R. 4321-91 (masseurs-kinésithérapeutes).

3. CDN OM, 18 février 2019, n° 13442 (interdiction d'un an dont 6 mois avec sursis).

4. Si la traçabilité des actes facturés n'est pas assurée : voir par ex. CNOM, SAS, 2 juillet 2013, n° 4969.

5. Si la traçabilité des actes réalisés n'est pas assurée : CDN OI, 1er avril 2021, n° 83-2019-00253.

6. CDN OM, 15 décembre 2011, n° 10977 (6 mois d'interdiction).

L'ensemble de ces devoirs s'inscrivent à nouveau dans l'obligation plus générale de faire preuve de conscience professionnelle, qui elle-même se rattache *in fine* à la préservation de la dignité de la profession omniprésente dans les devoirs généraux.

3. Interdiction des mutilations

Cette prescription déontologique concerne les seuls médecins. Aux termes de l'article R. 4127-41 du Code de la santé publique, « aucune intervention mutilante ne peut être pratiquée sans motif médical très sérieux et, sauf urgence ou impossibilité, sans information de l'intéressé et sans son consentement ».

Un certain nombre de thérapeutiques consistent en des mutilations (amputation, lobotomie, stérilisation). La disposition déontologique interdit celles qui ne sont pas dûment justifiées et dûment consenties. Le Conseil de l'Ordre des médecins insiste, dans son commentaire sur cet article sur l'information et le recueil du consentement, et renvoie, pour les situations d'urgence ou d'impossibilité, à la possibilité de mettre en œuvre la procédure collégiale de l'article 37 (soit les dispositions sur les décisions de limitation ou d'arrêt des traitements, ce qui est tout à fait pertinent) et, bien sûr, à la conscience des médecins. Aucune illustration de « cas de conscience » n'est disponible. En revanche, des illustrations de mutilations non justifiées et non consenties existent. Par exemple, ce médecin qui réalise au cours d'une appendicectomie que la patiente de quinze ans est en réalité atteinte d'une masse tumorale du carrefour iléo-caecal et procède à une hémicolectomie droite, intervention très mutilante sur une personne de cet âge, sans notion d'urgence et sans prévenir sa mère, commet un double manquement [1]. De même, le médecin qui, lors d'un quatrième accouchement par césarienne, procède à une ligature des trompes sans avoir recueilli

1. CDN OM, 3 juillet 2014, n° 12032 (3 ans d'interdiction).

le consentement éclairé de l'intéressé, commet un grave manquement[1].

4. Risques injustifiés, dérives thérapeutiques et charlatanisme

Nous sommes ici à la frontière entre la qualité et la loyauté des soins, et sur une question préoccupante, où l'observation des pratiques n'a rien à envier à la fiction du Dr Doxey vendant son élixir magique dans un album de *Lucky Luke*. Tous les professionnels de santé ont l'interdiction de faire courir des « risques injustifiés », de proposer « comme salutaire ou sans danger un remède ou un procédé illusoire ou insuffisamment » éprouvé ou validé[2] ou, plus généralement, de pratiquer le charlatanisme, qui renvoie plus frontalement à l'intention de duper[3]. Il est sans doute désespérant pour les Ordres, dont l'histoire est celle d'une lutte contre les charlatans[4] et dont la raison d'être est de garantir le respect des règles de l'art, de constater la place que certains ont pris au sein de leurs propres rangs. Les occurrences des sanctions ordinales prononcées sur le fondement de procédés illusoires et non suffisamment éprouvés se multiplient.

Même lorsque le traitement proposé n'est pas intrinsèquement dangereux, la tromperie et la faute sont caractérisées. Il en va ainsi du médecin qui utilise un instrument électromagnétique permettant de choisir entre plusieurs médicaments celui qui est le plus approprié au patient dès lors qu'il « entre en résonance magnétique informative avec la personne[5] ». Il

1. CDN OM, 30 mai 2018, n° 13279 (interdiction 6 mois dont 3 avec sursis).
2. Art. R. 4127-40 et R. 4127-39 CSP (médecins), R. 4127-226 (chirurgiens-dentistes), R. 4127-314 (sages-femmes), R. 4312-10 (infirmiers), R. 4321-88 et R. 4321-87 (masseurs-kinésithérapeutes), R. 4322-48 (pédicures-podologues).
3. Ce terme exact n'est utilisé que dans le code des médecins (art. R. 4127-9 CSP), celui des infirmiers (art. R. 4312-10) et celui des masseurs-kinésithérapeutes (art. R. 4321-87).
4. Voir *supra* ; voir aussi M. Touzeil-Divina, « Magnétisme et médecine : charlatanisme(s) et pratique(s) entre les lois », *RDSS* 2023, p. 476.
5. CDN OM, 10 octobre 2012, n° 11330 (un an d'interdiction).

en va de même des masseurs-kinésithérapeutes pratiquant la micro-kinésithérapie, technique non éprouvée et constituant une dérive thérapeutique [1]. Ou de la sage-femme proposant des préparations à base de placenta, un rite celte, et arbre protecteur [2]. Si ces procédés ne comportent, en eux-mêmes, pas de risque, ils en créent en soustrayant le patient à un soin conforme aux données acquises de la science.

D'autres techniques font intrinsèquement courir un risque injustifié. C'est le cas pour ce chirurgien-dentiste adepte de la théorie non éprouvée de la « toxicité des dents dévitalisées », qui les retire toutes systématiquement [3]. C'est le cas aussi du masseur-kinésithérapeute qui conseille d'interrompre des traitements médicaux, y compris des psychotropes prescrits par des spécialistes, qui utilise un appareil de biorésonance pour réaliser des diagnostics et prescrire des méta-thérapies [4]. Pareillement, l'infirmier qui met en œuvre ou ne remet pas en cause les prescriptions de procédés qu'il sait non éprouvés tels que l'« hydrotomie percutanée [5] » engage sa responsabilité ordinale.

Ces pratiques, dont certaines confinent au pur ésotérisme, peuvent être vectrices d'emprise mentale et de dérive sectaire. C'est le cas du généraliste qui rédige des certificats de contre-indication « absolue et définitive » de toute vaccination et prône des séances d'« eurostimulation fréquentielle » à l'aide d'un casque audio ou d'une électrode en quartz [6], ou du masseur-kinésithérapeute qui pratique la technique de l'« arc-en-ciel » consistant à « visualiser l'image d'un arc-en-ciel reliant le cœur du patient au cœur d'une autre personne, vivante ou décédée, ou à lui-même à une époque de sa vie, accompagnée

1. CDPI OMK Auvergne-Rhône-Alpes, 8 novembre 2021, n° 2020-11.
2. CDPI OSF, 9 juillet 2012, n° 0211.
3. CDN OCD, 31 décembre 2012, n° 2043.
4. CDPI Bretagne OMK, 18 juillet 2017, n° 2016-15.
5. Au sujet de l'hydrotomie percutanée : CDN OI, 11 mai 2023, n° 20-2021-00353, et 11 autres affaires ; CE, 13 octobre 2023, n° 464464.
6. CDN OM, 13 mars 2017, n° 12984 (un an d'interdiction).

d'une expiration profonde et volontaire, conjointement à la pression digitale du thérapeute sur la zone douloureuse [1] ».

À retenir

Les dispositions des codes de déontologie déclinent des lignes directrices au soutien d'obligations centrales. Il existe pour chaque professionnel de santé des dizaines d'obligations déontologiques qui sont toutes, sans exception, des branches du devoir d'assurer des soins de qualité, donc des soins consciencieux. Sans cette conscience professionnelle au sens large, le professionnel de santé s'expose à commettre une multitude de manquements.

La qualité des soins requiert une forme de devoir d'humanité, qui se traduit notamment par le respect du devoir d'information et de recueil du consentement, et par l'accompagnement du patient dans ses souffrances, y compris en fin de vie.

La qualité des soins requiert de s'obliger, au-delà de la compétence dans l'exercice de l'art, à porter une attention accrue à la sécurité de son diagnostic, de ses prescriptions, et de son environnement, ainsi qu'à la continuité des soins. Les risques injustifiés, dérives thérapeutiques, charlatanisme et pratiques strictement interdites comme la mutilation, sont particulièrement contraires l'idée de qualité des soins.

1. CDN OMK, 29 novembre 2018, n° 008-2017 - 009-2017.

CHAPITRE 2

LOYAUTÉ DES SOINS

Le professionnel de santé se doit d'être loyal vis-à-vis de son patient, au sein et autour des soins. Les dispositions des codes de déontologie déroulent un certain nombre d'interdictions, que l'on peut distinguer selon qu'il s'agit d'avantages sociaux (1), d'affaires de famille (2), ou d'affaires d'argent (3).

1 / Avantages sociaux

Le seul devoir positif (en tant qu'il n'est pas une interdiction) est de faciliter pour le patient l'obtention des avantages sociaux auxquels son état lui donne droit [1], sans basculer, bien sûr, dans la faute de l'avantage injustifié. Il est question ici de transmission des feuilles de soins à la sécurité sociale, d'émission d'avis d'arrêt de travail et de certificats de tout ordre facilitant la poursuite du traitement, une prise en charge ultérieure ou l'accès à certaines reconnaissances de situation (handicap, invalidité, etc.). Le professionnel de santé est ici dans une situation de secret partagé avec d'autres médecins (de la sécurité sociale, conseils médicaux). Il doit évidemment veiller aux demandes abusives et est soumis à ce titre à des contrôles de l'assurance maladie.

1. Art. R. 4127-50 CSP (médecins), R. 4127-234 (chirurgiens-dentistes), R. 4127-336 (sages-femmes), R. 4321-95 (masseurs-kinésithérapeutes) : les infirmiers et pédicures-podologues ne sont pas sollicités par la déontologie.

Celui qui ne se soumet pas à cette obligation commet une faute. Un médecin qui s'abstient délibérément de procéder à l'envoi de feuilles de soins, privant ainsi le patient de son remboursement, encourt une sanction [1]. Il en va de même lorsque le médecin traitant tarde à répondre au comité médical départemental au sujet d'une de ses patientes, engendrant une inertie dans la prise en charge [2]. Un chirurgien-dentiste exerçant sciemment dans un centre dentaire non inscrit au Fichier national des établissements sanitaires et sociaux (répertoire FINESS) contribue de manière fautive à empêcher tout remboursement ou prise en charge par l'assurance maladie [3]. Même chose pour un masseur-kinésithérapeute qui quitte un cabinet sans réaliser les formalités permettant le remboursement des frais par l'assurance maladie [4].

2 / Enfance et affaires familiales

Certains devoirs déontologiques relèvent moins de l'évidence ou du bon sens et exigent du professionnel de santé un certain recul. Beaucoup de manquements sont commis par manque de perspective, par imprudence ou par précipitation à vouloir rendre service. Ils n'en sont pas moins graves, mais peut-être touche-t-on ici au cœur de la déontologie en santé, celle qui, en dépit de règles écrites, convoque une forme d'éthique ou de conscience supérieure, permettant de trancher les situations.

1. Soins apportés aux mineurs et protection de l'enfance

Le médecin et le masseur-kinésithérapeute doivent « être le[s] défenseur[s] de l'enfant lorsqu'il[s] estime[nt] que l'intérêt de sa santé est mal compris ou mal préservé par son

1. CDN OM, 6 avril 2018, n° 13190 (interdiction temporaire d'exercer de 3 mois).
2. CDN OM, 11 septembre 2012, n° 11231 (interdiction de 1 mois).
3. CE, 18 novembre 2020, n° 431554.
4. CDPI Ile-de-France OMK, 4 mars 2011, n° 09/014.

entourage[1] ». Il n'existe pas à ce jour d'illustration ordinale dans laquelle un manquement aurait été relevé. Il s'agit d'ailleurs davantage d'une prescription générale, qui doit conduire les professionnels à être vigilants dans les soins qu'ils apportent aux enfants[2] et dans les signalements qu'ils sont susceptibles de faire.

Aux termes de l'article L. 1111-2 du Code de la santé publique, « les droits des mineurs ou des majeurs sous tutelle mentionnés au présent article sont exercés, selon les cas, par les titulaires de l'autorité parentale ou par le tuteur ». Dans les soins donnés aux mineurs (et aux majeurs protégés[3]), les professionnels de santé doivent « s'efforcer » d'obtenir le consentement des parents (ou des représentants légaux). Tous les professionnels de santé doivent recueillir en toute circonstance l'avis des mineurs et en tenir compte « dans la mesure du possible », et délivrer les soins nécessaires en cas d'urgence[4].

Deux cas de figure peuvent compliquer les choses : l'impossibilité de recueillir le consentement des deux parents (le plus souvent en raison d'une situation conflictuelle), et la situation dans laquelle le mineur s'oppose fermement à ce que ses parents soient informés ou consultés.

A / La recherche du consentement des parents

Dans le premier cas, les dispositions de l'article 372-2 du Code civil indiquent que « à l'égard des tiers de bonne foi, chacun des parents est réputé agir avec l'accord de l'autre

1. Art. R. 4127-43 CSP (médecins) et R. 4321-89 (masseurs-kinésithérapeutes).
2. L'article L. 1111-4 du Code de la santé publique commande de délivrer les soins indispensables en cas de désaccord des parents.
3. Le majeur faisant l'objet d'une représentation (tutelle) est juridiquement et déontologiquement traité comme les mineurs mais son consentement doit être recherché s'il est apte à exprimer sa volonté. Le majeur faisant l'objet d'une assistance (curatelle) prend seul ses décisions mais le curateur est informé.
4. Art. R. 4127-42 CSP (médecins), R. 4127-236 (chirurgiens-dentistes), R. 4127-330 (sages-femmes), R. 4312-14 (infirmier), R. 4321-84 (masseurs-kinésithérapeutes) ; il n'y a pas de dispositions pour les pédicures-podologues.

quand il fait seul un acte usuel de l'autorité parentale relativement à la personne de l'enfant ». Mais cette présomption ne vaut que pour les « actes usuels », qui ne sont pas véritablement définis. Dans son commentaire de l'article, le Conseil de l'Ordre des médecins évoque les soins obligatoires (vaccinations obligatoires), les soins courants (blessures superficielles, infections bénignes...), les soins habituels chez l'enfant (traitement des maladies infantiles ordinaires), les « simples consultations médicales [1] », ou encore la poursuite d'un traitement ou soin d'une maladie récurrente. Ainsi, prescrire un traitement ponctuel contre la constipation à une patiente mineure venue en consultation accompagnée de sa grand-mère est un acte usuel, et l'absence de recueil des parents (en l'occurrence les deux) n'est pas une faute [2]. Mais, par analogie, pratiquer des soins usuels vis-à-vis desquels l'un des parents s'est formellement opposé est une faute déontologique [3].

Selon le Conseil de l'Ordre et la Chambre disciplinaire nationale, ne sont pas des actes usuels les traitements facultatifs (vaccination non obligatoire par exemple), les hospitalisations de longue durée, certaines prescriptions [4], ou toute intervention requérant une anesthésie [5]. La jurisprudence a récemment illustré le cas difficile d'un médecin qui n'avait pas informé le père d'une jeune patiente qu'il la suivait sur le plan psychiatrique. Les parents étaient divorcés, le père n'avait qu'un droit de visite médiatisé d'une heure par mois, et l'enfant avait rapidement exprimé des craintes envers les visites avec son père. En n'informant pas le père de ce suivi, le praticien a commis un manquement [6]. Le Conseil d'État,

1. CDN OM, 17 octobre 2012, n° 11210.
2. CDN OM, 13 mars 2017, n° 13256.
3. CDN OM, 17 février 2014, n° 11746 (blâme).
4. Prescription de Prozac® : CDN OM, 29 octobre 2014, n° 11037 ; ou d'un anxiolytique : CDN OM, 21 décembre 2018, n° 13446.
5. Extraction des quatre dents de sagesse d'un jeune de 13 ans : CDN OM, 3 novembre 2015, n° 12192.
6. CDN OM, 22 septembre 2020, n° 13950.

privilégiant une analyse *in concreto*, a tout de même censuré les grilles de lecture trop rigides de ce qui constitue ou non un acte usuel pour les juridictions ordinales. Ainsi, une vaccination non obligatoire ne fait pas *ipso facto* entrer le geste dans la catégorie des actes non usuels ; il convient d'apprécier l'acte à la lumière des circonstances, dont la nature de la vaccination en cause et les caractéristiques des patients concernés [1].

À noter que le masseur-kinésithérapeute pratiquant sur une jeune fille mineure des soins non éprouvés scientifiquement (technique des ventouses), sans recueillir le consentement d'aucun des deux parents et en l'absence de toute urgence, commet bien évidemment un manquement [2]. De la même façon, une sage-femme qui pratiquerait sur une patiente mineure (de presque 17 ans) et enceinte (la grossesse étant connue des parents) un décollement de membrane sans le consentement de sa représentante légale, commettrait un manquement [3]. On touche précisément dans ce cas d'espèce aux situations dans lesquelles la patiente, mineure, pourrait refuser le recueil de consentement des parents, voire leur information.

B / Le refus du mineur d'informer les parents

Le législateur a prévu et aménagé ce cas d'espèce : le patient mineur peut s'opposer à ce que ses parents soient informés et consultés sur les décisions médicales à prendre dans le cadre d'une prise en charge par un médecin ou une sage-femme « lorsque l'action de prévention, le dépistage, le diagnostic, le traitement ou l'intervention s'impose pour sauvegarder » sa santé [4], et sur les décisions à prendre dans le cadre d'une prise en charge infirmière lorsqu'il s'agit de sauvegarder sa santé

1. CE, 4 octobre 2019, n° 417714.
2. CDN OMK, 23 décembre 2021, n° 005-2021.
3. CDN OSF, 15 novembre 2021, n° 202152 : manquement non reconnu en l'espèce.
4. Art. L. 1111-5 CSP.

sexuelle ou reproductive [1]. La loi prescrit à ces trois professionnels de s'efforcer d'obtenir le consentement du mineur à cette consultation parentale et, *in fine*, de mettre en œuvre les actions, à condition que le patient soit accompagné d'une personne majeure de son choix. De la même façon, un mineur peut s'opposer à ce que ses parents aient accès à son dossier médical, même après son décès. Ainsi, le médecin scolaire qui refuse de communiquer aux parents le dossier d'une élève décédée qui avait expressément formulé son opposition ne commet pas de manquement [2]. Il s'agit là de la seule illustration jurisprudentielle ordinale sur la question, tant en ce qui concerne les médecins que les sages-femmes ou les infirmiers.

La loi a également prévu des situations dans lesquelles le secret est respecté, sans chercher à convaincre le patient mineur d'obtenir le consentement des parents : interruption volontaire de grossesse [3] ; interruption médicale de grossesse [4] ; prescription, délivrance ou administration de contraceptifs et réalisation d'examens de biologie médicale en vue d'une prescription contraceptive aux personnes mineures [5], dépistage des maladies sexuellement transmissibles [6]. Ici, les professionnels de santé n'ont pas à trancher ni à convaincre : ils sont tenus au secret.

C / Les décisions LATA concernant des mineurs

Les décisions de limitation ou arrêt des thérapeutiques actives appartiennent aux médecins, et tous les médecins n'ont évidemment pas à en connaître. Ces décisions sont difficiles et mettent les praticiens face à une situation inédite dans laquelle l'avis des parents est requis [7] et « revêt une

1. Art. L. 1111-5-1 CSP.
2. CDN OM, 6 mai 2014, n° 11797.
3. Art. L. 2212-7 CSP.
4. Art. L. 2213-2 CSP.
5. Art. L. 5134-1 CSP.
6. Art. L. 2311-5 CSP.
7. Art. R. 4127-37-2 CSP.

importance particulière [1] » mais leur consentement n'est pas nécessaire. Cette situation est la seule à ne pas permettre aux parents de décider pour l'enfant, comme dans la relation de soin classique [2]. Cette situation difficile a été beaucoup critiquée [3] mais demeure conforme à la volonté du législateur qui était de faire peser sur le médecin, et non les proches ou les parents, le poids d'une telle décision. Elle est également conforme à la déontologie médicale [4] où l'intérêt de l'enfant prime la volonté des parents [5].

2. *Constat de sévices et immixtion dans les affaires familiales*

A / Constat de sévices

Le médecin [6], la sage-femme [7], l'infirmier [8], le masseur-kinésithérapeute [9] ou le pédicure-podologue [10] amené à discerner qu'une personne auprès de laquelle il intervient est victime de sévices ou de privations doit mettre en œuvre « avec prudence et circonspection » les moyens les plus adéquats pour la protéger. S'il s'agit d'un mineur ou d'une personne vulnérable, il doit alerter les autorités judiciaires, médicales ou administratives compétentes, « sauf circonstances particulières qu'il apprécie en conscience » et, pour les pédicures-podologues

---

1. CE, 8 mars 2017, *APHM*, n° 408146.
2. Conformément aux dispositions de l'article 371-1 du Code civil.
3. A. Minet-Leleu, « Le refus de l'obstination déraisonnable : un cadre juridique encore perfectible », *RDSS* 2019, p. 95 ; D. Thouvenin, « L'arrêt de traitement qui mettrait fin à la vie d'une très jeune enfant : un bébé n'est pas un adulte en réduction », *RDSS* 2017, p. 698 ; X. Bioy, « Arrêt des traitements et fin de vie. Le Conseil d'État face aux ambigüités de la loi du 2 février 2016 », *AJDA* 2018, p. 578 ; F. Vialla, « *Nascentes morimur* », *JCP G*, 2018, n° 8.
4. Art. R. 4127-43 CSP : « Le médecin doit être le défenseur de l'enfant lorsqu'il estime que l'intérêt de sa santé est mal compris ou mal préservé par son entourage. »
5. A. Gogos-Gintrand, « La décision d'arrêt des traitements pour les mineurs », *D.* 2019, p. 80.
6. Art. R. 4127-44 CSP.
7. Art. R. 4127-316 CSP.
8. Art. R. 4312-18 CSP.
9. Art. R. 4321-90 CSP.
10. Art. R. 4322-57 CSP.

seulement, « sous réserve de l'accord de l'intéressé ». Le code de déontologie des chirurgiens-dentistes pose curieusement une obligation bien moindre et concernant seulement certains mineurs. Ce professionnel est en effet tenu de ne protéger que le mineur, et, seulement s'il s'agit d'un mineur de quinze ans, il peut « le cas échéant » alerter les autorités compétentes [1]. Cela n'empêche pas l'Ordre national des chirurgiens-dentistes de préconiser aussi l'assistance aux patients majeurs [2].

Les termes « sévices » et « privations » doivent être entendus comme toute forme de mauvais traitement et toute forme de négligence. Il n'y a pas nécessairement de critère de gravité, quoique ce dernier est à prendre en considération pour trouver le moyen « adéquat » d'accompagner « avec prudence et circonspection ». Le Conseil national de l'Ordre des médecins (CNOM) indique que, en l'absence d'évidence, il y aura peut-être lieu pour le médecin d'effectuer des examens complémentaires ou de faire appel à d'autres professionnels de santé. Lorsque l'évidence ou la gravité des mauvais traitements sont plus nettes, le CNOM indique que le médecin peut par exemple faire hospitaliser la personne [3]. En tout état de cause, la « prudence et la circonspection » commandent de ne pas affirmer de manière péremptoire ce qui relève d'un pressenti et d'un début de discernement. Cette prudence, dans les formes de l'intervention, est également conseillée pour les signalements et alertes.

Le signalement aux autorités [4] est la situation qui pose peut-être déontologiquement le moins de difficulté, puisque le praticien y est tenu lorsqu'il s'agit d'un mineur ou d'une personne vulnérable et que, en vertu des dispositions du Code

1. Art. R. 4127-235 CSP.

2. Dans une lettre consacrée aux dérives sectaires, le Conseil national de l'Ordre des chirurgiens-dentistes préconise de faire remonter une suspicion de dérive sectaire d'un patient au conseil départemental de l'Ordre : ONCD, « L'Ordre s'engage contre les dérives sectaires », *La Lettre*, octobre 2017, n° 61.

3. Commentaires du CNOM sous l'article R. 4127-44 CSP, p. 187-188.

4. Les autorités sont mentionnées au 2° de l'article 226-14 du Code pénal. L'autorité judiciaire est le procureur de la République.

pénal, l'infraction de violation du secret professionnel tombe [1].

Les signalements de bonne foi adressés aux bonnes autorités ne sauraient entraîner de sanction déontologique, même si ces signalements sont réutilisés par la mère dans la procédure de divorce [2]. Ils doivent néanmoins non seulement être adressés à la bonne autorité judiciaire, c'est-à-dire au procureur et non au juge des enfants, mais également contenir des éléments factuels et non des jugements de valeur [3]. Le Conseil d'État, rappelant toujours que l'analyse doit se faire *in concreto*, a précisé aux juridictions ordinales qu'un signalement adressé au juge des enfants (qui n'est donc pas une des autorités mentionnées à l'article 226-14 du Code pénal) ne caractérise pas à lui seul un manquement au secret professionnel, surtout lorsque ledit juge des enfants est déjà saisi de l'affaire [4]. Le Conseil d'État a également précisé qu'un signalement n'est pas un certificat médical rendant compte de constatations médicales et qu'il n'est pas impérativement conditionné à un examen médical préalable [5].

Naturellement, il ne faut pas instrumentaliser l'obligation déontologique pour nuire [6] mais c'est très rarement le cas. Les praticiens commettant un manquement déontologique ont en effet plutôt tendance à manquer de prudence et de circonspection [7]. Le plus souvent, ce manquement contribue en outre en une immixtion interdite dans les affaires familiales.

1. Pour les modalités de l'alerte, voire les commentaires du CNOM sous l'article R. 4127-44 CSP (p. 187-192), parfaitement transposables aux autres professions de santé.
2. CDN OM, 21 janvier 2016, n° 12435.
3. CDN OM, 19 avril 2013, n° 11453.
4. CE, 19 mai 2021, n° 431352.
5. CE, 19 mai 2021, n° 431346.
6. La question se pose pour ce généraliste qui signale des carences de son ex-gendre dans le suivi médical de sa fille (donc petite-fille du médecin) : CDN OM, 5 juillet 2019, n° 13538.
7. CDN OM, 19 avril 2013, n° 11453 : psychiatre ayant pris position contre l'un des parents, sans l'avoir jamais vu, en adressant une lettre au juge des enfants.

B / Immixtion dans les affaires familiales

Les médecins [1], sages-femmes [2], masseurs-kinésithérapeutes [3] et pédicures-podologues [4] ne doivent pas s'immiscer dans la vie privée de leur patient ni dans leurs affaires de famille. On s'étonne encore de l'absence de toute mention dans le code des chirurgiens-dentistes et, surtout, dans celui des infirmiers, dont un grand pan de la profession intervient régulièrement au domicile des patients. Toutefois, et à l'instar de nombreuses autres obligations déontologiques, la protection de la vie privée est assurée par des textes bien supérieurs aux codes de déontologie [5], que les juridictions ordinales n'hésitent d'ailleurs pas à viser [6]. En tout état de cause, la doctrine de l'Ordre national des chirurgiens-dentistes préconise de ne pas s'immiscer sans raison professionnelle dans les affaires de famille ni dans la vie privée du patient [7]. De son côté, la juridiction ordinale de l'Ordre des infirmiers déduit cette obligation d'autres dispositions du code :

> Selon l'article R. 4312-9 du Code de santé publique : « L'infirmier [...] fait preuve de prudence dans ses propos et ne mentionne son appartenance à la profession qu'avec circonspection » ; il résulte de ces dispositions que l'infirmier ne doit pas s'immiscer sans raison professionnelle dans les affaires de famille ni dans la vie privée de ses patients [8].

Preuve, s'il en fallait encore à ce stade, que le millefeuille déontologique n'est pas nécessaire.

En dehors de quelques illustrations si grossières qu'au moins dix autres manquements déontologiques pourraient

---

1. R. 4127-51.
2. R. 4127-338.
3. R. 4321-96.
4. R. 4322-51.
5. Art. 9 du Code Civil, Art. 8 de la Convention européenne des droits de l'homme.
6. CDPI OMK, hnor, 6 juillet 2012, n° 2010-05.
7. ONCD, « L'Ordre s'engage contre les dérives sectaires », préc., p. 8.
8. CDN OI, 22 juin 2021, n° 01/38-2020-00300.

être retenus [1], les professionnels de santé qui méconnaissent ce devoir déontologique ont généralement de bonnes intentions et sont essentiellement coupables d'imprudence. Ils doivent donc redoubler de prudence lorsqu'ils rédigent des certificats ou des attestations dans un contexte de conflit familial, même lorsqu'ils sont inspirés par le souci de venir en aide au patient. Les condamnations ordinales prises sur ce fondement sont fréquentes. Ainsi, un masseur-kinésithérapeute ne peut pas, même si c'est ce qu'il croit constater, rédiger une attestation faisant état de la préférence d'un enfant pour sa mère et remettre cette attestation uniquement à la mère [2]. Un médecin traitant ne peut pas faire part de craintes éprouvées par sa patiente face au comportement de son mari, en s'adressant au psychiatre dudit mari [3]. Il ne peut pas non plus rédiger un certificat d'éviction de trois mois de l'école en indiquant que l'enfant « nécessite d'être présente auprès de sa mère pour raison médicale », sans même avoir examiné l'enfant et dans le seul but d'encourager « avec complaisance » la démarche de rupture de sa patiente [4]. De manière générale, tout certificat prenant fait et cause pour une situation familiale donnée, sans examen de la personne, double le manquement à l'interdiction de s'immiscer dans les affaires familiales, d'un manquement à l'interdiction d'établir des certificats de complaisance [5].

En revanche, un praticien ne saurait être sanctionné lorsqu'il intervient dans les affaires familiales avec une absolue bonne foi et l'intime conviction qu'il le fait dans l'intérêt

1. CDPI, 13 mars 2023, n° 2022-06 : au sujet d'une sage-femme entretenant une relation intime durable avec un homme marié à une femme dont elle accepte le suivi de grossesse et à qui elle cache évidemment la liaison ; CDPI OMK Rhône-Alpes, 2 septembre 2010, n° 09-010 : au sujet d'un masseur-kinésithérapeute ayant les deux membres du couple comme patients et ayant des relations avec l'épouse.

2. CDPI OMK Ile-de-France, 4 novembre 2020, n° 19-030.

3. CDN OM, 11 janvier 2016, n° 12377.

4. CDN OM, 25 janvier 2022, n° 14559.

5. CDN OM, 18 octobre 2021, n° 14790 : certificat établi à la demande du fils attestant de l'état physique et mental d'une dame et conduisant à son placement sous tutelle (interdiction d'un mois).

de son patient, c'est-à-dire, finalement, lorsqu'il est mu par une conscience professionnelle. Ainsi, un masseur-kinésithérapeute convaincu que sa patiente de 94 ans pouvait être victime de maltraitance psychologique de la part de l'une de ses filles ne commet pas une immixtion fautive dans les affaires de familles en informant l'aide de vie et en contactant l'autre fille [1].

3 / Relations pécuniaires

L'argent et le soin entretiennent une relation compliquée. Les questions de fixation d'honoraires et de dons et legs sont strictement encadrées.

1. Tact, mesure et information

Au nombre des devoirs envers les patients, celui de fixer ses honoraires « avec tact et mesure » est largement commun à l'ensemble des professions de santé [2], à l'exception des sages-femmes – dont l'obligation a curieusement disparu du code en 2020 [3] – et des pharmaciens – qui ne pratiquent pas d'honoraires mais des prix, lesquels, lorsqu'ils sont libres, doivent néanmoins être fixés avec « tact et mesure [4] ». Le montant doit en outre faire l'objet d'une information préalable, voire de devis lorsque du matériel (prothèses, semelles, etc.) est nécessaire.

« Je donnerai mes soins gratuits à l'indigent et je n'exigerai jamais un salaire au-dessus de mon travail » : cette phrase attribuée au « serment d'Hippocrate » mais qui n'y figure pas

1. CDN OMK, 27 février 2019, n° 032-2017.
2. Art. R. 4127-53 CSP (médecins), R. 4127-240 (chirurgiens-dentistes), R. 4312-80 (infirmiers), R. 4321-98 (masseurs-kinésithérapeutes), R. 4322-61 (pédicures-podologues).
3. Obligation auparavant inscrite à l'art. R. 4127-341 CSP, qui était le fondement de sanctions ordinales : CDN OSF, 12 janvier 2006, n° 4 ; CDN OSF, 26 janvier 2009, n° 7 ; CDN OSF, 16 décembre 2020, n° 46.
4. Art. R. 4235-65 CSP.

(on la trouve dans le serment médical remanié), est à l'origine de la formule « tact et mesure » présente dans tous les codes, et ce depuis le tout premier code de déontologie médicale. La mise en place de l'assurance maladie n'a rien changé à cette règle qui a encore tout lieu de s'appliquer dans un certain nombre de cas. Le principe s'applique en effet à des degrés différents selon l'existence ou non d'un conventionnement entre l'assurance maladie et le praticien, les actes éventuellement pratiqués hors nomenclature, ou l'autorisation dont dispose le praticien de procéder à des dépassements d'honoraires. Le manquement au tact et à la mesure est finalement assez récurrent dans la juridiction ordinale et fait l'objet de sanctions par les chambres disciplinaires, comme par les sections des assurances sociales [1]. Récemment défini par le Code de la sécurité sociale [2], qui a en partie repris la définition empirique qu'en donnaient les Ordres, le tact et la mesure s'apprécient notamment en considération de la notoriété du praticien, du temps passé et de la complexité de l'acte, et du service rendu. Il doit être piquant pour un praticien de se voir reprocher disciplinairement une absence de « tact et mesure » pour honoraires non justifiés par sa notoriété mais cela arrive [3]. Les Ordres ajoutaient qu'il fallait tenir compte des possibilités financières du patient et appellent les médecins à déployer des qualités d'intuition, de délicatesse, de modération et de psychologie pour déceler les éventuelles difficultés financières sans mener d'enquête fiscale, et mesurer le juste honoraire [4]. Dans ses commentaires du code en 2022,

1. Sanctions auxquelles il faut ajouter les pouvoirs de contrôle du directeur de la caisse d'assurance maladie, qui peut prononcer des pénalités financières (art. R. 147-2 du code de la sécurité sociale). Voir R. Marié, « Le dédale du contentieux des dépassements tarifaires des médecins libéraux », *RDSS* 2016, p. 107.

2. Art. R. 147-13 issu du décret n° 2020-1215 du 2 octobre 2020 relatif à la procédure applicable aux refus de soins discriminatoires et aux dépassements d'honoraires abusifs ou illégaux.

3. CDN OM, 20 septembre 2019, n° 13600 : à propos d'un gynécologue fixant ses consultations à 180 euros.

4. Par ex. CDOM de l'Essonne, « Le tact et la mesure dans la fixation des honoraires », https://conseil91.ordre.medecin.fr/content/tact-mesure-fixation-hororaires

le Conseil national de l'Ordre des médecins est un peu plus pragmatique et n'évoque d'ailleurs pas les « possibilités financières du patient » (qui peuvent justifier des honoraires hauts lorsque le patient en a les moyens). Les illustrations contentieuses montrent en tout état de cause que certains sont bien éloignés de la finesse exigée.

Les honoraires doivent avant tout faire l'objet d'une information claire [1] et par conséquent ne doivent pas être fantaisistes et variables. Le praticien qui change ses honoraires de consultation au fil du temps et présente un devis chirurgical qu'il réduit de moitié après contestation méconnaît le tact et la mesure [2]. Ils ne doivent pas être dupliqués au motif que la consultation qui dure généralement trente minutes a duré une heure [3]. Ils ne doivent pas être réclamés lorsque le patient bénéficie de la CMU [4].

La loi Touraine a considérablement renforcé le devoir d'information préalable sur les frais facturables à l'occasion d'actes de prévention, de diagnostic et de soins [5], et les modalités et supports de l'information ont été encadrés [6]. Un contrôle extérieur aux Ordres s'affirme de plus en plus, et les manquements grossiers au tact et à la mesure devraient avoir vocation à quantitativement diminuer, car l'obligation est finalement remontée d'un cran avec l'obligation d'une information préalable claire.

Il résulte de cette obligation générale que la pratique du *forfait* ou de la *provision* est à la fois contraire à l'obligation d'information préalable et au principe de frais individualisés avec tact et mesure [7]. Les honoraires ne doivent pas être

---

1. CDN OMK, 24 juin 2022, n°s 019-2021 et 020-2021.
2. CDN OM, 10 juillet 2015, n° 12225 (3 mois d'interdiction).
3. CDN OMK, 11 février 2022, n° 013-2021.
4. CDN OSF, 12 novembre 2012, n° 0112.
5. Art. L. 1111-3 et s. CSP.
6. Arrêté du 30 mai 2018 relatif à l'information des personnes destinataires d'activités de prévention, de diagnostic et/ou de soins.
7. Cette interdiction est formellement inscrite dans les codes des médecins (art. R. 4127-55) et des masseurs-kinésithérapeutes (art. R. 4321-98). Voir CNOM, SAS, 5 juillet 2011, n° 4837.

exigés en liquide [1], ni à titre provisionnel, même dans le cadre d'une activité de conseil [2].

Il résulte également de cette obligation d'information propre à chaque praticien que la note d'honoraires du praticien est nécessairement personnelle [3]. Cette précision n'est apportée que dans le code des médecins et des sages-femmes. Elle implique essentiellement de ne pas facturer pour autrui, ni de demander des paiements globaux pour l'ensemble des professionnels de santé intervenants [4].

2. Dons, legs et abus d'influence

Il est interdit aux médecins [5] et masseurs-kinésithérapeutes [6] ayant traité une personne pendant la maladie dont elle est décédée de bénéficier de quelque don ou leg ni, de manière générale, d'« abuser de son influence pour obtenir un mandat ou contracter à titre onéreux dans des conditions qui lui seraient anormalement favorables ». Il est également interdit à l'infirmier d'« user de sa situation professionnelle pour tenter d'obtenir pour lui-même ou pour autrui un avantage ou un profit injustifié ou pour commettre un acte contraire à la probité [7] ». On retrouve ici les trois professions les plus susceptibles de prendre en charge une maladie dont le patient va décéder, quoique le silence concernant les autres professionnels n'aille pas nécessairement de soi. En tout état de cause et comme assez souvent, cette interdiction est générale et prévue par la loi, et le silence des codes est donc parfaitement surmontable. L'article 909 du Code civil dispose en effet très clairement que :

1. CDN OM, 11 juillet 2019, n° 13535 (interdiction de 3 mois).
2. CDN OM, 5 juillet 2021, n° 14725.
3. Art. R. 4127-54 CSP (médecins), R. 4127-341 (sages-femmes).
4. CDN OM, 2 avril 2009, n° 10050.
5. Art. R. 4127-52 CSP.
6. Art. R. 4321-97 CSP.
7. Art. R. 4312-54 CSP. La règle est inscrite dans les règles d'exercice de la profession et non dans les devoirs envers les patients, ce qui permet de l'invoquer pour sanctionner un infirmier qui vend des formations non reconnues à des confrères (CDN OI, 11 mai 2023, n° 20-2021-00353).

> Les membres des professions médicales et de la pharmacie, ainsi que les auxiliaires médicaux qui ont prodigué des soins à une personne pendant la maladie dont elle meurt ne peuvent profiter des dispositions entre vifs ou testamentaires qu'elle aurait faites en leur faveur pendant le cours de celle-ci.

Tous les professionnels de santé sans exception sont donc concernés par cette interdiction, qui ne se pose toutefois que dans l'hypothèse où la personne est décédée des suites de la maladie pour laquelle elle a été prise en charge par eux, et si elle a consenti le don ou le leg pendant le cours de cette maladie.

Un praticien peut tout à fait recevoir un don ou un leg d'un patient en dehors de ces situations [1]. Le Conseil d'État a d'ailleurs annulé la sanction prononcée par une chambre disciplinaire nationale pour n'avoir pas vérifié les conditions de l'interdiction. Elle n'avait pas recherché si la patiente qui lui avait fait un leg était décédée d'une maladie, si le praticien lui avait prodigué des soins pendant cette maladie, et si les dispositions testamentaires avaient été prises pendant cette même maladie [2]. L'affaire ayant été renvoyée à la chambre disciplinaire nationale, celle-ci a procédé aux vérifications qui ont révélé que le praticien avait bel et bien bénéficié d'un leg interdit par la loi [3].

Saisi d'une question prioritaire de constitutionnalité, le Conseil constitutionnel a estimé que la vulnérabilité des patients et le risque de captation d'une partie de leurs biens justifiaient cette interdiction [4], qui remonte au demeurant au Moyen Âge [5]. Les intentions du professionnel de santé

1. Une exception est en outre aménagée à l'article 909 du Code civil en cas de lien de parenté.
2. CE, 27 juillet 2016, n° 392282.
3. CDN OMK, 10 mars 2017, n° 025-2016 (interdiction de 6 mois, dont 3 avec sursis).
4. Décision n° 2022-1005 QPC du 29 juillet 2022. Voir X. Bioy, « L'interdiction de recevoir des libéralités pour les membres des professions de santé devant le Conseil constitutionnel. Retour sur la vulnérabilité pensée par le droit », La Semaine juridique. Édition générale, 10 octobre 2022, n° 40, p. 1820-1823.
5. C. Lacour, « L'extension de l'incapacité spéciale de recevoir de l'article 909 du Code civil : droit positif et prospectif », *Droit de la famille* n° 12, déc. 2010, étude 35.

peuvent tout à fait n'être pas corrompues, l'interdiction n'en est pas moins absolue.

Cette présomption de vulnérabilité de l'un et de pouvoir d'influence de l'autre pose une interdiction au-delà de la dernière maladie et de la question des dons et legs. Il est interdit de bénéficier d'un avantage *anormalement favorable* de la part d'un patient. S'il appartient aux professionnels de santé d'être vigilants, quelques illustrations de sanctions ordinales révèlent de véritables comportements d'escrocs, assez contraires à la dignité de la profession. Ainsi en va-t-il du médecin qui conclut un compromis de vente immobilière à un prix outrageusement bas, avec une patiente atteinte de la maladie d'Alzheimer reçue pour la première fois en consultation trois semaines auparavant [1], ou de celui – au demeurant condamné au pénal – qui s'est fait remettre près de 40 000 euros en chèque par des personnes vulnérables hébergées en Ehpad, dont il était le médecin coordinateur [2]. Une infirmière ne doit pas davantage soutirer un prêt de 150 000 euros auprès de la fille d'une patiente [3].

Ces interdictions fortes s'inscrivent dans un devoir général de loyauté envers les patients, dans le devoir général de probité et, encore plus généralement, dans le devoir d'être à la hauteur de la dignité de la profession et de veiller à ne pas la déconsidérer.

1. CE, 28 mai 2010, n° 327035.
2. CDN OM, 7 décembre 2017, n° 13188 (radiation).
3. CDN OI, 13 juin 2023, n° 13-2021-00393 (interdiction de 1 an dont 6 mois avec sursis).

À retenir

La loyauté des soins impose aux praticiens de trouver un point d'équilibre, voire de distance, dans la relation personnelle qui s'installe inévitablement dans une relation de soin.

Ainsi, les professionnels doivent veiller à assister leurs patients dans l'obtention de droits sociaux en lien avec leur état de santé sans leur faire bénéficier d'avantages indus.

Ils doivent les accompagner dans les difficultés sociales et familiales graves, sans s'immiscer au-delà de ce qui est nécessaire ou obligatoire.

Ils doivent d'un côté veiller à la mesure dans les questions d'honoraires, et de l'autre, ne pas recevoir de leur part un avantage injustifié.

CINQUIÈME PARTIE

RAPPORTS ENTRE PROFESSIONNELS DE SANTÉ ET RÈGLES D'EXERCICE

Il y a deux domaines dans lesquels les codes de déontologie reprennent tout leur monopole normatif et leur pouvoir. Il s'agit de ceux gouvernant les règles d'exercice de la profession (chapitre 2) et les règles régissant les rapports entre professionnels de santé (chapitre 1). Dans un domaine comme dans l'autre, la loi n'est pas ou peu intervenue.

CHAPITRE 1

RAPPORTS ENTRE PROFESSIONNELS DE SANTÉ

Il est essentiellement question dans ce chapitre des rapports de confraternité entre membres d'un même corps et des rapports de considération entre professionnels de santé (1), et d'une extension du champ d'application du principe de confraternité jusqu'à la préservation jalouse de la clientèle (2).

1 / Dans la confraternité et la considération

L'intégralité des codes de déontologie pose, en premier des devoirs entre confrères, celui d'entretenir des rapports de bonne confraternité[1]. Pour les pharmaciens, l'intitulé même de la section est « Devoirs de confraternité » ; le premier de ces devoirs est de faire preuve de loyauté et de solidarité envers les autres[2].

Le commentaire du code par le Conseil national de l'Ordre des médecins n'emporte pas tout à fait la conviction sur le fait que le devoir de confraternité des médecins ne s'inscrirait dans aucune logique corporatiste et répondrait exclusivement

1. Art. R. 4127-56 CSP (médecins), R. 4127-259 (chirurgiens-dentistes), R. 4127-354 (sages-femmes), R. 4312-25 (infirmiers), R. 4321-99 (masseurs-kinésithérapeutes), R. 4322-62 (pédicures-podologues).
2. Art. R. 4235-34 CSP.

« d'une solidarité et d'une entraide nécessaires à l'accomplissement de la mission médicale ». Il y a là très certainement un pan essentiel de la philosophie liée à la confraternité mais elle ne masque pas le fort esprit de corps exigé et entretenu par les codes et les juridictions ordinales. Pour mémoire, les « confréries » du Moyen Âge étaient des corporations, et le terme n'est employé dans le langage courant que pour les professionnels d'un même corps libéral [1]. Les autres sont des collègues. Les professionnels de santé ont entre eux un lien fraternel. Il faut alors relire le serment d'Hippocrate qui fait une analogie parfaite entre le monde de la médecine et la famille : « Je mettrai mon maître de médecine au même rang que l'auteur de mes jours […], je pourvoirai à ses besoins […], je tiendrai ses enfants pour des frères. » Les illustrations jurisprudentielles parlent d'elles-mêmes pour montrer que l'esprit de corps et d'appartenance est très fort.

Aux termes d'une même inspiration hippocratique (« et s'ils désirent apprendre la médecine, je la leur enseignerai sans salaire ni engagement »), le médecin a, depuis une modification du code de 2012 [2], le devoir déontologique de partager « ses connaissances et son expérience avec les étudiants et internes en médecine durant leur formation dans un esprit de *compagnonnage*, de considération et de respect mutuel [3] ». La loi encadre bien sûr déjà les modalités de formation des étudiants et des internes et il est difficile de comprendre la raison et la plus-value de cet ajout dans un code déjà bien suffisamment boursouflé de consignes et prévoyant depuis longtemps l'obligation de confraternité des médecins envers les futurs médecins. Selon le Conseil national de l'Ordre dans ses commentaires sous l'article, l'introduction de la notion de compagnonnage « insiste » (ce qui veut dire que ce n'est pas nouveau) sur « l'importance de la réciprocité dans les relations entre médecin et étudiant, chacun ayant des droits et

1. Ainsi que chez les hospitaliers et salariés d'une clinique.
2. Décret n° 2012-694 du 7 mai 2012 portant modification du code de déontologie médicale.
3. Art. R. 4127-68-1 CSP.

des devoirs », l'étudiant devant notamment « participer à l'exercice professionnel du service, de la structure ou du cabinet, [et] contribuer, du fait même de sa mobilité, à l'actualisation des connaissances de l'enseignant ». Et d'ajouter « ce texte rappelle les exigences de confraternité ». Il les duplique inutilement, plus exactement. On rappellera qu'un étudiant en médecine, par définition non inscrit au tableau, ne relève pas de l'autorité de l'Ordre [1]. Tout au plus son comportement antérieur pourra-t-il être pris en considération lors de la décision (administrative et non disciplinaire) d'inscription à l'Ordre, mais cet article n'apporte rien.

1. La confraternité

Les mots du Conseil national de l'Ordre des médecins sont intéressants et très certainement transposables à la philosophie des autres Ordres. « Le corps médical », dit-il dans ses commentaires sous le code de déontologie, « est uni par un état d'esprit commun, celui d'une profession de responsabilité et d'action, par une formation intellectuelle particulière, alliant science et humanisme ». Au-delà de la bonne pratique consistant à se présenter à ses confrères lorsqu'on s'installe, que le CNOM préconise également, et au-delà du corps médical, la confraternité commande aux professionnels de santé de s'apporter assistance morale et matérielle (A), de gérer déontologiquement leurs différends (B) et de savoir critiquer sans dénigrer (C).

A / L'entraide

Les professionnels de santé se doivent loyauté et assistance morale. Cela implique de prendre la défense d'un confrère injustement attaqué et de l'assister moralement et matériellement dans l'adversité. La mission d'assistance matérielle en

1. Une seule jurisprudence prise au visa de l'article R. 4127-68-1 CSP concerne un manquement d'un praticien envers des internes : CDN, 16 avril 2019, n° 13986.

cas d'avarie est remontée aux Ordres, avec le conseil départemental comme interlocuteur de proximité, mais les Ordres invitent leurs membres à être attentifs aux confrères en difficulté et insistent tous sur l'assistance morale due à un confrère. Le manquement à cette obligation morale reste finalement peu visible et il est difficile de quantifier son efficience. On relève toutefois quelques illustrations. Ainsi, le fait pour un médecin qui a laissé à disposition de ses patients son accès Internet et qui a permis par maladresse à l'un d'eux de créer un compte Google pour dénigrer un autre médecin ne commet pas une faute en soi, mais il en commet une lorsqu'il reste sourd et refuse son assistance au confrère qui lui demande de l'aide pour faire cesser ces agissements [1]. Ainsi, le fait pour trois infirmières de rompre de manière concertée leur collaboration avec une quatrième, enceinte et en congé de maternité, ne caractérise pas leur respect du devoir de prêter « assistance dans l'adversité [2] ». En revanche, si le professionnel cache ses difficultés, il ne peut reprocher à ses confrères un défaut d'assistance morale [3].

Évidemment, la confraternité implique aussi de ne pas créer de difficultés à un confrère [4], ne pas médire sur lui, le calomnier, ou se faire l'écho de propos susceptibles de lui nuire. Ce manquement à la confraternité est, lui, bien palpable dans la jurisprudence. S'il est normal que des différends émergent et que des critiques soient émises au sein de la profession, il est demandé de les traiter avec déontologie.

B / Les différends

En cas de différend entre confrères, tous les codes obligent les professionnels à rechercher la conciliation. Si la saisine

1. CDN OM, 23 mars 2021, n° 14475.
2. CDN OI, 15 octobre 2021, n° 5-2020-00321.
3. CDN OI, 22 juin 2021, n° 35-2019-00256.
4. Les chirurgiens-dentistes (art. R. 4127-260), les infirmiers (R. 4312-27) et les masseurs-kinésithérapeutes (R. 4321-99) ont en outre interdiction de s'attribuer abusivement « notamment dans une publication, le mérite d'une découverte scientifique ». Les pharmaciens sont tenus à l'obligation suivante : « La citation de travaux scientifiques dans une publication, de quelque nature qu'elle soit,

du conseil départemental, même dans l'optique de déposer plainte, entraîne immédiatement l'organisation d'une réunion de conciliation, le fait de saisir directement la justice pénale est, selon la chambre disciplinaire des médecins, un manquement aux règles de confraternité. En l'espèce, il s'agissait d'une soustraction frauduleuse d'agenda professionnelle qui, en effet, aurait pu justifier la compétence de l'Ordre « particulièrement qualifié dans une matière liée aux usages professionnels [1] ». Cette solution est circonscrite aux litiges d'ordre professionnel. Un médecin qui vend des parts de sa société à un confrère qui refuse de les lui payer ou de lui verser le solde de son compte courant sera évidemment légitime à saisir les juridictions civiles pour en obtenir le paiement [2]. Toutefois, même circonscrite aux litiges professionnels, cette solution n'est pas convaincante. Il ne s'agit pas de transformer l'obligation de conciliation en préalable obligatoire à tout recours fondé devant les juridictions de droit commun. La chambre disciplinaire des chirurgiens-dentistes statue d'ailleurs autrement dans une situation similaire : « Il y a lieu de considérer, comme l'ont fait les premiers juges, que, dans une telle situation, le dépôt de plainte du Dr A ne constitue pas un manquement fautif au devoir de confraternité [3] ». Même chose pour la chambre disciplinaire des sages-femmes qui ne voit aucune difficulté à ce qu'un litige lié à une rupture de contrat de collaboration soit porté devant le juge judiciaire, avant le juge ordinal [4].

Naturellement, le fait de refuser une conciliation organisée par le conseil départemental est également fautif, puisqu'il marque un défaut de confraternité vis-à-vis des membres du Conseil de l'Ordre [5].

---

doit être fidèle et scrupuleusement loyale » (art. R. 4235-32). Curieusement, pas les médecins. Aucune jurisprudence ordinale disponible.

1. CDN OMK, 23 février 2022, n° °004-2021.
2. CDN OM, 15 septembre 2021, n° 14189.
3. CDN OCD, 29 mars 2022, n° 3065.
4. CDN OSF, 8 avril 2014, n° 22.
5. Même si le litige concerne un patient : CDN OM, 18 juin 2021, n° 13918.

Pour le surplus des manquements au devoir de confraternité dans les relations professionnelles, les illustrations ne manquent pas. Un médecin qui se sépare d'un autre en endettant la société au point qu'elle soit placée en liquidation commet des « manquements caractérisés à l'obligation de bonne confraternité [1] ». Celui qui est si constamment agressif qu'il en traumatise tout le cabinet, aussi [2]. Inversement, le praticien quittant une société ne peut pas s'offusquer d'un manque de confraternité de la part de ceux qui lui cherchent un remplaçant [3].

C / La critique

La jurisprudence est abondante et recherche toujours le point d'équilibre entre ce qui relève du manquement déontologique et ce qui relève de la liberté d'expression et d'une certaine forme de droit à la critique. Les bases d'une telle analyse ont été posées très tôt par le Conseil d'État dans un arrêt *Docteur Simon* de 1952. L'intéressé avait été sanctionné pour manquement au principe de confraternité pour avoir critiqué des méthodes de traitement de la tuberculose pulmonaire. Le faisant sur des ondes new-yorkaises, la section disciplinaire du Conseil national de l'Ordre avait vu là une attaque injurieuse contre les médecins français. Les faits étaient matériellement grossièrement inexacts, le Dr Simon n'avait pas utilisé le moindre terme injurieux, ni attaqué la médecine française, ce qui conduisait à la censure du Conseil d'État, qui reconnaissait au passage un droit de critique pour les médecins [4]. Il est donc admis depuis longtemps qu'un professionnel de santé puisse s'exprimer librement dès lors que sa critique est impersonnelle, qu'elle est faite en des termes factuels et qu'elle porte sur un thème d'intérêt général. La chambre disciplinaire de l'Ordre des médecins a dû être rappelée à cet équilibre en 2016. La psychiatre évoquant dans

1. CDN OM, 21 octobre 2021, n° 14532.
2. CDN OM, 11 mars 2021, n° 14590.
3. CDN OM, 16 février 2021, n° 14420.
4. CE, Ass., 4 janvier 1952, *Docteur Simon*, n° 9329, *Rec.* p 13.

une chronique sur *France Culture* la disparition des pédiatres libéraux dans les termes suivants ne commet pas de manquement déontologique :

> Toutes les études montrent que la prise en charge par le pédiatre entraîne une baisse de la mortalité infantile, ce qui n'est pas rien. Elles montrent aussi que les pédiatres prescrivent moins d'examens biologiques, moins de médicaments, hospitalisent moins souvent, vaccinent davantage, assurent une bien meilleure prévention du rachitisme et des caries dentaires, prescrivent à meilleur escient l'orthophonie. Bref, ils soignent mieux et moins cher. J'ajoute que les généralistes sont moins disponibles pour répondre aux angoisses des parents et que les pédiatres sont souvent les premiers interlocuteurs des adolescents en souffrance quand ils les suivent depuis leur naissance [1].

Depuis, la juridiction ordinale semble avoir trouvé la ligne d'équilibre. Ainsi, ne commet pas de manquement à la confraternité le médecin répondant sur un forum à une internaute mécontente d'une rhinoplastie, qu'il « est dommage, [...] que la majorité des chirurgiens ne se tient pas obligatoirement informée des évolutions dans leur métier et [que] certains utilisent des techniques de rhinoplastie obsolètes », en ne visant personne et en prenant même le soin d'ajouter « cela ne signifie pas que votre chirurgien est "en tort". Les techniques évoluent et, il y a quatre ans, j'effectuais moi aussi mes ostéotomies à l'aveugle » [2].

En revanche, sont des interdits majeurs le fait de dénigrer sa consœur auprès de ses patients [3], de dénigrer dans une publication les allergologues en les traitant de « gourous », « marchands d'illusions », « charlatans » et « illuminés », même sans en citer aucun nommément [4], de s'exprimer à plusieurs reprises dans plusieurs médias « de manière peu

1. CE, 4 mai 2016, n° 376323.
2. CDN OM, 10 juin 2021, n° 14266.
3. CCN OMK, 21 mai 2014, n° 013-2013.
4. CDN OM, 8 décembre 2012, n° 12284-12285.

correcte, discourtoise, voire agressive, à l'encontre de médecines et de personnes n'ayant pas cette qualité [1] ».

2. La considération

Les professionnels de santé ont tous une obligation d'entretenir de bons rapports avec les membres des autres professions de santé, et de respecter leur indépendance professionnelle [2]. Les pharmaciens doivent intégrer les vétérinaires dans les professions envers lesquels ils sont tenus à cette obligation [3]. Le code de déontologie des pédicures-podologues n'évoque que le respect de l'indépendance, et non l'obligation d'entretenir de bons rapports [4].

Ce devoir déontologique est clairement posé comme étant dans l'intérêt du patient. Il ne s'agit pas d'un esprit de corps qui serait élargi à la famille de la santé mais de respecter le libre choix du patient, l'indépendance professionnelle des autres et le devoir de bonne continuité des soins en cas de prise en charge pluridisciplinaire. L'obligation d'entretenir de bons rapports concourt logiquement à ces autres objectifs, déontologiques ou légaux.

Par exemple, un neurologue exerçant dans une clinique où il entretient des relations difficiles envers l'ensemble du personnel, dont le comportement est agressif avec une infirmière, et qui refuse d'utiliser les moyens informatiques mis à disposition et rédige des prescriptions illisibles, manque à son obligation déontologique et, on le comprend, ne participe pas à sauvegarder l'intérêt des patients [5]. Même conclusion pour la sage-femme qui, pratiquant des accouchements à domicile, ne

---

1. CDPI Nouvelle-Aquitaine, 3 décembre 2021, *CD OM13 et CDN c./ Didier R.*, n° 21-161 et 21-175.
2. Art. R. 4127-68 CSP (médecins), R. 4127-282 (chirurgiens-dentistes), R. 4127-359 (sages-femmes), R. 4312-28 (infirmiers), R. 4321-110 (masseurs-kinésithérapeutes).
3. Art. R. 4235-31 CSP.
4. Art. R. 4322-70 CSP.
5. CDN OM, 16 février 2021, n° 14086.

communique pas avec des équipes médicales [1]. Le médecin qui prescrit des traitements que les pharmacies françaises ne connaissent pas et que l'on ne trouve qu'en Belgique, ne respecte pas le libre choix, par la patiente, de son pharmacien [2].

Il est des comportements qui ne mettent pas directement l'intérêt du patient en danger mais qui relèvent inévitablement d'un manque grossier de considération, voire d'éducation élémentaire. Par exemple, le cas de l'anesthésiste irrité par les demandes d'une infirmière quant au programme des interventions au bloc, et qui trouve opportun de l'insulter et de lui jeter de la Betadine alcoolique au visage [3]. Ou le cas du masseur-kinésithérapeute qui agresse des cardiologues « verbalement de façon véhémente et répétée et tente d'intimider l'un d'eux par menaces écrites, formule des "oukases sous forme de courriels", et est dans l'absence totale de communication avec les médecins [4] ».

Cette considération est due à tous les membres des professions de santé, y compris ceux qui ne sont pas organisés en Ordre professionnel, et à tous les personnels des professions de santé, y compris ceux qui n'exercent pas une telle profession. En tout état de cause, tout comportement inapproprié envers quiconque contribuerait à déconsidérer la profession.

2 / Dans l'intérêt de la patientèle et le respect de la clientèle

C'est principalement dans la poursuite de cet intérêt que les codes de déontologie (et leurs commentaires par les Ordres) inscrivent les obligations liées aux rapports entre professionnels de santé. Après avoir dûment précisé que le détournement de clientèle est interdit, les règles déontologiques encadrent les situations dans lesquels les patients doivent être

1. CDPI SF, 11 avril 2014, n° 13003.
2. CDN OM, 29 septembre 2019, n° 13600.
3. CDN OM, 14 avril 2018, n° 13085.
4. CDPI OMK Ile-de-France, 19 février 2021, n° 20-009.

pris en charge par plusieurs professionnels. Le mot utilisé est bien celui de « clientèle », d'inspiration éminemment libérale, et non de « patientèle », néologisme récent de plus en plus utilisé. Et, si l'on accepte la dimension de propriété rattachée au mot « clientèle », la différence entre les deux termes prend du sens dans le présent développement. La clientèle des médecins serait alors entendue comme la propriété d'autrui, et la patientèle, comme une mise à la disposition d'un praticien. Les professionnels de santé doivent prendre garde, lorsqu'ils interviennent auprès d'un patient (1), de ne pas le détourner du professionnel qui le suit habituellement (2). Cette section ne concerne que les rapports des membres d'une même profession.

1. Dans l'intérêt de la patientèle

Dans l'intérêt des patients, un praticien peut être appelé auprès d'un patient suivi par un autre. Ce sera le cas dans n'importe quelle situation d'urgence, ou s'il est précisément consulté par le confrère, ou si le patient décide de lui-même de le consulter. La rédaction des codes diverge, et ceux des médecins et masseurs-kinésithérapeutes sont de loin les plus bavards pour émettre une règle de conduite commune à tous[1]. Dans tous les cas, le praticien « occasionnel » doit limiter son intervention à ce qui est demandé par son confrère, par le patient, ou à ce qui est commandé par l'urgence.

S'il est consulté par un confrère, s'il intervient en urgence, ou encore dans le cadre d'une hospitalisation, il doit rédiger un compte-rendu et informer le praticien habituel de ses constatations. S'il est consulté par un confrère et que son avis diverge de celui-ci, le patient doit en être informé et, s'il se

1. Art. R. 4127-58 à R. 4127-64 CSP (médecins), R. 4127-264 à R. 4127-268 (chirurgiens-dentistes), R. 4127-356 (sages-femmes), R. 4321-101 à R. 4321-106 (masseurs-kinésithérapeutes), R. 4322-66 à R. 4322-67 (pédicures-podologues). Pour les infirmiers, les dispositions sont inscrites dans les devoirs envers les patients (art. R. 4312-79).

dirige plutôt vers le consultant, le praticien habituel est libre de cesser ses soins. Si les deux praticiens concourent à la prise en charge du malade, ils doivent se tenir mutuellement informés et demeurent libres, sous réserve de l'intérêt du patient, de ne pas continuer une telle collaboration. Chaque praticien peut également refuser d'emblée une telle collaboration.

Enfin, si le second praticien est consulté par le patient, il doit s'efforcer d'obtenir l'accord de ce dernier pour communiquer les informations avec le praticien habituel. Tout en respectant le libre choix du malade qui désire s'adresser à un autre praticien, le consultant ne doit pas, de sa propre initiative, s'engager dans la voie d'une poursuite des soins. Sinon, il serait potentiellement comptable d'un détournement de clientèle.

Un praticien peut également se faire remplacer, à condition que ce soit temporaire et que le Conseil de l'Ordre en soit averti [1]. À l'issue du remplacement, les éléments utiles à la continuité des soins doivent être transmis au titulaire ; le remplaçant doit cesser toute activité s'y rapportant et ne pas s'installer immédiatement dans le secteur géographique du titulaire. Sinon, il serait potentiellement comptable d'un détournement de clientèle.

2. Dans le respect de la clientèle d'autrui

À l'évidence, les nombreuses dispositions des codes interdisant le détournement de clientèle (A) et la concurrence déloyale (B) visent bien davantage à protéger la profession que la mission de santé.

A / Interdiction du détournement de clientèle

À l'exception des pharmaciens, les dispositions déontologiques mentionnent toutes l'interdiction du détournement ou

1. Art. R. 4127-65 et R. 4127-66 CSP (médecins), R. 4127-275 (chirurgiens-dentistes), R. 4127-357 (sages-femmes), R. 4312-83 (infirmières), R. 4321-107 et R. 4321-108 (masseurs-kinésithérapeutes), R. 4322-85 à R. 4322-87 (pédicures-podologues).

de la tentative de détournement de clientèle [1]. Tout manquement aux règles précitées peut, le cas échéant, être constitutif d'un détournement de clientèle. Un tel détournement peut également avoir lieu au sein d'un même établissement, entre associés [2]. Et il peut même ne cibler la clientèle d'aucun professionnel en particulier mais, par le jeu d'un compérage, conduire à une captation de clientèle assimilable à du détournement [3].

Un praticien qui cède ses parts (en ayant au demeurant fictivement gonflé le chiffre d'affaires), s'installe ailleurs et démarche ses anciens patients, procède à un grossier détournement de clientèle [4]. Même chose pour la sage-femme qui vend son cabinet mais ne présente pas sa succession, ne prend aucun rendez-vous après la date de cession, et garde le téléphone portable servant de standard téléphonique [5]. Un chirurgien-dentiste dont la liste de patients comporte un grand nombre de patients de l'ancien cabinet où il avait été remplaçant puis collaborateur, et dont le départ est immédiatement concomitant à une chute de rendez-vous dans l'agenda de l'ancien cabinet, sera également regardé comme s'étant livré à un détournement de patientèle [6].

B / Interdiction de fausser la concurrence

La concurrence n'est pas interdite mais les praticiens doivent se garder d'en fausser le jeu. Deux interdictions déontologiques émergent pour la plupart des professions : celle de

1. Art. R. 4127-57 CSP (médecins), R. 4127-240 (chirurgiens-dentistes), R. 4127-355 (sages-femmes), R. 4312-61 (infirmiers), R. 4321-100 (masseurs-kinésithérapeutes), R. 4322-64 (pédicures-podologues).
2. CE, 13 novembre 1991, n° 98515 ; CDN OM, 29 avril 2013, n° 11372.
3. CDN, 5 mars 2015, n° 11970, au sujet d'ophtalmologues sollicitant de tous les opticiens de l'île de la Guadeloupe les coordonnées de leurs clients pour les contacter et les prendre en charge.
4. CDN OM, 22 octobre 2009, n° 10224.
5. CDPI OSF, 11 octobre 2019, n° 201834.
6. CDN OCD, 18 novembre 2021, n° 3049.

ne pas abaisser ses honoraires « dans un but de concurrence » [1] ; celle de ne pas s'installer, lorsqu'on a été remplaçant d'un confrère pendant au moins trois mois, dans un cabinet « où il puisse entrer en concurrence directe » avec ledit confrère [2]. Les codes ne précisent pas que la concurrence proscrite est plus simplement celle qui est « déloyale » [3]. Or, il n'est *a priori* pas aberrant, dans une économie libérale dans laquelle s'inscrivent majoritairement les professions de santé, de pratiquer des prix plus bas dans un tel but de concurrence [4]. Seul le code des infirmiers, grâce à l'intervention de l'Autorité de la concurrence [5], libelle simplement l'interdiction de toute « concurrence déloyale » [6], et cela paraît bien suffisant pour encadrer toute la protection des professionnels contre « toute » pratique nuisant à leur clientèle. Les autres codes ont néanmoins choisi de décliner l'obligation.

1. Abaissement des honoraires

Il doit être noté que le praticien a toujours le droit de délivrer des actes à titre gratuit [7] et qu'une baisse d'honoraires

1. Art. R. 4127-67 CSP (médecins), R. 4127-240 (chirurgiens-dentistes), R. 4127-355 (sages-femmes), R. 4312-82 (infirmiers : tenus « simplement » à une interdiction de toute concurrence déloyale), pas de disposition spécifique pour les masseurs-kinésithérapeutes ni les pédicures-podologues.
2. Art. R. 4127-86 CSP (médecins), R. 4127-277 (chirurgiens-dentistes), R. 4127-342 (sages-femmes), R. 4312-87 (infirmiers), R. 4321-130 (masseurs-kinésithérapeutes), R. 4322-87 (pédicures-podologues).
3. Les pharmaciens, qui ne pratiquent pas d'honoraires, font face à une telle interdiction : art. R. 4235-21 CSP.
4. À noter que des professionnels de santé répondent fréquemment à des appels d'offre relevant de la commande publique et que, naturellement, ils proposent un prix compétitif. Voir CAA Lyon, 2 avril 2020, n° 18LY00075, qui n'a pas été jugé contraire aux règles un rabais pour chaque acte de 32 % du tarif fixé par la CCAM au titre de la prestation intellectuelle et 20 % de ce même tarif au titre de ses propres frais de fonctionnement.
5. ADLC, 11 mai 2016, Avis 16-A-11 relatif à un projet de décret portant code de déontologie des infirmiers.
6. Art. R. 4312-82 CSP.
7. Art. R. 4127-67 CSP (médecins), R. 4127-240 (chirurgiens-dentistes), R. 4127-355 (sages-femmes), R. 4312-60 (infirmiers : disposition inscrite dans les règles d'exercice), R. 4321-109 (masseurs-kinésithérapeutes), R. 4322-61 (pédicures-podologues).

en réponse à une demande isolée d'un patient n'est pas une pratique anti-concurrentielle [1]. En revanche, faire de la publicité (au demeurant interdite) dans un article de presse en vantant les tarifs « 30% moins cher que le prix du marché » et en caricaturant au passage la pratique des confrères plus traditionnels tombe sous ce coup [2].

L'Ordre, à tout le moins le Conseil national de l'Ordre des médecins, conserve sur cette question une rigueur parfois dépassée. Dans son commentaire du code, le CNOM estime de manière générale qu'un abaissement fautif des honoraires est constitué lorsque le praticien les fixe en dessous des barèmes de conventionnement. Ce sera par exemple le cas pour le médecin qui applique les cotations relatives aux consultations en cabinet à des visites à domicile (normalement plus coûteuses) [3]. L'Ordre regrette la position du Conseil d'État, qui avait jugé en 1981 que l'exonération pour les patients du barème kilométrique ne constituait pas un abaissement d'honoraires mais un abaissement de frais [4]. Il maintient que « l'oubli volontaire et systématique des frais de déplacement dans la somme que demande le médecin pour ses visites est un procédé incorrect ».

En matière de concurrence, l'Ordre des médecins et l'Ordre des chirurgiens-dentistes sont notamment partis au front contre la pratique de certains de leurs membres de passer par la société de commerce électronique Groupon pour proposer des rabais – parfois substantiels – selon la méthode des achats groupés [5]. Au-delà de la sanction de leurs membres, ils ont organisé une lutte âpre (courriers, poursuites et menaces de poursuites auprès de la société, communiqués et publications dénonçant la pratique) qui leur a valu une plainte de la société Groupon auprès de l'Autorité de la concurrence pour

1. CDN OM, 11 décembre 2009, n° 1033.
2. CDN OM, 29 janvier 2016, n°s 12459-12826.
3. CE, 16 mai 2001, n° 185344.
4. CE, 20 février 1981, *Sevrain*, n° 18933.
5. CDN OM, 14 juin 2018, n° 12865 (interdiction de 3 mois).

« pratique de boycott » prohibée par le droit commercial et le droit de l'Union européenne [1].

2. Installation concurrente

En sus des obligations déontologiques posées pour les anciens remplaçants et les précautions à prendre pour les nouveaux arrivants, les contrats de collaboration et les contrats d'exercice en commun comprennent le plus souvent également des clauses de non-concurrence en cas de départ d'un collaborateur ou d'un associé.

On pourrait ajouter l'obligation de ne pas s'installer dans un immeuble où un confrère exerce ou dans un immeuble quitté par un confrère depuis moins de deux ans sans leur accord ou l'autorisation de l'Ordre, mais une telle situation n'a pas nécessairement vocation à fausser la concurrence. Là encore, la concurrence n'est pas interdite. Une sage-femme qui estime que son chiffre d'affaires baisse avec l'installation en ville d'une consœur ne peut pas, sur cette seule allégation, l'accuser de concurrence déloyale, et encore moins de détournement de patientèle [2].

Le critère géographique n'a jamais été défini par les textes, et la jurisprudence statue au cas par cas lorsque la distance n'a pas été fixée contractuellement. La grille de lecture n'est d'ailleurs pas très nette. Ainsi, une installation dans la même agglomération, à une distance d'un kilomètre, dans une ville comme Vesoul (15 000 habitants), n'est pas « manifestement constitutive de concurrence déloyale [3] ». En revanche, une distance de 3,5 kilomètres entre une commune de 9 500 habitants et une commune de 4 300 habitants donne à l'installation un « caractère concurrentiel [4] ». Il serait vraiment opportun de justifier le caractère déloyal de la concurrence

1. L'Autorité de la concurrence n'était pas compétente mais a confirmé au passage l'absence de conformité du droit de l'UE de l'interdiction « générale et absolue » de la publicité dans les règles déontologiques françaises : ADLC, 15 janvier 2019, n° 19-D-01 et 19-D-02.
2. CDPI OSF, 4 octobre 2013, n° 1202.
3. CDN OCD, 18 novembre 2021, n° 3049.
4. À propos d'un refus d'autorisation : CDN OM, 13 octobre 2005, n° 1425.

plutôt que de se contenter d'observer une installation à caractère concurrentiel, qui n'est pas prohibée. Il serait également utile que les juridictions se coordonnent sur les modalités de calcul des distances. Parfois, elles précisent que l'appréciation de la distance doit être calculée à partir d'une distance orthodromique et non à partir de la distance réelle parcourue par des clients potentiels[1]. Parfois, elles écartent le critère du « vol d'oiseau » pour estimer qu'une installation à 971 mètres entre deux quartiers d'une même ville exige en pratique de faire plus de deux kilomètres à pied, et qu'il convient de retenir la distance réellement parcourue[2].

En dehors des zones dites surdotées, qui font d'ailleurs l'objet d'une politique de l'installation par les ARS, il y a lieu de s'interroger sur la pertinence de telles règles, dont l'interprétation par les Ordres est au demeurant très peu lisible, pour des professions en tension. Les codes semblent s'accrocher ici à un modèle du médecin généraliste libéral qui est pourtant en train de disparaître. Avec toutes les réserves exigées par un accès non exhaustif aux jurisprudences ordinales, on semble d'ailleurs percevoir un tarissement du contentieux de la concurrence. On ajoutera que ce contentieux n'a aucun intérêt pour un praticien véritablement lésé par une concurrence déloyale, et qu'il sera bien mieux inspiré de saisir les juridictions de droit commun plutôt que d'attendre un blâme pour son confrère.

1. CDPI OMK PACA-Corse, 21 octobre 2014, n° 093-2014.
2. CDN OMK, 25 juill. 2017, n° 022-2016.

À retenir

Un esprit de corps et de fraternité gouverne les rapports entre professionnels de santé, qui se doivent respect et assistance mutuelle.

Ce respect passe par des devoirs de solidarité et de considération, et par l'obligation de régler déontologiquement d'éventuels différends.

Il passe également par le respect de la patientèle d'autrui, qui commande la mise à disposition de ses compétences en cas de besoin, et par le respect de la clientèle d'autrui, qu'il convient de ne pas détourner, directement ou indirectement, en faussant le jeu de la concurrence.

CHAPITRE 2

RÈGLES D'EXERCICE

Généralement située dans les derniers chapitres des codes de déontologie, l'organisation de ces règles est d'inégale portée. Pour les professions médicales, elles ont fait l'objet de la plus grosse inflation réglementaire, ce que l'on peut évidemment comprendre au regard de l'évolution de la diversité des modes d'exercice depuis les années 1940. Certaines obligations, généralement qualifiées de « communes à tous les modes d'exercice », ont d'ailleurs été vues plus haut. C'est le cas des principes directement rattachables à des devoirs généraux (devoirs corollaires du secret professionnel, utilisation d'un pseudonyme, permanence des soins, mentions pouvant être apposées sur les plaques et dans les annuaires), des devoirs envers les patients (qualité des locaux, clarté et lisibilité des ordonnances), ou à la réglementation des rapports aux autres professionnels, de santé ou non.

Ce qui marque les règles d'exercice de la profession est l'omniprésence du principe de *l'indépendance professionnelle* , déjà prescrite au sein des devoirs généraux, notamment pour conserver l'esprit libéral des professions de santé, quel que soit leur mode d'exercice, mais aussi pour se prémunir contre les conflits d'intérêts. Ce principe essentiel a été traité *supra.*

L'objectif des dispositions relatives aux règles d'exercice est à l'évidence de guider les professionnels de manière précise sur leur activité. Il ne s'agit plus de faire appel à des standards (conscience, dignité), mais de proposer des cadres.

Par défaut, l'exercice d'une profession de santé est pensé comme libéral. Toutefois, l'exercice « salarié » au sens large est parfaitement admis, et les codes déclinent également de nombreuses formes d'exercices particuliers. En tout état de cause, l'exercice « forain » est interdit. Interrogé par l'Autorité de la concurrence sur ce terme, l'Ordre des médecins aurait fait valoir qu'il s'agissait d'une « disposition traditionnelle reprise par chaque code de déontologie » et que l'exercice forain consistait à « exercer son art dans le cadre d'une foire ou d'un marché [1] ». Seuls les médecins, masseurs-kinésithérapeutes et infirmiers sont concernés par cette interdiction, pour laquelle est prévue une dérogation lorsqu'il est nécessaire d'exercer dans le cadre d'une unité mobile, ce qui pourrait bien se produire de plus en plus avec la désertification médicale. Cette interdiction à l'interprétation quelque peu surannée [2] duplique au demeurant l'obligation d'avoir une résidence professionnelle.

1 / Modes d'exercice

1. Exercice libéral

Que l'on exerce la profession seul ou ensemble, l'exercice libéral est le modèle traditionnel, même s'il ne correspond pas toujours à la démographie des professions de santé. Certes, 93 % de l'activité des pédicures-podologues [3], 85 % de

1. ADLC, 11 mai 2016, Avis n° 16-A-11 relatif à un projet de décret portant code de déontologie des infirmiers.
2. Voir tout de même la jurisprudence, quoiqu'extrêmement rare, qui en fait une interprétation extensive : CDN OM, 16 avril 2019, n° 13986 (au sujet d'un praticien hospitalier démissionnaire qui avait conservé sur ses ordonnances ses qualités de chef de service du CHU mais indiquait ses coordonnées personnelles) ; CDN, 25 mai 2008, n° 9824 (médecin se rendant en Corse pour assurer le suivi d'injection de botox pour des amies-clientes). Pas d'illustration pour les masseurs-kinésithérapeutes ou les infirmiers.
3. Ordre national des pédicures-podologues (ONPP), *Rapport d'activité 2022*, 44 p.

l'activité des masseurs-kinésithérapeutes [1], 82 % de l'activité des chirurgiens-dentistes est libérale [2], et 72 % des pharmaciens exercent en officine [3] (quoique nombreux sont les salariés). Certes, les médecins demeurent majoritairement dans un exercice libéral (58 %) mais cet exercice est en déclin et l'exercice salarié et l'activité mixte sont en nette progression depuis 2015 [4]. En outre, 80 % des infirmiers et 65 % des sages-femmes exercent en salariat [5].

Le code de déontologie médicale utilise la formule « clientèle privée » [6], tandis que les autres codes préfèrent évoquer l'« exercice libéral ». L'essentiel des règles relatives à cet exercice libéral portent sur le lieu d'exercice et les modalités d'identification de la « résidence professionnelle ». Cette résidence fixe la compétence territoriale du conseil départemental de l'Ordre, et c'est au titre de cette résidence que le professionnel est inscrit à tel ou tel tableau.

L'ouverture d'un deuxième site est possible, sous réserve de l'accord de l'Ordre pour les chirurgiens-dentistes, sages-femmes, infirmiers, masseurs-kinésithérapeutes et pédicures-podologues [7]. Depuis 2019, les médecins bénéficient d'un régime plus souple de déclaration préalable et sont seulement tenus d'en avertir le conseil départemental de l'Ordre, qui peut s'y opposer [8].

---

1. Ordre national des masseurs-kinésithérapeutes (ONMK), *Démographie des kinésithérapeutes*, 2020, site Internet.
2. Ordre national des chirurgiens-dentistes (ONCD), *Cartographie et données publiques*, 2023, site Internet.
3. Ordre national des pharmaciens (ONP), *Démographie des pharmaciens*, panorama 2022, 72 p.
4. Ordre national des médecins (ONM), *Atlas de la démographie médicale en France*, janvier 2023, 137 p.
5. Direction de la recherche, des études, de l'évaluation et des statistiques (DRESS), *Démographie des professionnels de santé*, janvier 2023.
6. Art. R. 4127-85 à R. 4127-94 CSP.
7. Art. R. 4127-270 CSP pour les chirurgiens-dentistes, R. 4127-346 pour les sages-femmes, R. 4312-72 pour les infirmiers, R. 4321-129 pour les masseurs-kinésithérapeutes, R. 4322-79pour les pédicures-podologues.
8. Art. R. 4127-85 CSP modifié par le décret n° 2019-511 du 23 mai 2019 modifiant le code de déontologie des médecins et la réglementation des sociétés d'exercice libéral et des sociétés civiles professionnelles.

Les professionnels de santé peuvent s'attacher le concours d'un collaborateur libéral [1], dont la définition générale est donnée par la loi et qui correspond parfaitement à la philosophie d'exercice des professions de santé :

> II - A la qualité de collaborateur libéral le membre non salarié d'une profession mentionnée au I qui, dans le cadre d'un contrat de collaboration libérale, exerce auprès d'un autre professionnel, personne physique ou personne morale, la même profession. Le collaborateur libéral exerce son activité professionnelle en toute indépendance, sans lien de subordination. Il peut compléter sa formation et peut se constituer une clientèle personnelle [2].

En dehors de cas de remplacement temporaire encadrés, il est strictement interdit aux professionnels de faire gérer leur cabinet par un confrère [3]. Les infirmiers et pédicures-podologues ne sont pas frappés d'une telle interdiction dans le code de déontologie, mais cela est en tout état de cause objectivement contraire à l'esprit de l'exercice libéral, de l'exercice personnel, et de l'interdiction d'exercer la profession comme un commerce.

Évidemment, les professionnels de santé peuvent s'associer et créer des sociétés d'exercice sans que cela change la destination libérale de l'exercice de la profession, les codes précisant bien que l'exercice doit rester personnel et indépendant. Une telle association doit être formalisée de manière écrite et soumise à l'Ordre [4].

---

1. Art. R. 4127-87 CSP pour les médecins, R. 4127-276 pour les chirurgiens-dentistes, R. 4312-88 pour les infirmiers, R. 4321-131 pour les masseurs-kinésithérapeutes et R. 4322-89 pour les pédicures-podologues. Pour les sages-femmes, il est renvoyé aux dispositions légales, en l'absence de précisions réglementaires.
2. Art. 18 de la loi n° 2005-882 du 2 août 2005 en faveur des petites et moyennes entreprises.
3. Art. R. 4127-89 CSP (médecins), R. 4127-273 (chirurgiens-dentistes), R. 4127-344 (sages-femmes), R. 4321-132 (masseurs-kinésithérapeutes).
4. Art. R. 4127-91 et s. CSP (médecins), R. 4127-279 et s. (chirurgiens-dentistes), R. 4127-345 (sages-femmes), R. 4312-73 (infirmiers), R. 4321-134 (masseurs-kinésithérapeutes), R. 4322-89 (pédicures-podologues).

2. *Exercice statutaire et salarié*

L'exercice salarié exige un *contrat écrit*, devant respecter l'indépendance et le caractère personnel de l'exercice de la profession, et être *transmis* au conseil départemental de l'Ordre, qui les contrôle.

Les salariés ont les mêmes obligations que tous les professionnels, auxquelles s'ajoute l'obligation de ne pas utiliser leur statut pour accroître leur clientèle personnelle [1] et/ou d'user de leur fonction au sein d'un organisme de prévention ou de dépistage pour faire de même [2].

Par définition, les hospitaliers sont sous *statut légal et réglementaire* et ne signent pas de contrat avec leur employeur. On trouve ainsi des pharmaciens, sages-femmes, infirmiers et masseurs-kinésithérapeutes fonctionnaires hospitaliers au sein des établissements sanitaires de droit public, ou fonctionnaires territoriaux au sein d'établissements médico-sociaux, les pharmaciens inspecteurs de la fonction publique étant quant à eux des fonctionnaires de l'État. Tous relèvent d'une double déontologie : celle de leur profession de santé et celle de la fonction publique.

Les médecins et les chirurgiens-dentistes hospitaliers, en revanche, n'ont pas le statut de fonctionnaire. Lauréats du concours national de praticien hospitalier, ils sont nommés sur un poste par le Conseil national de gestion, qui gère leur carrière et leur discipline. Même en l'absence de statut de fonctionnaire, ils bénéficient et répondent tout de même des droits et devoirs du fonctionnaire et sont donc, eux aussi, soumis à une double déontologie.

Les codes de déontologie des professions de santé n'abordent pas précisément la question de tous ces professionnels « statutaires » mais s'adressent bien évidemment à eux

---

1. Art. R. 4127-98 CSP (médecins), R. 4127-350 (sages-femmes), R. 4312-62 (infirmiers).
2. Art. R. 4127-98 CSP (médecins), R. 4127-251 (chirurgiens-dentistes), de même que les masseurs-kinésithérapeutes (art. R. 4321-137) et les pédicures-podologues (art. R. 4322-94).

puisqu'ils s'adressent à tous. Le code des chirurgiens-dentistes se borne à préciser que les règles d'exercice libéral ne s'appliquent pas à eux, tandis que les autres codes, à l'exception de celui des pédicures-podologues, s'attachent à rappeler que le statut n'enlève rien aux devoirs professionnels, et en particulier l'indépendance [1].

Tous les professionnels de santé intervenant auprès d'une personne publique peuvent également être des contractuels, c'est-à-dire non-titulaires de la fonction publique ; ils sont alors concernés par les dispositions relatives à l'exercice salarié de la profession.

3. Formes d'exercices particuliers

Ce sont les chapitres des codes de déontologie réservés aux règles d'exercice de la profession qui énumèrent les formes particulières d'exercice de ces professions, et pour lesquelles les codes rappellent principalement les obligations liées à la prévention des conflits d'intérêts.

Les *missions de contrôle* exercées par les médecins [2] et les chirurgiens-dentistes [3] exigent notamment de prévenir tout conflit d'intérêts, de ne pas s'immiscer dans le traitement des patients et de faire preuve de circonspection dans les propos et appréciations exprimés.

Les *missions d'expertise* exercées par les médecins [4], les chirurgiens-dentistes [5], les sages-femmes [6], les masseurs-kinésithérapeutes [7] et les infirmiers [8] exigent un strict respect des règles relatives à la prévention des conflits d'intérêts. Les experts doivent informer parfaitement les expertisés des termes de leurs missions et ne doivent révéler que ce qui est de nature à apporter

1. Art. R. 4127-95 (médecins), R. 4127-348 (sages-femmes), R. 4312-74 (infirmiers), R. 4321-135 (masseurs-kinésithérapeutes).
2. Art. R. 4127-100 à R. 4127-104 CSP.
3. Art. R. 4127-252 CSP.
4. Art. R. 4127-105 à R. 4127-108 CSP.
5. Art. R. 4127-256 et s. CSP.
6. Art. R. 4127-351 à R. 4127-353 CSP.
7. Art. R. 4321-138 à R. 4321-141 CSP.
8. Art. R. 4312-57 et s. CSP.

des réponses aux questions soulevées par la mission. Tout ce qui en sort et qu'il a pu connaître doit être tu. Si la mission intervient dans le cadre de commissions, conseils et organismes listés par la loi [1] (par exemple lorsqu'elle est confiée par une commission de conciliation et d'indemnisation, l'Agence nationale de sécurité du médicament et des produits de santé (ANSM), l'Agence de biomédecine...), les professionnels doivent en outre s'engager à respecter la charte de l'expertise sanitaire [2].

C'est enfin dans le cadre de ces règles d'exercice que les différents *métiers du pharmacien* sont encadrés et dont la déontologie propre à chaque exercice est déclinée : pharmaciens d'officine et de pharmacie à usage intérieur [3], pharmaciens en entreprise [4], pharmaciens biologistes [5].

On retient de cette énumération que les codes proposent un cadre sur tous les modes d'exercice possible, ce qui donne aux Ordres une compétence importante, relatif au contrôle de ces modalités.

2 / Contrats et statuts

Tous les contrats susceptibles d'être signés par un professionnel de santé doivent être écrits et visés par l'Ordre, dont on a rappelé le pouvoir normatif en la matière, puisqu'ils établissent des contrats types auxquels les codes renvoient systématiquement [6]. Le contrôle des Ordres sur les contrats et avenants conclus (collaboration libérale, exercice salarié), de même que sur les statuts des sociétés soumises à inscription au tableau est très important. Il permet de vérifier en amont que les modes d'exercice envisagés le sont dans le respect des règles de la profession.

1. Art. L. 1451-1 CSP.
2. Art. L. 1452-2 CSP.
3. Art. R. 4235-46 à R. 4235-67 CSP.
4. Art. R. 4235-68 à R. 4235-70 CSP.
5. Art. R. 4235-71 à R. 4235-77 CSP.
6. Art. R. 4127-83 CSP (médecins), R. 4127-247 (chirurgiens-dentistes), R. 4127-349 (sages-femmes), R. 4312-65 (infirmiers), R. 4321-134 (masseurs-kinésithérapeutes), R. 4322-93 (pédicures-podologues).

Il est vrai que chaque professionnel est tenu de connaître son code de déontologie lors de son inscription au tableau, et qu'il s'engage d'ailleurs par écrit à le respecter [1]. Il est toutefois raisonnable d'envisager qu'il lira plus vraisemblablement un contrat que l'intégralité du code qui le concerne.

C'est sans doute la raison pour laquelle les Ordres, et notamment l'Ordre des médecins, estiment que les contrats ne doivent pas se borner à user de formules générales ou à simplement renvoyer au respect du code de déontologie.

Pour ne prendre que les modèles mis à disposition par l'Ordre des médecins et librement accessibles sur son site Internet (vingt-sept modèles de contrats et six modèles pour les exercices en société ou en groupe), le principe de l'indépendance professionnelle, de liberté du choix du patient et du respect du secret professionnel sont presque systématiquement rappelés. L'Ordre met également l'accent sur l'impératif de précision des clauses permettant d'exercer effectivement en tout indépendance ou de bénéficier effectivement de moyens pour exercer et/ou pour se former.

À retenir

L'esprit libéral, intimement lié à l'exigence de maintenir une totale indépendance professionnelle, domine encore les règles d'exercice.

Les codes prévoient et reconnaissant des modes d'exercice très diversifiés ; les professionnels de santé peuvent être salariés, collaborateurs, agents du service public ou dépositaires de missions spécifiques, mais tous, quel que soit leur mode d'exercice, sont soumis aux mêmes règles professionnelles.

Cette surveillance des Ordres sur l'ensemble des membres d'une profession de santé se manifeste également à travers la rédaction et le contrôle des contrats susceptibles d'être signés entre eux.

---

1. Art. R. 4127-109 CSP (médecins), R. 4127-284 (chirurgiens-dentistes), R. 4127-365 (sages-femmes), R. 4312-2 (infirmiers), R. 4321-142 (masseurs-kinésithérapeutes), R. 4322-32 (pédicures-podologues).

SIXIÈME PARTIE

SANCTIONS

Les professionnels de santé sont soumis à une responsabilité ordinale, dont le contentieux présente des particularismes propres aux objectifs poursuivis. La loi Kouchner du 4 mars 2002 a distingué clairement les instances administratives et les instances disciplinaires, jusqu'alors confondues, en identifiant des chambres disciplinaires « placées auprès » d'instances administratives. Les structures disciplinaires sont devenues des instances spécifiques des Conseils de l'Ordre, avec des chambres disciplinaires ayant le statut de juridiction administrative spécialisée, soumises aux règles de procédures du contentieux administratif et au respect des garanties exigées par les textes, notamment la Convention européenne de sauvegarde des droits de l'homme et des libertés fondamentales (chapitre 1). Les professionnels de santé demeurent soumis à la responsabilité de droit commun, qui s'inspire d'ailleurs parfois des règles déontologiques, et qui ont pour effet de pouvoir dupliquer les sanctions auxquels un professionnel est exposé (chapitre 2).

CHAPITRE 1

LA RESPONSABILITÉ ORDINALE

Toutes les professions, sauf les pharmaciens, relèvent des mêmes dispositions légales et réglementaires relatives au fonctionnement des chambres disciplinaires de première instance et chambres disciplinaires nationales [1] et relatives à la procédure disciplinaire [2].

L'Ordre des pharmaciens doit être mis à part compte tenu de sa structuration particulière en sept sections et sept conseils centraux comportant pour six d'entre eux une chambre disciplinaire de première instance et, pour le dernier, un conseil régional auprès duquel une chambre disciplinaire est placée.

On distinguera le contentieux disciplinaire au sens strict et le contentieux dit « du contrôle technique », également répressif mais fondé sur des fautes constituées par des abus ou des fraudes à l'occasion de soins dispensés par les assurés sociaux, au préjudice desdits assurés ou de la sécurité sociale.

1. Art. L. 4124-1 et s. CSP pour les médecins, chirurgiens-dentistes, et sages-femmes et, par renvoi, les infirmiers (art. L. 4312-5), les masseurs-kinésithérapeutes (art. L. 4321-19), et les pédicures-podologues (art. L. 4322-12).
2. Art. R. 4126-1 et s. CSP.

1 / Le contentieux disciplinaire

Les Ordres disposent d'une structure ordinale disciplinaire identique[1], avec une chambre de discipline de première instance se prononçant sur la plainte et sur l'éventuel manquement aux règles professionnelles, une chambre de discipline nationale placée auprès du Conseil national de l'Ordre se prononçant sur les recours en appel[2], et le Conseil d'État se prononçant sur les pourvois en cassation contre les décisions des chambres disciplinaires nationales.

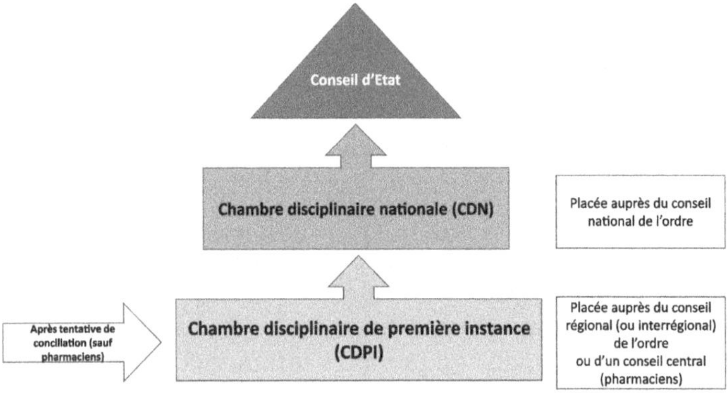

1. *Nature du contentieux et droits processuels*

A / Un contentieux répressif et objectif

Nombreux sont les patients, et même les praticiens, à se tromper encore sur l'office du juge disciplinaire, qui ne peut que prononcer des sanctions mais jamais de condamnation à

1. La procédure disciplinaire des pharmaciens a été modifiée en 2022 pour se rapprocher des autres, avec le décret n° 2022-381 du 16 mars 2022 portant modification de la procédure disciplinaire de l'Ordre des pharmaciens. Elle demeure particulière et ne sera pas développée ici.
2. Pour les médecins des régions Provence-Alpes-Côte d'Azur et Corse, la chambre disciplinaire de première instance est interrégionale. Pour les médecins de la région Île-de-France, la CDPI comporte trois sections (art. L. 4132-8 CSP).

payer des dommages-intérêts. Le contentieux disciplinaire est un contentieux répressif et objectif. Il ne vise pas à réparer un préjudice mais à sanctionner un manquement. D'ailleurs, à l'instar de l'action publique en matière pénale, le décès du praticien met fin à la procédure. La procédure antérieure à la loi Kouchner du 4 mars 2002 était sans doute plus lisible sur ce point, en laissant beaucoup moins de place au plaignant « particulier » et en réservant le procès à l'Ordre d'un côté, et au praticien poursuivi de l'autre [1]. Le plaignant particulier était tributaire de la bonne volonté du conseil départemental de transmettre la plainte et ne pouvait par exemple pas faire appel. La loi du 4 mars 2002 a considérablement subjectivisé le contentieux disciplinaire [2] et, même avec le filtre du conseil départemental qui demeure en partie, le plaignant est devenu « auteur » de la plainte, donc partie au procès. Les frontières ont glissé, mais cela n'a toutefois pas transformé le contentieux disciplinaire en contentieux de la réparation. Il demeure répressif et objectif.

Il convient toutefois de le distinguer d'un contentieux de type pénal, où la définition des infractions est très stricte. Au contraire, la définition des comportements punissables est très souple dans le contentieux disciplinaire ordinal. On l'a vu, les comportements prohibés ou les comportements attendus sont parfois formulés en des termes généraux, et le code de déontologie ne propose pas une liste exhaustive de manquements. Saisi d'une question prioritaire de constitutionnalité au motif que les dispositions légales qui fixent l'échelle des peines pour méconnaissance des obligations professionnelles seraient contraires au principe constitutionnel de légalité des délits et des peines, le Conseil d'État avait refusé de la transmettre au Conseil constitutionnel. Il avait rappelé que le principe était satisfait, en matière administrative, « par la

1. C. de la Verpillère, « La jonction des requêtes devant être jugées en séance non publique », concl. sur CE, 30 mars 1990, *Bottazzi* , n° 76961, *RFDA* 1991, p. 279.
2. G. Mémételau, « Le nouveau procès disciplinaire des médecins », *Médecine et droit*, 2002, n° 55, p. 22.

référence aux obligations auxquelles le titulaire d'une autorisation administrative est soumis en vertu des lois et règlements », et que le code de déontologie fait « référence avec clarté à des obligations auxquelles les intéressés sont soumis en raison de la profession à laquelle ils appartiennent » [1]. Autre différence avec la plupart des infractions soumises au juge pénal, et désormais à la faute disciplinaire du fonctionnaire, la faute déontologique n'est pas sujette à *prescription* [2].

B / Un contentieux administratif

En dehors de quelques dérogations et de quelques particularités, la procédure disciplinaire ordinale relève des règles du procès administratif [3].

Ainsi, la *compétence territoriale* des instances disciplinaires est fixée par rapport au défendeur et l'Ordre départemental (ou interdépartemental, ou régional pour les pédicures-podologues) auprès duquel il est inscrit. Les affaires connexes peuvent être jugées par une même CDPI, et une CDPI incompétemment saisie doit renvoyer le dossier vers la CDPI territorialement compétente.

Les *pouvoirs d'instruction* et l'office du juge sont classiques, avec notamment l'obligation d'inviter le plaignant ou le requérant à régulariser une irrégularité susceptible de l'être, et avec la possibilité de statuer par ordonnance sur les désistements, plaintes et requêtes manifestement mal fondés, de mettre le défendeur en demeure de répondre, de ne pas communiquer les mémoires et pièces après le premier échange s'ils ne contiennent pas d'éléments nouveaux, de soulever des moyens d'office, de solliciter des mémoires récapitulatifs, de rouvrir l'instruction. Les juridictions peuvent également ordonner des expertises, procéder à des enquêtes, ou encore joindre des plaintes différentes dirigées contre un même professionnel [4]. L'une des particularités propres à la juridiction

1. CE, 23 juillet 2010, n° 339595.
2. CE, 30 décembre 2021, n° 457529.
3. Art. R. 4126-1 à R. 4126-54 CSP.
4. CE, 7 juillet 1993, n° 119556.

ordinale est la possibilité pour le rapporteur d'entendre les parties et de recueillir tout témoignage qu'il estime utile à la manifestation de la vérité. S'il le fait, il doit en dresser procès-verbal et le communiquer aux parties dans les mêmes conditions que les mémoires, afin de leur permettre de présenter des observations [1].

Les règles relatives à la *tenue de l'audience, au délibéré et au jugement* sont identiques à celles du procès administratif. Une convocation est émise au moins quinze jours avant la tenue de l'audience [2], qui est publique, mais peut être tenue à huis clos ; les membres de la juridiction peuvent s'abstenir de siéger et peuvent faire l'objet d'une demande de récusation ; le président a la charge de la police de l'audience ; le délibéré est secret. La décision doit quant à elle répondre des exigences classiques : motivation, visas, signature, mention des parties, nom du président et des assesseurs, etc. Enfin, la partie perdante peut être condamnée à verser des « frais exposés et non compris dans les dépens », et les requérants peuvent se voir condamner, comme dans le procès administratif général, au paiement d'une amende pour recours abusif [3]. Une autre particularité propre aux juridictions ordinales est de prévoir les modalités d'exécution de certaines des sanctions susceptibles d'être prononcées, à savoir l'interdiction temporaire d'exercer la profession ou la radiation. Les décisions de première instance doivent fixer les dates d'exécution. À défaut, la peine est exécutoire le lendemain du jour où la décision devient définitive. En outre, dans les cas où les faits reprochés auraient révélé une insuffisance de compétence, les chambres disciplinaires peuvent enjoindre à un praticien de suivre une formation et passer le relais au conseil régional, qui en assure les modalités.

1. CE, 21 octobre 2015, n° 381754.
2. Il s'agit d'une procédure écrite mais l'oralité a toutefois une importance notable dès lors que la formation de jugement, composée de pairs, a bien souvent des questions à poser sur le dossier.
3. Par ex. CDN OM, 18 avril 2023, n° 15277 : 3 000 euros à l'encontre d'une dame arrivée en retard à un rendez-vous médical, sans s'excuser, qui laisse des commentaires désobligeants sur Google et trouve encore le moyen de porter

Enfin, comme dans le contentieux administratif général, un *recours en révision* est possible vis-à-vis des décisions de la CDPI et de la CDN portant interdiction temporaire ou radiation, si la condamnation a été prononcée sur de fausses pièces ou un faux témoignage, si elle a été prononcée faute d'avoir pu verser une pièce adverse décisive ou inconnue lors des débats. La chose est assez rare. Par exemple, un rapport d'expertise ordonnée par le juge d'instruction est susceptible d'exonérer partiellement un praticien du manquement initialement reproché, sans toutefois lui garantir le succès de son recours en révision [1] ; un témoignage « tardif et imprécis » non plus [2] ; pas davantage qu'un acquittement, dès lors que seuls les faits constatés par le juge pénal et non les motifs du jugement s'imposent au juge disciplinaire [3].

C / Un contentieux soumis au respect des droits processuels

La procédure disciplinaire ordinale a connu de grandes évolutions sous l'influence de la Convention européenne des droits de l'homme et de sa Cour, qui ont poussé le Conseil d'État à étendre à ces procédures le bénéfice des principes fondamentaux du procès équitable prévu à l'article 6 de la Convention. On pense évidemment au tournant de l'arrêt *Maubleu*, en 1996, par lequel le Conseil d'État a admis l'applicabilité de cet article 6 aux procédures applicables devant les juridictions disciplinaires [4].

Certains des droits garantis par l'article 6 de la Convention européenne des droits de l'homme sont désormais inscrits dans le code : audience publique, exigence d'impartialité et d'indépendance des membres des juridictions disciplinaires,

---

plainte contre le médecin qui l'a mal pris et le lui aurait fait savoir lors d'un échange verbal dont la tenue et la teneur ne sont pas avérées.

1. CDN OM, 20 février 2009, n° 10091.
2. CDN OM, 19 avril 2019, n° 13816.
3. CE, 11 octobre 2017, *Bonnemaison*, n° 402497.
4. CE, Ass., 14 février 1996, Maubleu, n° 132369, *Rec.* p. 34. En l'espèce, il s'agissait du droit à ce que sa cause soit entendue publiquement, et cela concernait les avocats.

droit de récusation, droit de se faire assister par un avocat, respect du contradictoire. D'autres sont encore précisés ou consacrés par voie jurisprudentielle.

Par exemple, dans le cadre des droits de la défense, le Conseil d'État a établi une jurisprudence très claire sur l'articulation du *secret médical* , de la charge de la preuve, des droits de la défense et du contradictoire. Un professionnel peut ainsi verser des éléments couverts par le secret sans commettre de manquement déontologique mais dans la stricte limite de ce qui est nécessaire à sa défense et de manière proportionnée au but poursuivi [1]. Si le juge entend se fonder sur de tels éléments, il lui appartient de les soumettre au débat contradictoire [2].

Plus récemment, le Conseil constitutionnel a consacré dans une décision QPC le droit pour les professionnels poursuivis de *garder le silence*. Cette question avait été transmise par la Cour de cassation [3] et on relèvera avec intérêt que le Conseil d'État venait de refuser de transmettre une QPC similaire, jugeant que « le principe selon lequel nul n'est tenu de s'accuser, dont découle le droit de se taire », et qui résulte de l'article 9 de la Déclaration des droits de l'homme et du citoyen du 26 juillet 1789, « a seulement vocation à s'appliquer dans le cadre d'une procédure pénale » [4]. Cette position du Conseil d'État, peu cohérente avec l'évolution de sa jurisprudence sur la convergence des droits processuels entre procédure pénale et procédure disciplinaire, a subi un sérieux revers avec la décision QCP du Conseil constitutionnel du 8 décembre 2023, qui a en effet jugé que le principe selon lequel nul n'est tenu de s'accuser, dont découle le droit de se taire, s'applique « à toute sanction ayant le caractère d'une punition » et implique « que le professionnel faisant l'objet de poursuites disciplinaires ne puisse être entendu sur les

1. CE, 27 novembre 2021, n° 433620.
2. CE, 2 octobre 2017, *Solana*, 399753, aux *Tables*.
3. Cass. 1re civ., 10 octobre 2023, 23-40.012.
4. CE, 23 juin 2023, n° 473249.

manquements qui lui sont reprochés sans qu'il soit préalablement informé du droit qu'il a de se taire » [1].

2. Professionnels soumis au contentieux disciplinaire

A / Généralités

Le pouvoir disciplinaire des Ordres s'exerce sur tous les membres de la profession inscrits au tableau, et pour les pharmaciens sur ceux qui sont temporairement autorisés à exercer en France sans être inscrits au tableau [2]. Pour mémoire, les professionnels de santé des armées ne sont pas inscrits au tableau et ne sont pas soumis au contrôle ni à la discipline des Ordres. Ils sont néanmoins soumis à une double discipline déontologique et militaire propre à leur statut [3].

Selon une jurisprudence bien établie, celui qui est radié ou qui n'est pas inscrit (ce qui est le cas de nombreux infirmiers) échappe au contrôle professionnel et à la discipline de l'Ordre [4]. En revanche, celui qui se désinscrit opportunément avant le prononcé de sa sanction [5] ou celui qui a commis des faits antérieurs à son inscription au tableau incompatibles avec la profession et justifiant une interdiction d'exercice [6] ou encore celui qui est inscrit au tableau grâce à une fraude [7] demeure soumis à la procédure et à la sanction disciplinaire de l'Ordre.

---

1. Cons. const., décision n° 2023-1074, QPC du 8 décembre 2023.
2. Art. R. 4222-6 et L. 4222-9 CSP, relatifs à la déclaration de prestation de service des pharmaciens autorisés à exercer sans être inscrits au tableau
3. Décret n° 2008-967 du 16 septembre 2008 fixant les règles de déontologie propres aux praticiens des armées ; décret n° 2002-1490 du 20 décembre 2002 fixant le statut des militaires infirmiers et techniciens des hôpitaux des armées.
4. CE, *Sect., 31 mai 1963*, Kraemer, Rec. p. 337, *D.* 1963, p. 553, concl. Braibant ; CE, 5 juillet 1985, *Roujanski*, n° 55098.
5. CE, 29 juillet 1994, n° 144081.
6. À la condition que l'Ordre n'en ait pas eu connaissance lors de l'inscription de l'intéressé au tableau : voir CE, 23 mars 1998, n° 90095 et CE, 9 juin 2011, n° 336113.
7. CDN OMK, 17 janvier 2022, *CN OMK et ARS Pays de la Loire c./ M. V.*, n° 038-2020 et 042-2020 : falsification du diplôme (radiation).

Lorsque des professionnels d'un même Ordre s'associent au sein d'une structure, il est évidemment nécessaire que chacun d'eux soit inscrit individuellement au tableau de l'Ordre. Selon la nature de la personne morale créée, celle-ci doit également être inscrite au tableau de l'Ordre [1]. À ce titre, elle est également soumise aux procédures et sanctions disciplinaires. Toutefois, elle demeure indissociable des professionnels qui la composent et ne peut être poursuivie seule.

Certains professionnels ne sont pas inscrits au tableau mais demeurent soumis à une obligation de « déclaration de prestation de service ». C'est le cas des professionnels de santé ressortissants d'un pays membre de l'Union européenne (ou partie à l'accord sur l'Espace économique européen) exerçant des missions temporaires et occasionnelles en France. Dans ce cas, ils sont soumis à la juridiction disciplinaire de l'Ordre compétent [2].

B / Professionnels exerçant une mission de service public

Les professionnels de santé chargés d'une mission de service public (le plus souvent, des hospitaliers) sont également soumis à la procédure disciplinaire des Ordres mais, pour des actes accomplis dans ce cadre, ils ne peuvent être traduits devant la chambre disciplinaire de première instance que par « le ministre chargé de la Santé, le représentant de l'État dans le département, le directeur général de l'agence régionale de santé, le procureur de la République, le Conseil national ou le conseil départemental au tableau duquel le praticien est inscrit [3] ».

1. C'est le cas des sociétés d'exercice libéral et des sociétés civiles professionnelles regroupant les professionnels d'un même Ordre. Ce n'est pas le cas des structures pouvant regrouper des professionnels de santé d'un Ordre différent (association, société civile de moyens, ou sociétés interprofessionnelles de soins ambulatoires, sauf depuis un décret n° 2023-617 du 18 juillet 2023 si elles emploient un professionnel de santé comme salarié).

2. Art. L. 4112-7 CSP pour les médicaux, L. 4222-1 pour les pharmaciens, L. 4311-22 pour les infirmiers, L. 4321-11 pour les masseurs-kinésithérapeutes et L. 4322-15 pour les pédicures-podologues.

3. Art. L. 4124-2 CSP pour les médecins, chirurgiens-dentistes et sages-femmes et, par renvoi, art. L. 4312-5 pour les infirmiers, L. 4321-19 pour les masseurs-kinésithérapeutes, L. 4322-12 pour les pédicures-podologues.

En pratique, particuliers et confrères portent parfois plainte contre des hospitaliers et les conseils départementaux organisent la réunion de conciliation, quand bien même ils n'y sont pas tenus dans ce cadre. Si les plaignants initiaux ne peuvent aller plus loin dans la procédure disciplinaire, le conseil départemental peut « prendre le relais », ou plutôt décider de porter seul l'affaire devant la chambre disciplinaire, en son nom.

Les pharmaciens exerçant une mission de service public peuvent quant à eux être traduits devant la chambre disciplinaire de première instance mais uniquement « sur demande ou avec l'accord de l'autorité administrative dont ils relèvent [1] ».

3. Déroulement de la procédure disciplinaire

A / Plainte

PAR QUI ? – Outre les autorités [2] et les instances ordinales [3], la plainte est, aux termes des dispositions de l'article R. 4126-1 du Code de la santé publique, « notamment » formée par un patient, les organismes locaux d'assurance maladie obligatoires, les médecins-conseils chefs ou responsables du service du contrôle médical placé auprès d'une caisse ou d'un organisme de sécurité sociale, un syndicat ou une association. Néanmoins, toute personne ayant un intérêt lésé peut saisir les instances ordinales. Sur le fondement de ce « notamment », le Conseil d'État n'a cessé d'en allonger la liste, à condition que l'intéressé soit lésé de manière suffisamment directe et certaine [4]. Ce peut donc être le cas d'un confrère [5], d'un employeur [6], ou des enfants d'un

1. Art. R. 4235-1 CSP.
2. Ministre chargé de la Santé, préfet, directeur général de l'ARS et procureur de la République, ainsi que les directeurs généraux de l'ANSM et de l'ANSES pour les pharmaciens.
3. Conseil départemental de l'Ordre, Conseil national de l'ordre.
4. CE, 6 mai 2021, n° 429075.
5. CE, 19 juillet 2011, n° 341224.
6. CE, 22 juin 2011, n° 230991, CE, 10 février 2016, n° 384299, aux *Tables*.

patient[1]. Cet intérêt est distinct de celui de l'Ordre qui décide de transmettre[2] et/ou de s'associer à la plainte[3].

COMMENT ? – La plainte est le plus souvent matérialisée par un courrier (qui peut être simple) adressé au conseil départemental de l'Ordre compétent, ou au conseil régional/central pour les pédicures podologues et les pharmaciens d'officine. Le formalisme, peu exigeant, se borne à la mention de l'identité et des coordonnées de l'auteur, sa signature, et les faits reprochés au professionnel.

B / Conciliation

En dehors des cas où la plainte émane d'une autorité ou d'une instance ordinale[4], une réunion de conciliation est obligatoirement organisée avant toute saisine de la chambre disciplinaire de première instance. Une convocation doit être émise dans un délai d'un mois suivant la plainte, et l'organisation de la réunion doit avoir lieu dans un délai de trois mois suivant la plainte[5]. En dépit d'une pratique erratique de la part de certains conseils départementaux à ce sujet, la plainte doit bien évidemment être communiquée au professionnel mis en cause avant la réunion de conciliation. Si tel n'est pas le cas, le professionnel ou son conseil peuvent en exiger la communication sur le fondement des dispositions des articles L. 311-6 et suivants du Code des relations entre le public et l'administration.

1. CE, 28 mai 2010, n° 327035. La CDN OM a retenu l'intérêt a agir de grands-parents : CDN OM, 20 septembre 2013, n° 12448.
2. CE, 15 juin 2011, n° 324982, *Rec.*
3. CE, 3 juillet 2020, n° 428469, aux *Tables*.
4. Conseil départemental de l'Ordre, Conseil national de l'Ordre, ministre chargé de la Santé, préfet, directeur général de l'ARS et procureur de la République. Pour les pharmaciens, et selon leur section d'appartenance, il faut ajouter le directeur de l'ANSM, le directeur de l'ANSES, les médecins-conseils chefs ou responsables du service du contrôle médical placé auprès d'une caisse ou d'un organisme de sécurité sociale, les directeurs d'organisme local d'assurance maladie obligatoire, et les ministres chargés de la Sécurité sociale, de l'Économie, du Budget et de l'Agriculture (art. R. 4234-1 CSP).
5. Art. L. 4123-2 CSP.

Normalement, lorsque la plainte est dirigée contre un hospitalier et émane d'un patient ou d'un professionnel, elle est irrecevable *ab initio* et ne déclenche pas l'obligation de réunion de conciliation. Le Conseil d'État fait bien une telle lecture en précisant que les dispositions de l'article L. 4124-2 (qui empêche les hospitaliers d'être directement traduits devant la chambre disciplinaire) viennent s'inscrire comme *dérogation* aux dispositions de l'article L. 4123-2, qui prévoient l'organisation d'une conciliation en cas de plainte [1]. C'est toutefois une pratique fort courante des Ordres, au demeurant assez cohérente avec le développement général des modes de règlement alternatif des différends. En revanche, la rédaction d'un procès-verbal de conciliation ou de non-conciliation n'a pas lieu d'être. Encore moins un procès-verbal dans lequel un praticien reconnaîtrait la responsabilité du service dans lequel il exerce sa mission.

En cas de non-conciliation, le conseil départemental transmet la plainte à la CDPI. Il peut, le cas échéant, s'y associer [2]. En cas de conciliation ou dans les cas où le professionnel exerce une mission de service public, le conseil départemental peut tout de même, en son nom propre, transmettre la plainte (qui deviendra la sienne) à la CDPI. Le refus de transmettre la plainte peut faire l'objet d'un recours devant la juridiction administrative [3]. Si le conseil départemental refuse d'exercer son droit de poursuite autonome contre un praticien exerçant une mission de service public, sa décision peut certes faire l'objet d'un recours mais le juge exercera un contrôle restreint, limité à l'erreur manifeste d'appréciation. En outre, et cela souligne que les particuliers n'ont aucun droit de poursuite contre un praticien exerçant une mission de service public, cette décision en opportunité du conseil départemental n'est pas une décision défavorable au sens de

1. CE, 6 novembre 2019, *CNOM*, n° 414356.
2. Une telle possibilité n'est pas prévue pour les pharmaciens.
3. CE, 1er juin 2018, *Zimmer*, n° 409626, aux *Tables*.

l'article 211.2 du Code des relations entre le public et l'administration, et n'a pas à être motivée [1].

C / Chambre disciplinaire de première instance

En cas d'échec de la conciliation ou dans le cas où une autorité [2] souhaite mener la procédure plus avant, l'affaire est transmise [3] à la chambre disciplinaire de première instance, présidée par un magistrat administratif du corps des tribunaux administratifs et cours administratives d'appel. À quelques variations près (qui n'ont pas d'intérêt opératoire dans le cadre du présent ouvrage), les chambres disciplinaires de première instance comportent le plus souvent huit membres titulaires et autant de suppléants, et siègent en formation à cinq.

Celle-ci siège auprès du conseil régional de l'Ordre [4] et statue selon les règles de la procédure administrative contentieuse [5]. Certaines différences notables avec la procédure administrative de droit commun doivent cependant être relevées. En premier lieu, s'agissant d'un contentieux répressif, l'auteur de la plainte n'est pas tenu de préciser les moyens sur lesquels il fonde sa demande de sanction et il n'est pas tenu de préciser le quantum de la sanction. Ce n'est pas lui qui décide. Selon la même logique, la chambre disciplinaire est saisie d'un problème mais peut statuer sur l'ensemble du comportement du professionnel mis en cause, même si certains comportements ne sont pas invoqués dans la plainte. En second lieu, la dématérialisation de la procédure *via* l'application Télérecours n'est pas étendue à ces juridictions, qui fonctionnent donc à l'ancienne [6]. La requête et les pièces doivent

1. TA Paris, 21 décembre 2023, n° 2209968.
2. *Ibid.*
3. À l'exception des pharmaciens, les conseils départementaux (ou régionaux) ont la possibilité de s'y associer et de devenir ainsi co-plaignant.
4. À l'exception des CDPI de six des sept sections de l'Ordre des pharmaciens, qui siègent auprès d'un conseil central.
5. La procédure est régie par les articles R. 4126-8 à R. 4126-16 CSP.
6. À l'exception des pharmaciens, qui bénéficient d'une procédure dématérialisée depuis 2022, à tout le moins côté demandeur : art. R. 4234-1 CSP.

être déposées ou envoyées en format papier, en nombre égal à celui des parties augmenté de deux, et les échanges se font par voie postale en courrier recommandé. En troisième lieu, elles doivent normalement statuer en six mois [1]. Ces deux dernières exceptions au procès administratif de droit commun vont très mal ensemble. Pour le surplus, la procédure, les pouvoirs d'instruction du rapporteur, l'organisation de l'audience publique et le délibéré sont similaires à la procédure de droit commun.

La CDPI rend une décision, susceptible d'appel, dans un délai de trente jours, différent lui aussi du délai de droit commun, qui est de deux mois.

D / Chambre disciplinaire nationale

Les parties et les tiers autorisés peuvent faire appel de la décision devant la chambre disciplinaire nationale, laquelle siège auprès du Conseil national de l'Ordre, est présidée par un conseiller d'État et statue selon les règles de la procédure administrative contentieuse, là encore avec quelques différences par rapport à la procédure administrative de droit commun.

En premier lieu, l'appel est suspensif. En deuxième lieu, il n'y a pas d'appel reconventionnel, et le praticien s'estimant destinataire d'une sanction trop sévère doit faire appel par principe, pour s'assurer de pouvoir débattre à la baisse en cas d'appel adverse, quitte à se désister. En troisième lieu, il n'y a pas de magistrat exerçant les fonctions de rapporteur public. En quatrième lieu, les juridictions ordinales ne bénéficient pas non plus de la procédure de dématérialisation mise en place à travers l'application *Télérecours*. En cinquième lieu, la chambre disciplinaire nationale, à l'instar de la CDPI, n'est pas limitée par les faits dénoncés dans la plainte et peut

1. À l'expiration de ce délai, toute partie peut demander au président de la chambre disciplinaire nationale de transmettre le dossier à une autre chambre disciplinaire.

connaître de l'ensemble du comportement professionnel de l'intéressé [1].

La procédure est par ailleurs identique à celle menée devant les CDPI, avec les mêmes règles d'instruction.

Attention, la chambre disciplinaire nationale qui serait seulement saisie par le praticien sanctionné, et non par l'adversaire, ne peut pas aggraver la sanction prononcée en première instance [2].

E / Conseil d'État

Un pourvoi en cassation, qui n'est pas suspensif [3], est possible devant le Conseil d'État. La procédure est ici identique à la procédure de cassation dans le contentieux administratif général. Dans cet office du juge de cassation, qui n'est pas un troisième degré de juridiction, le Conseil d'État est juge du jugement et non juge du litige [4]. S'il contrôle les irrégularités de la procédure ordinale (par exemple le fait de ne pas motiver une décision), les erreurs de droit (par exemple le fait de fonder une sanction sur des règles d'une autre profession), l'erreur matérielle (par exemple, le praticien n'a pas commis l'acte litigieux) et l'erreur de qualification juridique (par exemple, le manquement retenu n'est pas une faute déontologique), il refuse en principe de contrôler l'appréciation qu'ont eue les juges du fond sur une sanction. Il n'est donc pas possible de demander au Conseil d'État de reconsidérer la proportionnalité d'une sanction, sauf en cas de dénaturation des faits [5] ou de sanction « hors de toute proportion [6] ».

1. CE, 29 mai 2000, *Tran*, n° 198510.
2. CE, 21 septembre 2015, n° 375016.
3. Une procédure distincte de demande de sursis à exécution doit être menée.
4. Voir, pour un exemple de non-admission du pourvoi en l'absence de moyens de nature à le permettre, à propos de la sanction d'un chirurgien par la CDN : CE, 27 février 2024, n° 488015.
5. CE, 23 décembre 2013, n° 373292.
6. CE, 30 décembre 2014, *Bonnemaison*, n° 381245, *Rec.*

4. *Sanctions disciplinaires*

A / L'échelle des sanctions

Elles sont identiques pour les médecins, les chirurgiens-dentistes, les sages-femmes, les infirmiers, les masseurs-kinésithérapeutes et les pédicures-podologues [1] :

<table>
<tr><th>Sanctions</th><th>Compléments</th></tr>
<tr><td>1° Avertissement</td><td rowspan="2">Privation du droit de faire partie d'un conseil, d'une section des assurances sociales ou d'une chambre disciplinaire pendant une durée de 3 ans</td></tr>
<tr><td>2° Blâme</td></tr>
<tr><td>3° Interdiction temporaire avec ou sans sursis ou interdiction permanente d'exercer une, plusieurs ou la totalité des fonctions conférées ou rétribuées par l'État, les départements, communes, établissements publics, établissements reconnus d'utilité publique ou des mêmes fonctions accomplies en application des lois sociales</td><td rowspan="3">Privation définitive du droit de faire partie d'un conseil, d'une section des assurances sociales ou d'une chambre disciplinaire pendant une durée de 3 ans
+ Impossibilité de s'inscrire à un autre tableau en cas de radiation</td></tr>
<tr><td>4° Interdiction temporaire d'exercer avec ou sans sursis, cette interdiction ne pouvant excéder 3 années</td></tr>
<tr><td>5° Radiation du tableau de l'Ordre</td></tr>
</table>

1. Art. L. 4124-6 CSP.

Pour les pharmaciens [1] :

<table>
<tr><th>Sanctions</th><th>Compléments</th></tr>
<tr><td>1° Avertissement</td><td rowspan="3">[Aucun]</td></tr>
<tr><td>2° Blâme avec inscription au dossier</td></tr>
<tr><td>3° Interdiction temporaire ou définitive de servir une ou la totalité des fournitures faites, à quelque titre que ce soit, aux établissements publics ou reconnus d'utilité publique, aux communes, aux départements ou à l'État</td></tr>
<tr><td>4° Interdiction d'exercer la pharmacie pour une durée maximale de 5 ans avec ou sans sursis</td><td rowspan="2">Interdiction définitive de faire partie d'un Conseil de l'Ordre.</td></tr>
<tr><td>5° Interdiction définitive d'exercer la pharmacie</td></tr>
</table>

Les sanctions prononcées peuvent être accompagnées de sursis, révélant ainsi toute la portée dissuasive de la procédure disciplinaire. Ce sursis peut tomber en cas de nouvelle sanction mais ce n'est pas un automatisme et, en tout état de cause, la seconde sanction peut également être assortie d'un sursis. À noter qu'après trois ans (cinq ans pour un pharmacien) suivant une radiation, le professionnel peut solliciter le relèvement d'incapacité d'exercice auprès de la juridiction disciplinaire et, s'il obtient satisfaction, doit ensuite solliciter auprès de son Ordre sa réinscription au tableau, ce qui n'est jamais acquis.

B / Amplitude et lisibilité des sanctions

Les Conseils de l'Ordre, *via* les chambres disciplinaires nationales de l'Ordre des médecins, des chirurgiens-dentistes, des sages-femmes et des pharmaciens, doivent établir un

1. Art.L. 4234-6 CSP.

rapport d'activité annuel reprenant notamment les données relatives au contentieux disciplinaire établies par la chambre de discipline du Conseil national. Là encore, soit l'accessibilité de ces rapports est inégale, soit ils ne sont pas faits. Par exemple, le dernier rapport disponible du Conseil national de l'Ordre des médecins (CNOM) porte sur l'année 2019, la synthèse de l'activité étant depuis insérée dans le rapport d'activité général du CNOM. Même constat pour les chirurgiens-dentistes et les pharmaciens, ces derniers proposant tout de même un peu plus qu'une synthèse en deux pages. L'Ordre des sages-femmes est à jour. Les statistiques des sanctions, de même que leur amplitude et leur logique, renvoient ici aux reproches faits aux Ordres. Le fonctionnement des juridictions ordinales comme la lisibilité de leur jurisprudence nuisent à l'analyse, qui reste toujours aussi compliquée qu'il y a plusieurs décennies [1].

Des juridictions en sous-régime. – Les juridictions ordinales sont clairement en sous-régime, ce que confirment les rapports d'activité de ces juridictions lorsqu'ils sont publiés [2]. Les délais de jugement sont trop longs par rapport au nombre de plaintes enregistrées (plus de deux ans pour la CDNOM pour environ trois cents affaires portées en appel devant elle ; neuf mois pour la CDPI des sages-femmes pour huit plaintes, dont la moitié faisant l'objet d'une décision au fond [3]). Les procédures d'appel sont essentiellement initiées par les praticiens poursuivis. Un tiers des affaires jugées au fond n'entraîne aucune sanction, et un autre tiers entraîne des avertissements et des blâmes. Le dernier tiers est réservé à des sanctions plus fortes, mais moins de 2 % concernent des radiations ou des interdictions d'exercice supérieures à un an.

1. K. Laroche, N. Merley, J. Moret-Bailly, F. Pernet-Richard, F. Cercrid, « Accès à la justice disciplinaire », rapport du CERCRID, 2002, GIP, Mission de recherche Droit et Justice.
2. Ces rapports sont disponibles sur les sites des Ordres.
3. Rapport d'activité de la juridiction ordinale de l'Ordre des sages-femmes pour 2020. Ce chiffre a été drastiquement réduit en 2021, en tombant à 5 mois selon le rapport d'activité pour 2022.

Les chiffres donnés par les Ordres, et notamment l'Ordre des médecins, montrent une certaine augmentation de la sévérité, mais la clémence était si grande que les statistiques peinent à convaincre.

L'accessibilité des décisions ordinales est particulièrement médiocre et leur analyse prive d'une grille de lecture parfaitement opérationnelle. La mise à disposition des jurisprudences est très inégale d'un Ordre à l'autre, de même que leurs moteurs de recherche. Le site du Conseil national de l'Ordre des pharmaciens (www.ordre.pharmacien.fr/jurisprudence) est le plus fourni et le plus à jour, avec un moteur de recherche simple et un moteur de recherche avancée qui propose d'extraire la jurisprudence selon de nombreux critères. La recherche n'est pour autant pas toujours fluide, et il faut prendre garde de tester toutes les possibilités. Ainsi, le mot-clé « 4235-5 » (qui renvoie à l'article du code de déontologie relatif au secret professionnel) ne donne aucun résultat, alors que le mot-clé « secret », oui. Celui du Conseil national de l'Ordre des médecins est clairement le plus performant (www.jurisprudence.ordre.médecin.fr), lorsqu'il fonctionne. Il propose une fonction de recherche simple et une fonction de recherche avancée, et permet d'extraire, par mot-clé ou par article du code de déontologie ou encore par grands principes déontologiques, l'intégralité des jurisprudences de la chambre disciplinaire nationale versées dans la base de données. Quoique nombreuses, toutes n'y sont pas [1] ; elles sont mises à disposition tardivement (seulement quatre décisions de 2022 et deux de 2023 sont disponibles au milieu de l'année 2024) et il est impossible d'accéder aux décisions de première instance. Le site de l'Ordre des masseurs-kinésithérapeutes (www.jurisprudence.ordremk.fr) est également bien fourni, quoique le moteur de recherche soit minimaliste. Certaines décisions des chambres de première instance sont disponibles et le versement des jurisprudences dans la base de données

1. On en trouve par exemple sur le site payant doctrine.fr, qui ne sont pas recensées dans le moteur de l'Ordre des médecins.

est assuré de manière plus régulière que pour les médecins. Celui de l'Ordre des sages-femmes (www.ordre-sages-femmes.fr/base-jurisprudentielle) propose également un moteur de recherche minimaliste, qu'il vaut mieux solliciter par numéro d'article du Code de la santé publique plutôt que par mot-clé. La jurisprudence des chambres disciplinaires de première instance est parfois disponible mais si anonymisée qu'il n'est pas possible de savoir quelle chambre a statué, ce qui ne facilite pas le référencement des sources utilisées ni la faculté de les retrouver. Celui de l'Ordre des infirmiers (www.ordre-infirmiers.fr/deontologie/jurisprudence-de-la-chambre-disciplinaire-nationale) n'est pas un moteur de recherche. C'est une page du site qui met à disposition chaque décision prise par la chambre disciplinaire nationale depuis 2011, décision par décision, fichier par fichier. Il est impossible de procéder à une recherche sans télécharger l'intégralité des fichiers, les regrouper éventuellement en un document unique et bricoler son propre système de recherche. Celui de l'Ordre des chirurgiens-dentistes (www.ordre-chirurgiens-dentistes.fr/decisions) est particulièrement inefficace. Le site propose une base jurisprudentielle selon des thématiques choisies (mais pas toutes les thématiques de la déontologie) au sein desquelles il y a généralement zéro décision disponible. La recherche par mot-clé ou par numéro d'article ne fonctionne pas. Seule la recherche par date permet d'extraire des décisions, et là encore, une à une. Enfin, le site du Conseil de l'Ordre des pédicures-podologues (www.onpp.fr) ne propose aucune jurisprudence en ligne.

La lisibilité des sanctions, enfin, est assez compliquée dès lors qu'il est très rare qu'un seul manquement déontologique soit commis et qu'il n'est pas possible de systématiser les sanctions. Il ne s'agit bien évidemment pas de mettre la sanction en barèmes mais il n'est jamais véritablement possible de les comprendre. Seules de grandes tendances se dégagent. Ainsi, on constate que les manquements relatifs à la dignité de la profession sont plus sévèrement sanctionnés que les manquements relatifs à la dignité du patient. Par exemple, un psychiatre s'étant livré à des attouchements sexuels sur l'une de ses patientes [1] avait été purement et simplement relaxé par les premiers juges [2], avant d'être (seulement) condamné à une interdiction d'un an par la chambre disciplinaire nationale [3]. En revanche, si le comportement fautif est rendu public, d'une façon ou d'une autre, la sanction sera plus lourde pour avoir en plus contribué à « déconsidérer la profession ». Le manquement originel est pourtant le même. On comprend bien là que la logique n'est pas une logique de responsabilité et que la déontologie ne s'intéresse que secondairement aux victimes, et prioritairement aux règles de la profession.

2 / Le contentieux du contrôle technique

La procédure et les règles relatives au champ d'application du pouvoir disciplinaire sont les mêmes en contentieux technique, à une différence majeure : les professionnels non inscrits au tableau y sont soumis [4]. Ce contentieux est confié aux *sections des assurances sociales* des chambres disciplinaires qui statuent sur des fraudes, abus et autres faits relevés à l'encontre de praticiens, par l'assurance maladie le plus souvent, mais aussi, selon les textes, par l'État et l'Ordre. Les sanctions sont similaires (1°. l'avertissement ; 2°. le blâme, avec ou sans publication ; 3°. l'interdiction temporaire ou permanente, avec ou sans sursis, du droit de donner des soins aux assurés sociaux) mais le remboursement à l'assuré du trop-perçu ou le reversement aux organismes de sécurité sociale du trop-remboursé peut également être prononcé en

1. L'instruction rapporte que le psychiatre avait demandé à la patiente d'ôter son tee-shirt et de s'allonger sur sa table d'auscultation, lui avait abaissé d'office son pantalon et sa culotte et avait pratiqué un massage du dos ; il lui avait également palpé les seins en lui pinçant les mamelons en indiquant vouloir vérifier si le traitement prescrit ne provoquait pas d'écoulement laiteux.
2. Qui n'avaient pas été convaincus par la « finalité sexuelle » des gestes.
3. CDN OM, 19 juillet 2019, n° 12290.
4. CE, 5 et 6 CHR, 27 janvier 2023, n° 4533882.

complément d'une autre sanction, ou de manière autonome [1]. Les textes prévoient que le cumul de procédures – disciplinaire et technique – est possible, mais pas le cumul de sanctions. Seule la sanction la plus forte peut être exécutée. Le contentieux du contrôle technique est numériquement très inférieur au contentieux disciplinaire [2].

3 / Le contentieux de la discrimination

On l'a vu, la discrimination dans le soin est interdite, et une forme de pression a été mise par le législateur sur les Ordres [3], pour qu'ils « évaluent » les pratiques discriminatoires. La procédure spécifique a été précisée par un décret du 2 octobre 2020. La loi prévoyait déjà depuis 2009 qu'une personne « qui s'estime victime d'un refus de soins illégitime peut saisir le directeur de l'organisme local d'assurance maladie ou le président du conseil territorialement compétent de l'Ordre professionnel » et que cette saisine valait dépôt de plainte. Les textes [4] prévoient une procédure particulière au stade de la conciliation car, quelle que soit l'autorité saisie (Ordre ou assurance maladie) et sauf récidive, une commission mixte paritaire est mise en place avec deux représentants de l'assurance maladie et deux représentants du Conseil de l'Ordre du professionnel. Ledit professionnel peut d'abord être convoqué par l'autorité saisie pour être entendu, et une réunion de conciliation doit être organisée dans un délai de trois mois suivant la plainte. En cas de non-conciliation, l'affaire est transmise par le conseil départemental de l'Ordre à la CDPI, qui statue ensuite comme en matière disciplinaire. Le directeur de l'organisme local d'assurance maladie n'a pas

1. Art. L. 145-2 du Code de sécurité sociale.
2. Par ex., pour l'Ordre des médecins, 25 affaires enregistrées en 2022 contre 447 affaires soumises aux CDPI : Ordre des médecins, *Rapport d'activité 2022*, mai 2023, 56 p.
3. Au moins l'Ordre des médecins : art. L. 4122-1 CSP.
4. Art. R. 1110-8 et s. CSP.

ce pouvoir. Toutefois, en cas de carence imputable au conseil départemental de l'Ordre dans l'organisation de la conciliation ou dans la transmission de la plainte, le directeur de l'organisme local d'assurance maladie récupère l'initiative et peut engager la procédure de sanction prévue spécifiquement dans le Code de la sécurité sociale, consistant en un avertissement ou une pénalité, dont les montants peuvent monter assez haut [1]. Ces décisions peuvent ensuite faire l'objet de contestation devant le pôle social du juge judiciaire.

À retenir

Malgré la subjectivisation introduite par la loi de 2002, le contentieux ordinal a un caractère éminemment répressif et objectif. La procédure disciplinaire a intégré les principes du procès équitable, garantis par la Convention européenne des droits de l'homme, et relève des règles du contentieux administratif, mais conserve des particularismes et quelques archaïsmes.

Tous les professionnels inscrits au tableau, mais les seuls professionnels inscrits, peuvent faire l'objet d'une procédure, disciplinaire, technique ou mixte. Celle-ci commence par une plainte, se poursuit en conciliation et, le cas échéant, devant une chambre disciplinaire de première instance, la chambre disciplinaire nationale et le Conseil d'État. Les juridictions ordinales sont présidées par un magistrat administratif mais sont composées de pairs.

Il n'existe pas de grille de lecture des sanctions susceptibles d'être prononcées, ce qui nuit à la prévisibilité de l'action disciplinaire.

1. Art. L. 114-17-1 du Code de la sécurité sociale.

CHAPITRE 2

LE CONTENTIEUX DE DROIT COMMUN

Les liens entre la déontologie et le droit commun sont de deux ordres. En premier lieu, les règles déontologiques des professions de santé peuvent constituer des fondements juridiques de décisions civiles, en l'absence de loi ou en renfort d'autres fondements. La chose est différente pour le procès pénal, où seules les infractions prévues par le Code pénal servent de support à une condamnation. De nombreuses obligations déontologiques ont un double dans le Code pénal, ou en deviennent une, selon la gravité du manquement commis (secret, discrimination, défaut d'assistance à personne en danger, exercice de la profession sous pseudonyme, respect des règles de probité et de transparence, respect des principes bioéthiques, interdiction de donner délibérément la mort, devoir de conserver une attitude correcte, etc.).

En second lieu, les professionnels de santé poursuivis et/ou sanctionnés par les juridictions ordinales relèvent également d'autres régimes de responsabilité, qui peuvent se cumuler.

1 / La déontologie dans le procès civil

Avant la consécration légale des droits des patients, le juge civil (judiciaire comme administratif) a pu emprunter au code de déontologie des fondements d'engagement de responsabilité [1]. Par exemple, le juge administratif s'est souvent inspiré des règles déontologiques (individuelles) d'un praticien pour fonder la responsabilité d'un établissement public au sein duquel le praticien intervenait. Sans citer expressément les dispositions du code de déontologie, il reprenait ce qu'elles prescrivaient. Il avait ainsi condamné un hôpital en raison des méthodes d'investigation dangereuses d'un médecin qui avait fait « courir au malade des risques inutiles [2] ». Toujours pour des faits antérieurs à la loi de 2002, il a pu également se fonder directement sur des dispositions du code, comme lors d'une affaire dans laquelle il a engagé la responsabilité d'un hôpital pour « obstination déraisonnable [3] » dans la réanimation d'un enfant. Le juge judiciaire a eu la même démarche, engageant la responsabilité civile d'un médecin sur le fondement de l'article 38 du code de déontologie pour ne s'être pas assuré de transmettre ses constatations au médecin traitant d'un patient [4], ou encore sur le fondement combiné de plusieurs obligations déontologiques, pour avoir interrompu un soin en raison d'un conflit avec des confrères, méconnaissant tout à la fois l'obligation de continuité des soins (art. 47 du code de déontologie), à l'obligation de soulager les souffrances (art. 37) et à l'obligation de respecter la personne et sa dignité (art. 2) [5].

Il est intéressant d'observer que, en dépit d'un certain nombre de consécrations légales, la déontologie n'est pas totalement dépossédée de sa possibilité de fonder la responsabilité civile des praticiens ou, par extension, des établissements. Il

1. J. Moret-Bailly, « Règles déontologiques et fautes civiles », *D.* 2002, Chron. p. 2820-2824.
2. CE, 26 juillet 1985, *Centre hospitalier de Rennes c./ Époux Lahier*, n° 34327, *Rec.* p. 25. Cette interdiction déontologique était présente dans le code de déontologie de 1979.
3. TA Nîmes, 2 juin 2009, n° 0622251, infirmé par CAA Marseille, 12 mars 2015, n° 10MA03054, en raison de l'absence d'obstination déraisonnable.
4. CA Pau, 10 juin 2008, n° 07/01024.
5. CA Aix-en-Provence, 28 février 2006, n° ct0023.

n'est pas rare, peut-être à des fins pédagogiques, que le juge qui identifie un manquement légal précise qu'il constitue également un manquement déontologique. C'est le cas au sujet du défaut d'information [1] ou du non-respect du consentement [2]. Il n'est pas rare non plus que la règle déontologique vienne renforcer la règle légale, comme lorsque le droit d'accéder au dossier médical (règle légale) est empêché en raison d'un manquement déontologique à la bonne tenue du dossier (règle déontologique) [3].

Enfin, la règle déontologique insuffle encore des fondements de responsabilité et peut contribuer à changer les contours de celle-ci. On observe que le procès en santé est bien souvent catalysé par un défaut de communication ou une perte de confiance dans la relation de soin [4] et que les patients vivent très mal le défaut d'empathie ou les manifestations d'un paternalisme médical résiduel. En prescrivant au professionnel de santé d'exercer sa mission dans le respect de la dignité et de la personne humaine et de ne pas se départir d'une attitude correcte et attentive envers la personne examinée, la règle déontologique inspire des solutions jurisprudentielles. La chose n'est pas encore acquise et les jurisprudences ne sont pas stabilisées. Certains juges rejettent la question du manque d'humanité ou d'empathie, par trop subjective [5]. D'autres montrent une forme de désapprobation sans aller jusqu'à qualifier une faute [6]. D'autres la fusionnent dans la

1. Cass. 1re civ., 16 janvier 2013, n° 12-14.097 ; CAA Nancy, 23 février 2017, *D. et B.*, n° 15NC02478.

2. Art. L. 1111-2 et R. 4127-35 CSP : CA Montpellier, 29 septembre 2020, n° 17/03357 ; CAA Lyon, 26 octobre 2017, n° 16LY02814.

3. Art. L. 1111-4 et R. 4127-36 CSP : CA, Montpellier, 19 octobre 2021, n° 18/04695 ; TA Montreuil, 12 décembre 2017, n° 1607186.

4. I. Poirot-Mazière, « L'information en santé, entre confiance et défiance », *RDSS* 2021, p. 93.

5. CA Montpellier, 27 juin 2017, n° 15/02252.

6. TA Rennes, 6 juin 2013, n° 1001817 : « Si l'attitude de M. B à cet instant démontre un total manque d'empathie à l'égard de la requérante, elle ne caractérise pas, toutefois, une négligence médicale résultant d'un défaut ou d'une mauvaise organisation du service. »

faute médicale[1] ou la faute de service[2]. D'autres semblent trouver une circonstance aggravante à la faute médicale[3]. Le climat semble favorable à une évolution de la jurisprudence civile. En 2019, le Conseil d'État a formellement reproché au personnel d'un service hospitalier son « manque d'empathie » envers les proches d'un patient, dont le décès a été tardivement et mal annoncé, et a estimé que le préjudice moral en résultant devait être présumé et reconnu distinctement du préjudice d'affection[4]. Même solution pour la Cour administrative d'appel de Nantes critiquant sévèrement l'attitude du médecin de régulation du SAMU qui, sur appel d'une patiente disant faire un AVC et qui était paralysée du côté droit, avait conclu « à un épisode de dépression avec prise d'alcool » et avait « refusé de faire intervenir les secours ». Au-delà du retard de prise en charge, l'attitude du médecin a été regardée comme « à l'origine d'un préjudice moral spécifique pour l'intéressée, qui s'est trouvée abandonnée par l'institution qui aurait dû lui porter secours alors qu'elle était dans un état de grande souffrance physique et morale[5] ».

---

1. CA Lyon, 16 octobre 2012, n° 11/02787 : « Les conditions techniques médicales, mais aussi humaines et psychologiques dans lesquelles M. Y a pris en charge Mme A ont été déplorables et propres à renforcer les troubles psychologiques qui ont émaillé le déroulement à long terme des suites de couches, au-delà même de la fistule recto vaginale, et que cet accompagnement n'est pas conforme à la bonne pratique du suivi habituel d'une patiente dans les suites de couches à la période des faits. »
2. TA Orléans, 26 septembre 2006, *Consorts W.*, n° 0400549 : « Tant les conditions matérielles d'accueil de M. X. que le comportement de certains personnels à son égard n'ont pas correspondu au fonctionnement normal d'un centre de soins. »
3. TA Nantes 26 juin 2013, n° 1111467 : « Considérant qu'il résulte de l'instruction que les errances diagnostiques ont créé une profonde angoisse pour les parents du jeune Mélaine, notamment par l'évocation, eu égard aux troubles du langage présentés par leur enfant, de symptômes autistiques ; que le rapport d'expertise susvisé relève également que Mme P. et M. J. ont subi un préjudice moral, en raison du manque d'empathie manifesté par l'équipe médicale du CAMSP qui, en outre, ne s'est pas remise en cause. »
4. CE 12 mars 2019, *Consorts Galey*, n° 417038.
5. CAA Nantes, 19 juillet 2019, CHU Nantes, n° 17NT02664.

2 / Le cumul de sanctions pour le professionnel

Les dispositions législatives sont très claires en ce sens [1]. L'exercice de l'action disciplinaire ne met obstacle :

1° Ni aux poursuites que le ministère public ou les particuliers peuvent intenter devant les tribunaux répressifs dans les termes du droit commun ;

2° Ni aux actions civiles en réparation d'un délit ou d'un quasi-délit ;

3° Ni à l'action disciplinaire devant l'administration dont dépend le [professionnel] ;

4° Ni aux instances qui peuvent être engagées contre les médecins, les chirurgiens-dentistes ou les sages-femmes en raison des abus qui leur seraient reprochés dans leur participation aux soins médicaux prévus par les lois sociales.

On a vu qu'un même manquement peut être poursuivi devant la juridiction disciplinaire et devant la juridiction technique, même si seule la sanction la plus élevée est exécutée. Le cumul de sanctions est donc également possible au-delà des juridictions ordinales en raison de l'autonomie des régimes de responsabilité. Un professionnel de santé peut tout à la fois être sanctionné par les juridictions ordinales, condamné civilement, sanctionné pénalement, et sanctionné par son employeur ou l'autorité administrative dont il relève.

1. Condamnations civiles

Si la faute commise par un professionnel de santé cause un préjudice, sa responsabilité civile peut être engagée, y compris par le conseil départemental de l'Ordre lorsque le manquement cause un préjudice à la profession. Si le professionnel est un agent public, sa responsabilité civile personnelle ne peut pas être recherchée devant le juge judiciaire, mais la responsabilité de l'établissement peut être engagée et une action

1. Art.L. 4126-5 CSP pour les trois professions médicales et, par renvoi, pour les infirmiers (art. L. 4312-9), les masseurs-kinésithérapeutes (art. L. 4321-19) et les pédicures-podologues (art. L. 4322-12).

devant le juge administratif peut être fondée sur le manquement déontologique de l'agent. Le fondement de responsabilité est désormais commun aux deux ordres juridictionnels et est inscrit à l'article L. 1142-1 du Code de la santé publique.

2. Condamnations pénales

Certains manquements déontologiques sont également constitutifs d'infractions pénales, prévues par le Code pénal ou par le Code de la santé publique, et certaines infractions pénales entraînent inévitablement des sanctions disciplinaires. Certaines personnes portent simultanément plainte devant la juridiction ordinale et devant la juridiction pénale, ce qui alerte inévitablement cette dernière ; les Conseils de l'Ordre sont habilités à communiquer avec l'autorité pénale et, enfin, les autorités judiciaires sont tenues d'informer « le Conseil national de l'Ordre de toute condamnation, devenue définitive, de l'un des praticiens mentionnés ci-dessus, y compris les condamnations prononcées à l'étranger [1] ».

L'infraction pénale la plus emblématique est sans doute la violation du secret professionnel, réprimée à l'article 226-13 du Code pénal, laquelle, pour être constituée, exige tout de même au pénal un élément intentionnel positif [2]. Mais les conditions de la pratique de la profession peuvent aussi entraîner une qualification pénale si le professionnel est poursuivi : agression sexuelle, viol, homicide et blessures involontaires [3], omission de porter secours à autrui [4], empoisonnement [5].

Quant au Code de la santé publique, il regorge de dispositions pénales dont certaines sont calquées sur des interdictions déontologiques. C'est le cas de l'exercice d'une profession

1. Art. L. 4126-6 CSP.
2. Cass. crim., 3 juin 2008, n° 07-87234 ; Cass. crim., 16 mars 2004, n° 03-82477.
3. *Cass. crim., 23 octobre 2012, n° 11-85360* ; Cass. crim., 24 juin 2014, n° 13-84542 ; Cass. crim., 19 mai 2015, n° 14-81119.
4. Cass. crim., 2 avril 1992, n° 90-87579.
5. Cass. crim., 18 juin 2003, n° 02-85199.

médicale sous pseudonyme [1] ou du fait de donner des consultations médicales dans des locaux commerciaux où sont vendus des dispositifs qu'ils prescrivent [2]. D'autres infractions pénales peuvent assez systématiquement être qualifiées de manquements déontologiques, sans pour autant être exactement dupliquées : par exemple, le fait pour un médecin de ne pas déférer aux réquisitions de l'autorité publique [3] ou encore de la nouvelle infraction, créée en 2022, de « donner des consultations ou de prescrire des traitements en prétendant pouvoir modifier ou réprimer l'orientation sexuelle ou l'identité de genre, vraie ou supposée [4] ».

3. *Autres sanctions disciplinaires*

À l'exception de ceux exerçant à titre libéral, tous les professionnels de santé, qu'ils soient employés du secteur privé, du secteur public, praticiens hospitaliers ou hospitalo-universitaires sont soumis à la discipline de leur autorité hiérarchique. La faute déontologique peut ainsi recouvrir une faute professionnelle qui sera sanctionnée selon les règles de droit commun ou de droit public applicables. Le Code de la santé publique prévoit que l'autorité hiérarchique qui prononce une sanction contre un professionnel médical, sur le fondement de dispositions statutaires ou contractuelles, doit en informer le directeur général de l'ARS [5]. Pour les infirmiers exerçant dans le secteur public, l'employeur doit informer le conseil régional de l'Ordre [6].

Vis-à-vis des médecins, chirurgiens-dentistes, sages-femmes et pharmaciens ayant le titre de praticiens hospitaliers, l'employeur n'a aucun pouvoir disciplinaire. Celui-ci revient

1. Art.L. 4163-5 CSP.
2. Art.L. 4163-6 CSP.
3. Art.L. 4163-7 CSP.
4. Art.L. 4163-11 CSP créé par la loi n° 2022-92 du 31 janvier 2022 interdisant les pratiques visant à modifier l'orientation sexuelle ou l'identité de genre d'une personne.
5. Art.R. 4126-1-1 CSP.
6. Art.L. 4312-5 CSP.

au Conseil national de gestion (CNG), qui est autorité de nomination et autorité disciplinaire [1]. Pour les hospitalo-universitaires, cette autorité appartient conjointement au ministre de la Santé et au ministre de l'Enseignement supérieur, et il existe depuis 1958 une juridiction spécialisée, la « juridiction disciplinaire des hospitalo-universitaires » (JDHU), née en même temps que les CHU et dont l'activité est aussi rare [2] que confidentielle (ses décisions ne sont pas publiées), sauf lorsque l'affaire est portée en cassation [3].

À noter que tous les employeurs ont le pouvoir de mettre en œuvre des mesures de suspension d'un praticien (même un directeur d'hôpital envers un praticien hospitalier ou un professeur des universités praticien hospitalier) lorsqu'il représente un danger pour les patients [4]. Il ne s'agit pas là d'une mesure disciplinaire mais d'une mesure conservatoire.

1. Décret n° 2007-704 du 4 mai 2007 relatif à l'organisation et au fonctionnement du Centre national de gestion des praticiens hospitaliers et des personnels de direction de la fonction publique hospitalière et modifiant le Code de santé publique.

2. Une trentaine de dossiers traités depuis sa création ; ses décisions ne sont pas publiées. Voir : Cour des comptes, « Le fonctionnement de la juridiction disciplinaire des personnels enseignants hospitaliers. Exercices 2016 et suivants », *Audit flash*, mai 2022, 36 p.

3. Le Conseil d'État a récemment annulé une des rares décisions de la JDHU pour méconnaissance de la procédure et des droits de la défense : CE, 27 février 2024, n° 470496 ; publié aux *Tables*.

4. Dans le secteur privé, les fondements varient en fonction des conventions collectives et des contrats ; dans le secteur public, le fondement est l'article L. 6143-7 pour les professionnels médicaux et L. 4311-26 pour les paramédicaux.

À retenir

Les branches du droit de la responsabilité médicale ne sont pas étanches. Elle se croisent, se complètent, et sont sources respectives d'évolutions jurisprudentielles.

Le contentieux de la responsabilité civile, en particulier, s'inspire souvent du code de déontologie, voire se fonde sur lui, pour statuer sur la responsabilité des praticiens, et même des établissements.

Quant au cumul de sanctions possible pour un seul et même professionnel (disciplinaires, pénales, civiles et vis-à-vis de l'employeur), si elle peut donner le tournis puisqu'il peut sur le papier être sanctionné quatre fois pour un même manquement, les cas d'espèce sont rares en pratique.

BIBLIOGRAPHIE SÉLECTIVE

I. Ouvrages

D. Alland et S. Rials (dir.), *Dictionnaire de la culture juridique*, v° « Déontologie », Puf, 1re éd., 2003.

J. Bentham, *Déontologie ou Science de la morale*, 1834 (ouvrage posthume, par John Bowring), La Bibliothèque hédoniste, « Encre marine », rééd. 2006, 443 p.

J.-C. Careghi, *La Responsabilité médicale au crible de l'histoire*, Les Cahiers de droit de la santé du sud-est, n° 4, « Les études hospitalières », Presses universitaires d'Aix-Marseille, 2007, 216 p.

J. Charpignon, *Étude sur le serment d'Hippocrate*, Paris, Germer-Baillère, 1884, 14 p.

C.-V. Daremberg, *Hippocrate : Le serment ; La loi ; De l'art ; Du médecin ; Prorrhétiques ; Le pronostic ; Prénotions de Cos ; Des airs, des eaux et des lieux ; Épidémies, livres 1 et 111 ; Du régime dans les maladies aiguës ; Aphorismes ; Fragments de plusieurs autres traités*, Paris, éd. Charpentier, Fortin & Masson, 1844, 566 p.

F. Delfau, *Devoirs et droits des médecins vis-à-vis de l'autorité, de leurs confrères et du public : déontologie médicale*, Paris, éd. Delahaye, 1868, 315 p.

C. Dubois-Fresney, G. Perrin, *Le Métier d'infirmière en France*, Puf, « Que sais-je ? », 2017, 128 p.

J. Ferry-Danini, *Une critique de l'humanisme en médecine. La « médecine narrative » et la « phénoménologie de la médecine » en question*, thèse philosophie, Paris-1, juin 2019, 339 p.

M. Gatti, *La Querelle des barbiers, chirurgiens et médecins (XIIIe-XVIIIe siècles)*. Sciences du vivant [q-bio], 2014.

P. Gendron, *Aphorismes chirurgicaux et pratique de la chirurgie orale : perspectives historiques, pédagogiques et cliniques*, thèse, Sciences du vivant [q-bio], 2018, 106 p.

J. Glover, *Congrès international de médecine professionnelle et de déontologie médicale. Compte-rendu de la 1re session*, Faculté de médecine de Paris, juillet 1900, Paris, Masson & Cie, 697 p.

J.-M. Guardia, *Histoire de la médecine, d'Hippocrate à Broussais et ses successeurs*, Paris, Octave Doin éditeur, 1884, 568 p.

B. Halioua, *Blouses blanches, étoiles jaunes : l'exclusion des médecins juifs en France sous l'Occupation*, Laian Lévi, 2000, 285 p.

P. Jousset, *Hippocrate, Hahnemmann, Pasteur : constitution de la thérapeutique*, Paris, Baillière, 1902, 73 p.

A. Laude, B. Mathieu, D. Tabuteau, *Droit de la santé*, Puf, 2012, 768 p.

A. Laude, D. Tabuteau, *Les Droits des malades*, Puf, « Que sais-je ? », 2018, p. 100-118.

J. Lefebvre, *Déontologies de professions médicales et de santé*, Bibliothèque numérique de droit de la santé et d'éthique médicale (BNDS), LEH éditeur, 3e éd., 2011, 266 p.

R. Leriche, *Souvenir de ma vie morte*, Le Seuil, 1956, 253 p.

R. de Lespinasse, F. Bonnardot, *Le Livre des métiers d'Étienne Boileau*, Paris, Imprimerie nationale, 1879, 609 p.

É. Littré, *Œuvres complètes d'Hippocrate : traduction nouvelle avec le texte grec en regard, collationné sur les manuscrits et toutes les éditions, accompagnée d'une introduction de commentaires médicaux, de variantes et de notes philologiques, suivie d'une table générale des matières*, Paris, Baillière, 1839-1861, 11 tomes.

J. Moret-Bailly, D. Truchet, *Droit des déontologies*, Puf, « Thémis », 2016, 466 p.

J. Moret-Bailly, D. Truchet, *Introduction à la déontologie*, Puf, « Droit & Déontologie », 2022, 251 p.

J. Moret-Bailly, D. Thouvenin, *Les Conflits d'intérêts à l'hôpital public : le débat*. Presses de l'EHESP, « Controverses », 2015, 204 p.

A. Puech, *Les Médecins d'autrefois à Nîmes. Étude historique d'après des documents inédits*, Paris, Savy éd., 1879, 306 p.

J. Roger, *Médecins, chirurgiens et barbiers*, Paris, éd. G. Steinheil, 1894, 108 p.

R. Savatier, J.-M. Auby, J. Savatier, H. Péquignot, *Traité de droit médical*, Librairies techniques, 1956, 574 p.

M. Simon, *Déontologie médicale ou Des droits et devoirs des médecins dans l'état actuel de la civilisation*, Paris, Baillière, 1845, 556 p.

J. Verdier, *La Jurisprudence de la médecine en France ou Traité historique et juridique des établissements, règlements, police, devoirs, fonctions, honneurs, droits et privilèges des trois corps de médecine, avec les devoirs, fonctions et autorité des juges à leur égard*, 2 tomes (710 p. et 702 p.), Malassis Le Jeune, 1763.

B. Vergez, *Le Monde des médecins au XXe siècle*, Complexe, 1996, 312 p.

II. Articles

F. Alt-Maes, « Les deux faces de l'information médicale : vers un nouvel équilibre des relations médecin-malade après la loi du 4 mars 2002 ? », *Gaz. Pal.*, n° 350, 16 déc. 2003, p. 3.

L. Aumaréchal, J.-P. Lebau, M. Lebleu, « Intégrer les infirmières en pratique avancée dans les soins premiers ambulatoires : représentations et attentes des médecins généralistes », *Recherche en soins infirmiers*, 2022/3, n° 150, p. 66-78.

F. Biotti-Mache, « L'euthanasie : quelques mots de vocabulaire et d'histoire », *Études sur la mort*, 2016, n° 150, p. 17-33.

X. Bioy, « Arrêt des traitements et fin de vie. Le Conseil d'État face aux ambigüités de la loi du 2 février 2016 », *AJDA* 2018, p. 578.

X. Bioy, « L'interdiction de recevoir des libéralités pour les membres des professions de santé devant le Conseil constitutionnel. Retour sur la vulnérabilité pensée par le droit », JCP G, n° 40, 10 oct. 2022, p. 1820-1823.

L. Bodiou, « Le serment d'Hippocrate et les femmes grecques », *Maternités*, 2005, p. 231-238.

P. Bourdieu, « L'opinion publique n'existe pas », *Les Temps modernes*, n° 318, janvier 1973, p. 1292-1309, repris in *Questions de sociologie*, Les Éditions de Minuit, 1980, p. 222-235.

S. Boussard, S. Hennette-Vauchez, « Les rapports entre droit et déontologie. Le point de vue du Conseil national de l'Ordre des médecins », in S. Hennette-Vauchez (dir.), *Bioéthique, biodroit, biopolitique. Réflexions à l'occasion du vote de la loi du 4 août 2004*, LGDJ, 2006, p. 93-98.

V.-P. Comiti, « Histoire des universités de médecine : quelques jalons », *Les Tribunes de la santé*, 2007/3, n° 16, p. 19.

C. de la Verpillère, « La jonction des requêtes devant être jugées en séance non publique », concl. sur CE, 30 mars 1990, *Bottazzi* , n° 76961, *RFDA* 1991, p. 279.

C. Debost, N. Giraudeau, P. Véron, F. Vialla, « La Réforme du Code de déontologie médicale », *Revue générale de droit médical*, n° 44, sept. 2012, p. 239-266.

S. Delcenserie, « Les médecines non conventionnelles en France : de l'ombre au clair-obscur », *RDSS*, 2008, n° 1, p. 73.

G. Despierres, « Le serment d'Hippocrate : qu'en reste-t-il ? », *in* Académie des sciences, belles-lettres et arts (Lyon), *Mémoires de l'Académie des sciences, belles-lettres et arts de Lyon*, 1988, p. 94-105.

G. Devers, « Histoire de l'Ordre des médecins », *Droit, déontologie & soin*, 2016, p. 200-207.

G. Devers, « La médecine sous Vichy, étude de législation 1940-1944 », *Droit, déontologie & soin*, 2008, p. 134-160.

G. Dillemann, M.-E. Michel, « La réception des pharmaciens en France de la Révolution à l'application de la loi du 21 germinal an XI (1791-1813) », *Revue d'histoire de la pharmacie*, 1984, p. 42-61.

L. Dubouis, « Le code de déontologie des masseurs-kinésithérapeutes entre mimétisme et particularisme », *RDSS*, 2009, p. 522.

A. Dubuis, « Les droits du patient et les pratiques de soins non conventionnelles : une protection insuffisante en droit français », *Journal international de bioéthique et d'éthique des sciences*, 2021/4, p. 155-180.

Y. Gaudemet, « De l'intérêt général à la déontologie. Petites observations sur un grand sujet », in *L'Intérêt général, Mélanges Didier Truchet*, Dalloz, 2015, p. 225.

A. Gogos-Gintrand, « La décision d'arrêt des traitements pour les mineurs », *D.* 2019, p. 80.

C. Grossholtz, « Hôpitaux : régimes de responsabilité et de solidarité », Répertoire de la responsabilité de la puissance publique, *Jurisclasseur*, LexisNexis, octobre 2023.

D. Gutmann, « L'obligation déontologique entre l'obligation morale et l'obligation juridique », *Archives de philosophie du droit*, n° 44, 2000, p. 115.

P. Hassenteufel, « Syndicalisme et médecine libérale : le poids de l'histoire », *Les Tribunes de la santé*, 2008, p. 21-28.

S. Hocquet-Berg, « La place du défaut d'information dans le mécanisme d'indemnisation des accidents médicaux », *Responsabilité civile et assurances* n° 5, mai 2010, étude 5.

F. Kessler, « Le contentieux du contrôle technique », *Regards* 2015/1 (n° 47), p. 129-135.

J. Knetsch, M. Lassale, « La responsabilité des professionnels de santé face au tri des patients : dilemme éthique ou question juridique? », *D.* 2022, p. 286.

C. Lacour, « L'extension de l'incapacité spéciale de recevoir de l'article 909 du Code civil : droit positif et prospectif », *Droit de la famille*, n° 12, déc. 2010, étude 35.

J. Lalouette, « Expulser Dieu : la laïcisation des écoles, des hôpitaux et des prétoires », *Mots. Les Langages du politique*, 1991, p. 23-39.

M. Lannoy, « Corps à corps : la personne humaine en droit de la responsabilité hospitalière », *RDSS* 2015, p. 117.

C. Lantero, « Décisions de limitation et d'arrêt des thérapeutiques actives : les enseignements du contentieux », *RDP* 2023, p. 945.

K. Laroche, N. Merley, J. Moret-Bailly, F. Pernet-Richard, « Accès à la justice disciplinaire », rapport du CERCRID, 2002, GIP, Mission de recherche Droit et Justice.

A. Laude, « Le code de déontologie médicale enfin modifié ! », *D.* 2012, p. 1694.

A. Leca, « La déclaration royale du 25 avril 1977 portant règlement pour les professions de la pharmacie et de l'épicerie à Paris : un texte d'actualité ? », in *Mélanges offerts au doyen François-Paul Blanc*, Presses universitaires de Perpignan – Presses de l'Université UT1 Capitole, 2011, p. 549-558.

A. Leca, « La situation juridique des médecines "douces" », *RGDM*, 2017, p. 155.

J. Léonard, « Les études médicales en France entre 1815 et 1848 », *Revue d'histoire moderne et contemporaine*, 1966, p. 87-94.

R. Marié, « Le dédale du contentieux des dépassements tarifaires des médecins libéraux », *RDSS* 2016, p. 107.

G. Mémétau, « Le nouveau procès disciplinaire des médecins », *Méd. & Droit*, 2002, n° 55, p. 22

G. Mémétau, « Le droit médical pendant la Seconde Guerre mondiale », *Méd. & Droit*, 1996, p. 17-22.

F.-B. Michel, D. Loisance, D. Couturier, B. Charpentier, « Un humanisme médical de notre temps », *Académie nationale de médecine, Bull.* 2011, 195, n° 6, p. 1345-1368.

A. Minet-Leleu, « Le refus de l'obstination déraisonnable : un cadre juridique encore perfectible », *RDSS* 2019, p. 95.

J. Moret-Bailly,« L'ostéopathie : profession de santé ou activité de soins ? », *RDSS* 2009, p. 290.

J. Moret-Bailly, « La déontologie médicale de la résistance à la contre-offensive (à propos du décret du 7 mai 2012 portant modification du code de déontologie médicale) », *RDSS* 2012, p. 1074.

J. Moret-Bailly, « Déontologies et conflits d'intérêts, histoire d'un dessaisissement ? », *RDSS* 2022, p. 109.

J. Moret-Bailly, « La discrimination dans les codes de déontologie médicale », *in* A. Leca et D. Viriot-Barrial (dir.), *Santé et discrimination*, « Les Études hospitalières », 2010, p. 87.

J. Moret-Bailly, « Le code de déontologie des pédicures-podologues, entre classicisme et modernité », *Gaz. Pal.*, 2008, p. 37.

J. Moret-Bailly, « Les évolutions récentes des règles d'exercice des professions de santé », *RDSS* 2005, p. 593.

J. Moret-Bailly, « Les rapports entre la loi et les déontologies des professions de santé après le 4 mars 2002 », *RDSS*, 2003, p. 581.

J. Moret-Bailly, « Publicité et déontologie », *Les Tribunes de la santé*, 2014/4 (n° 45), p. 31-36.

F. Olmer, « La médecine dans l'Antiquité : professionnels et pratiques », *Sociétés & Représentations*, 2009/2, n° 28, p. 153.

S. Paricard, « L'enfant biologique de la personne ayant changé de sexe (suite…) : pour rester mère, père tu deviendras ! », *D.* 2020, p. 2096.

I. Poirot-Mazière, « L'information en santé, entre confiance et défiance », *RDSS* 2021, p. 93.

S. Porchy, « Redéfinition par la Cour de cassation des critères de l'information médicale », *D.* 1999, p. 145.

J. Pouillard, « Historique du Conseil national de l'Ordre des médecins (1845-1945) », *Histoire des sciences médicales*, t. XXXIX, n° 2, 2005, p. 213.

P. Prioreschi, D. Babin, « Cos et Cnide », *Histoire des sciences médicales*, t. XXIX, n° 4, 1995, p. 317.

B. Py, « Les médecins, la communication et l'influence en santé après la loi du 9 juin 2023 », *Méd droit* (Paris), https://doi.org/10.1016/j.meddro.2023.08.001

B. Py, « Victime de la séduction du médecin, question de droit, de déontologie ou de morale ? », *in* CERDACC, *Université et prétoire. Mélanges en l'honneur du Pr Claude Lienhard*, 2021, p. 244-254.

A. Raufast, « La première période (1818-1920) : "les gymnasiarques" et les médecins » ; et « La deuxième période (1920-1961) : des "gymnasiarques" aux professeurs d'éducation physique spécialisés en rééducation physique », *Activités physiques et sportives adaptées*, 2019, p. 150-199.

R. Remondiere, « L'institution de la kinésithérapie en France (1840-1946) », Les Cahiers du Centre de recherches historiques, 12/1994 (URL : http://journals.openedition.org/ccrh/2753).

M.-H. Renaud, « L'évolution de l'acte médical », *RDSS* 1999, p. 45.

M.-H. Renaud, « De la corporation d'apothicaire à l'Ordre des pharmaciens. Un monopole dénoncé, la pharmacie d'officine », *RDSS*, 1997, p. 737.

O. Renaudie, « Les déontologues dans les institutions de santé », *RDSS* 2018, p. 91.

C. Saout, « La crise de confiance dans le système de santé », *Les Tribunes de la santé*, 2009, n° 22, p. 119-132.

P. Sargos, « Les missions administrative et juridictionnelle de l'Ordre des médecins », *Droit médical et hospitalier*, Fasc. 5-10, Litec (1re publ. le 8 juin 2023).

D. Tabuteau, « L'expert et la décision en santé publique », *Les Tribunes de la santé*, 2010/2 (n° 27), p. 33-48.

D. Tabuteau, « Pouvoirs publics et professions de santé », *Les Tribunes de la santé*, 2010/1 (n° 26), p. 103-121.

D. Thouvenin, « L'arrêt de traitement qui mettrait fin à la vie d'une très jeune enfant : un bébé n'est pas un adulte en réduction », *RDSS* 2017, p. 698.

P. Verspieren, « Médecine et soulagement de la souffrance humaine », revue *Laval théologique et philosophique*, 54 (1), p. 23-39.

G. Viala, « Le nouveau code de déontologie des pharmaciens », *RDSS* 1995, p. 514.

F. Vialla, « Information et consentement du patient dans le cadre de l'urgence en masso-kinésithérapie. L'urgence en kinésithérapie : risques et enjeux pour la profession », Faculté de droit Université Toulouse 1 Capitole – Faculté libre de droit de l'Institut catholique de Toulouse – Association Santéjuris, nov. 2018, Toulouse, 29 p.

F. Vialla, « La déontologie des professions de santé », *RDSS* 2018, p. 37.

F. Vialla, « La faute d'humanisme », RGDM, n° 17, 2013, p. 61-81.

F. Vialla, « *Nascentes morimur* », *JCP G*, 2018, n° 8.

P. Vidal-Delplanque, « L'information du patient : le devoir devient un droit ! », *Revue Droit et Santé*, 2001, n° 43, obs. sur CA Poitiers, 23 mars 2011, n° 07/00912, p. 529 et s.

III. Rapports et recommandations

Académie nationale de médecine, *Thérapies complémentaires, acupuncture, hypnose, ostéopathie, tai-chi, leur place parmi les ressources de soins*, rapport du comité de travail de la Commission XV, *Bulletin de l'Académie nationale de médecine*, 2013, 197, n° 3, p. 717-757.

Conseil d'État, *Règles applicables aux professionnels de santé en matière d'information et de publicité*, Étude, 3 mai 2028, 138 p.

Conseil de la concurrence, « Droit de la concurrence et santé », *Rapport annuel 2008*, p. 85-144.

Cour des comptes :

– « L'Ordre national des chirurgiens-dentistes : retrouver le sens de ses missions de service public », *Rapport public annuel 2017*, La Documentation française, p. 115-164.
– « Le dossier pharmaceutique : un outil au service de la santé publique », *Rapport annuel 2020*, La Documentation française, p. 63-90.
– « Les Ordres des professions de santé et la sécurité des patients », *Rapport public annuel 2021*, La Documentation française, p. 359-394
– « L'Ordre des médecins », *Rapport public thématique*, 2019, La Documentation française, 187 p.
– *Le Fonctionnement de la juridiction disciplinaire des personnels enseignants hospitaliers. Exercices 2016 et suivants* (audit flash), mai 2022, 36 p.
– *Rapport annuel sur le suivi des recommandations des juridictions financières*, juin 2023, p. 97 (154 p.).
– *Rapport sur l'application des lois de financement sur la sécurité sociale*, 2015, La Documentation française, p. 301-344.

DGCCRF (Direction générale de la concurrence, de la consommation et de la répression des fraudes), *Attention aux risques des pratiques de soins « non conventionnelles »*, 14 mars 2022.

DRESS (Direction de la recherche, des études, de l'évaluation et des statistiques), *Démographie des professionnels de santé*, janvier 2023.

Miviludes (Mission interministérielle de vigilance et de lutte contre les dérives sectaires), *Rapport d'activité 2021*, octobre 2022, 216 p.

OMS (Organisation mondiale de la santé), *Stratégie de l'OMS pour la médecine traditionnelle 2014-2023*, 2013, 72 p.

ONCD (Ordre national des chirurgiens-dentistes) :

– « L'Ordre s'engage contre les dérives sectaires », *La Lettre*, oct. 2017, n° 61.

– *Cartographie et données publiques*, 2023, https://www.ordre-chirurgiens-dentistes.fr/cartographie/.

– *Communication professionnelle des chirurgiens-dentistes : recommandations et explicitations du conseil national de l'Ordre des chirurgiens-dentistes*, mai 2021, 13 p.

ONI (Ordre national des infirmiers) :

– « Encadrement des avantages », *Rapport d'évaluation de l'Ordre national des infirmiers 2023*, 102 p.

– *Recommandations aux infirmiers en matière d'information et de publicité*, janvier 2022, 25 p.

ONM (Ordre national des médecins) :

– *Atlas de la démographie médicale en France*, janv. 2023, 137 p.

– « Chambre disciplinaire nationale », *Rapport annuel d'activité de la juridiction ordinale*, 2019, 60 p.

– *Code de déontologie médical et ses commentaires*, juin 2022, 316 p.

– Commission d'évaluation des pratiques de refus de soins : *Rapport à Mme la ministre de la Santé*, approuvé par la Commission le 30 octobre 2020, 9 p. ; *Rapport à Mme la ministre de la Santé*, approuvé par la Commission le 28 avril 2022, 7 p.

– *Les Pratiques de soins non conventionnelles et leurs dérives : état des lieux et proposition d'action*, Section Santé publique, juin 2023, 88 p.

– *Médecins et patients dans le monde des data, des algorithmes et de l'intelligence artificielle*, Analyse et recommandations, janvier 2018, 72 p.

– *Rapport d'activité 2022*, 2023, 56 p.

– *Rapport d'évaluation 2020-2022*, « Service relations médecins industrie », 16 p.

– *Recommandations du Conseil national de l'Ordre des médecins sur les informations susceptibles d'être portées à la connaissance du public par les médecins*, février 2021, 7 p.
– *Vade-mecum Télémédecine*, septembre 2014, 22 p.

ONMK (Ordre national des masseurs-kinésithésapeutes) :
– *Démographie des kinésithérapeutes*, 2020, https://www.ordremk.fr/.
– *Rapport mentionné aux articles L. 1453-14 et R. 1453-19 du Code de la santé publique*, 2020-2022, 21 p.
– *Recommandations relatives à la communication du masseur-kinésithérapeute*, avril 2021, 44 p.

ONP (Ordre national des pharmaciens) :
– *Contribution de l'Ordre national des pharmaciens à l'enquête sectorielle de l'Autorité de la concurrence sur le fonctionnement de la concurrence dans les secteurs de la distribution du médicament en ville et de la biologie médicale*, nov. 2018, 56 p.
– *Démographie des pharmaciens : panorama 2022*, 72 p.
– « Dispositif anti-cadeaux », *Rapport bisannuel EPS 2020-2022*, Section A, 137 p.
– ONP et CNIL (Commission nationale de l'informatique et des libertés), *Le Pharmacien d'officine et la protection des données personnelles. Guide pratique*, mai 2023, 45 p.

ONPP (Ordre national des pédicures-podologues) :
– *Rapport d'activité 2022*, 44 p.
– *Rapport d'évaluation du dispositif de contrôle des conventions octroyant un avantage*, 10 p.

ONSF (Ordre national des sages-femmes) :
– Chambre disciplinaire nationale, *Rapport annuel d'activité de la juridiction ordinale*, 2022, 27 p.
– *Rapport d'évaluation en application des articles L. 1453-14 et R. 1453-19 du Code de la santé publique et de l'arrêté du 2 février 2023, fixant la nature et la présentation des informations devant figurer dans le rapport d'évaluation*, Année 2021, 6 p.
– *Recommandations relatives à l'information délivrée par la sage-femme*, janvier 2021, 13 p.

INDEX

Cet ouvrage a été mis en pages par

<pixellence>

PEFC
10-31-3532
Par nos approvisionnements en papier certifié PEFC, nous soutenons la gestion forestière durable au niveau mondial
www.pefc-france.org

Imprimé en France sur papiers
issus de forêts gérées durablement

Sepec Numérique

1, rue de Prony - ZA des Bruyères
01960 Peronnas

IMPRIM'VERT®

Achevé d'imprimer en octobre 2024
Numéro d'impression : N17932241034